몸에 좋다는 영양제

꼼꼼히 따져 먹어야 효과 2배

몸에 좋다는 영양제

송봉준 지음

모아북스
MOABOOKS

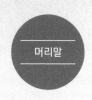

우리 한국사를 영양학으로 보면 1980년대 전후로 나눌 수 있다. 1980년대 이전이 영양 결핍 시대였다면, 1980년 이후부터는 영양 과잉 시대다(정확히 말하면 '열량' 과잉 시대다). 1980년대 이후 경제가 급격히 발전되면서 식생활 수준도 크게 좋아졌다. 의료기술이 발전하고 잘 먹은 덕분에 한국인은 덩치도 커지고 평균 수명도 늘어났다. 영양은 인간의 성장과 발육은 물론 건강한 신체와 정신을 유지하는 데 대단히 중요한 역할을 한다.

요즘 현대인은 너무 잘 먹어서 비만, 성인병, 지방간, 고혈압, 당뇨 등에 시달리고 있다. 바쁘고 귀찮다는 이유로 고가의 영양제나 보양식에만 의존하거나 극단적인 다이어트나 잘못된 정보로 채식만 일삼아 건강을 해치는 사람들이 늘어나고 있으며 편하게 문제를 해결하려는 안이한 생각이 오히려 병을 키우고 있다.

운동량은 부족하고 균형 잡히지 않은 식생활과 스트레스가 현대인을 병들게 하는 이때가 바로 건강을 증진하고 질병을 예방하며 무병장수하기 위해 한국인에게 맞는 적절한 영양 패러다임이 필요한 시점이다.

건강한 신체와 정신을 만드는 것은 결국, 음식이다. 먹을 것이 부족했던 과거에는 열량이 중요했다. 그러나 지금은 영양 과잉 시대에 접어들었다. 미래 의학에서는 음식의 질과 가치가 중요해진다. 자신의 체질과 생활 습관에 맞는 맞춤별 영양소를 적절하게 선택해서 먹어야 한다.

그동안 안심하고 먹어왔던 음식에 사실은 심각한 문제가 있었다는 사실이 방송에 나오면 사람들은 극도로 불안해한다. 반면 건강에 좋다고 하는 식품은 남아나질

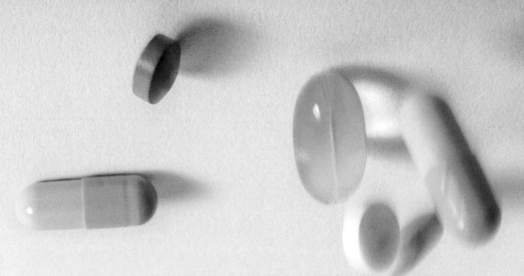

않는다. 먼 곳까지 원정 나가서 개구리 알이라도 잡아먹는 사람들이 부지기수이다. 조금만 규칙적으로 생활하고 운동하면서 적절한 식사를 하면 될 것을 사람들은 자신의 몸인데도 돌보는 것을 귀찮아하고 편한 방법만 쫓는다.

필자는 가끔 주위사람들로부터 "어디가 아픈데 무엇을 먹어야 하느냐"는 질문을 받는다. 이 책은 살아있는 동안 잔병 없이 건강하게 살아가고자 하는 이들을 위해 썼다. 병을 낮게 하고 건강을 유지하는 데 있어 비교적 안전하고 효과적인 건강요법을 소개하고, 병을 치료하고 예방해 주는 영양성분을 밝혔으며, 손쉽게 구하여 먹을 수 있는 식품을 제시했다.

병에 대한 지식과 먹으면 효과가 좋은 음식, 영양성분에 대한 최신 정보를 비교적 객관적이고 정확하게 서술했다. 마지막 장까지 읽고 책을 덮고 나면 어디 가서 질병과 음식에 대해 한마디는 할 수 있을 정도로 준전문가가 되어 있을 것이다. 이 책이 여러분의 삶을 건강하게 하길 바란다.

송봉준

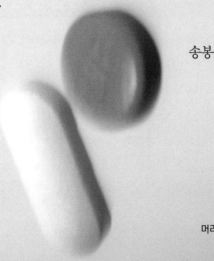

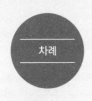

4장 내 몸에 꼭 필요한 영양제

5장 섭취 후 나타나는 명현반응

결국, 영양부터 챙기는 것이 건강관리의 시작이다

나이가 들면 찾아오는 노화는 피할 수 없는 자연의 순리다. 그러니 미리부터 건강관리에 신경 쓰는 것이 중요하다.

가령, 40대에 들어서면 골밀도가 현저히 떨어지므로 칼슘을 보충하는 것이 필요하다. 실제로 한국인의 70%가 칼슘 결핍 상태를 겪고 있다. 뼈를 튼튼하게 하는 것으로 알려진 칼슘은 혈액의 응고, 근육의 수축과 이완, 세포 분열, 심장의 박동, 다른 영양소들의 대사 작용에도 도움을 주고 있어서 우리 몸의 전반적인 기능에 관여하는 핵심 영양소다.

이때 영양 정보를 참고하여 칼슘을 충분히 섭취할 수 있도록 식단을 짜는 것이 중요하다. 하지만 무엇보다 번거롭고 소화 능력, 개인의 체질 등의 차이로 인해 음식 섭취만으로는 필요한 영양을 충족하기 어려우므로 영양제를 꾸준히 섭취하는 것이 좋다. 다른 영양소도 마찬가지다.

1. 주변에는 영양제를 먹지 않는 사람이 많다

지금은 인식이 크게 달라지고 있지만, 아직도 우리 주변에는 영양제를 먹지 않을 뿐만 아니라 관심조차 없는 사람이 많다. 영양제에 대한 그릇된 인식 때문이기도 하지만, 건강만큼은 자신 있다며 자신의 건강을 과신하는 데서 오는 착각 때문이기도 하다. '건강은 건강할 때 지키라'는 말이 있다. 영양제야말로 건강할 때 건강을 지키는 데 꼭 필요한 인생의 동반자다.

2. 코로나를 계기로 면역이 얼마나 중요한지 알게 되었다

사실 우리는 면역체계 덕분에 매일 생존할 수 있다고 해도 과언이 아니다. 하지만 코로나바이러스가 유행하기 전만 해도 면역은 그저 감기를 낫게 하는 것 정도로만 생각되었다. 그러나 이제 사람들은 면역을 생명을 구하는 구명줄로 인식하기 시작했다. 코로나바이러스 대유행을 겪으면서 건강한 면역체계는 죽느냐 사느냐의 갈림길에서 결정적인 요인이 되기 때문이다.

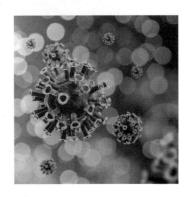

그러면서 면역에 관한 관심이 그 어느 때보다 높아졌다. 면역체계가 하는 일은 생각보다 훨씬 많다. 우리 몸 곳곳에 작용하는 면역체계는 미생물 관련 질병뿐 아니라 심장병, 폐 질환, 당뇨, 알츠하이머, 암과 같은 중병에도 큰 영향을 미치는데, 면역의 저하나 불균형은 사망 원인이 되기도 한다. 결국, 면역체계가 우리 몸의 건강을 결정하기 때문이다.

3. 오랜만에 만난 친구가 나보다 훨씬 젊어 보이는 이유는 따로 있었다

정년을 앞둔 김철수 부장은 지난해 환갑이 지나면서 머리에 하얗게 서리가 내려앉고 부쩍 기력이 떨어지는 것을 느낄 수 있었다. 면역력이 약해졌는지 코로나 백신 후유증도 심하게 앓았다. 그러다가 코로나가 주춤해지고 거리 두기가 완화된 틈을 타 미뤄두었던 동창 모임이 있다기에 나갔다. 그런데 오랜만에 만난 친구 하나가 자기보다 10년은 더 젊어 보이는 게 아닌가. 그래서 비결을 물었더니, '나중에 따로 얘기하자'며 사람 좋게 웃었다.

그 친구가 말한 비결은 다름 아니라 영양제를 꾸준히 챙겨 먹었다는 것이다. 얘기를 듣다 보니 그 친구는 영양제라면 모르는 게 없을 정도로 영양제 박사였다.

그 친구 말에 따르면, 환갑이 넘어 건강하게 오래 살려면 비타민A, C, E가 복합된 항산화제를 섭취하는 것이 좋다고 했다. 또 차츰 육류 섭취량이 줄고 만성질환으로

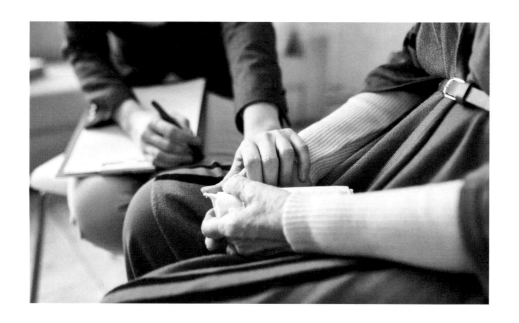

복용하는 약이 많아져서 미네랄이 부족해지기 쉬우므로 종합영양제를 섭취해야 한다. 게다가 피부 노화로 합성능력이 떨어지기 때문에 칼슘의 흡수를 높이고 약해진 치아를 보완하는 칼슘과 비타민D가 복합된 영양제를 추가하는 것이 좋다. 다만, 철분이 지나치게 축적되지 않도록 신경 써야 한다.

60~70대가 되면 전보다 더 많은 양의 비타민과 미네랄이 필요해진다. 나이가 들면 잇몸이 약해져서 음식물을 제대로 씹을 수가 없어 위장장애나 변비에 시달리기 쉽다. 식품이나 영양제로 섬유소를 보충하는 것이 필요한데, 특히 비타민C는 천연 변비해소 역할을 한다. 프로바이오틱스 역시 장 기능 개선에 크게 도움이 된다.

또 나이가 들수록 혈액순환 장애가 오기 쉬운데 오메가3는 혈액순환을 원활하게 하며 치매를 예방하는 효과까지 있다.

4. 이건 아니다 싶었다

나는 주위에서 영양제에 대한 무수한 오해와 편견을 듣는다. 대개는 영양제에 대해 전혀 모르는 사람들이 남들 하는 얘기만 듣고 그대로 옮겨서 하는 얘기다. 나는 그때마다 '이건 아니다' 싶어 입이 아프도록 설명하는데, 번번이 그러는 데도 한계가 있어 이 책을 쓰게 되었다.

가장 많이 듣는 오해는 "지금은 영양 과잉 시대 아닌가?" 하는 것이다.

진실은 '영양'이 아니라 '열량' 과잉 시대다. 풍요 속 빈곤이라고나 할까. 가공식품이나 패스트푸드의 섭취 증가로 열량은 높아졌지만 절대 영양소 결핍은 늘어나고 있다. 비타민과 미네랄은 우리 몸에 필수적인 5대 영양소로 우리 몸에서는 만들어지지 않으므로 날마다 식품을 통해 섭취해야 한다. 그런데 화학비료와 농약의 남용, 운반과 보관 그리고 조리과정에서 파괴되어 영양소가 크게 줄어들어 식품으로는 충분하지 못하게 되었다. 가령, 사과 1개에 함유된 철분만 해도 1950년에는 4.3mg이나 되었지만, 50년이 지난 2000년에는 0.18mg에 불과했다. 과수 농사에도 약물 사용이 증가하면서 사과나무의 신진대사가 왜곡되어 영양소의 손실이 일어난 것이다. 그마저도 운반과 조리과정에서 추가로 손실되어 사과 하나에 철분이 0.1m도 채 남지 않게 된다. 그러니 '영양 과잉'의 시대는커녕 오히려 '영양 결핍'의 시대인 것이다. 열량은 영양이 아니다.

그다음으로 많이 듣는 오해는 "영양은 식품으로 섭취하는 것이 가장 좋은 것 아닌가?" 하는 것이다. 이 또한 간단한 예 하나만으로도 얼마나 잘못된 생각인지 알 수 있다. 가령, 오메가-3 1일 권장량을 충족하려면 고등어 같은 등푸른생선을 매일 두 마리씩 먹어야 하는데, 거의 불가능한 일이다. 설령 먹는다 해도 중금속 오염 등의 심각한 문제가 남는다. 게다가 통풍 환자는 요산 생성에 영향을 미치므로 등푸른생선이 금기다. 그러니까 식품으로 필요한 영양소를 섭취하는 것이 좋은 줄은 알지만, 그것이 실상은 여러 가지 제약으로 불가능하다는 것이다. 그런 문제를 해결하려고 나온 게 바로 영양제다.

세 번째로 듣는 오해는 **"부작용이 있지 않을까?"** 하는 것이다. 부작용은 필요 이상으로 과다 섭취했거나 특정 물질에 알레르기 반응을 보이는 특이 체질일 때 제한적으로 나타나는 것이지, 그게 아니라면 전혀 염려할 필요가 없다. 영양제는 본질상 의약품이 아니라 식품으로, 영양제 섭취는 전 세계 선진국 인구의 절반이 실천하는 건강 증진 행위다. 다만, 영양제의 효과를 과장하거나 과신해서는 안 되며, 영양제 섭취와 더불어 식사, 휴식, 운동 등이 균형을 이루어야 영양제도 충분한 효과를 기대할 수 있다는 점을 명심해야 한다.

그리고 네 번째로 듣는 오해는 **"영양제는 효과가 없지 않나?"** 하는 영양제 무용론이다. 하지만 대부분의 부정적인 언론 보도는 과학적 근거가 희박하거나 하나의 개별 사례를 침소봉대하여 일반화한 것에 지나지 않는다. 영양제 섭취는 영양제 자체뿐 아니라 건강해지려는 의지가 수반되면서 식이, 운동, 생활습관의 변화를 촉진한다. 이처럼 다양한 요소가 결합하면서 영양제 효과가 배가되는 것이다. 영양제 무용론은 대개 효과가 즉각적이지 못하다는 데서 비롯한다. 그러나 영양제는 의약품이 아니므로 질병의 대사 과정에 즉각 개입하지 못하는 것이 당연하다. 더구나 영양제는 치료제가 아니라 영양 균형을 잡아주는 식품으로, 면역력과 같은 우리 몸의 기능을 강화하여 질병을 예방하는 역할을 한다. 그 기능에는 영양 섭취, 운동, 휴식, 스트레스 관리, 담배나 술 같은 유해물질 차단 등 모든 건강 수칙이 포함된다.

5. 영양제, 잘 알고 제대로 섭취하자

필요한 영양을 섭취하려면 잘 먹는 것은 기본이다. 그러나 그저 잘 먹는 것만으로 우리 몸에 필요한 모든 영양소를 충족시킬 수는 없다. 앞에서도 그 이유를 충분히 알아보았다. 그렇다면 영양제를 섭취해야 하는데, 영양제는 그 기능을 제대로 알고 제대로 섭취해야 그 효과를 극대화할 수 있다.

1) 영양제 제대로 먹는 방법은?

앞에서도 설명했듯 현대인의 식생활을 들여다보면 열량은 넘쳐나지만 정작 몸에 필요한 비타민과 미네랄은 부족한 경우가 많다. 보건복지부가 발표한 국민건강영양조사 결과에 따르면, 영양소가 부족한 사람들이 의외로 많다. 칼슘은 71%, 비타민C는 57%, 비타민A는 44%, 비타민B2는 40%의 국민이 결핍을 보인다. 먹을 것이 넘쳐나는 시대에 영양제가 왜 필요한지를 보여주는 현실이다.

그렇다면 어떤 영양제를 먹어야 할까?

상황에 따라 맞춤 영양제를 섭취해야 한다. 영양제는 인체 기능을 강화한다. 식욕이 떨어지면 기운이 없고 피곤하다. 소화가 잘 안 되고, 잠도 잘 오지 않는다. 피부가 거칠어지고 모발이 가늘어지거나 빠진다. 그런데 병원에 가서 진단을 받아도 별다른 문제는 없다. 그렇다면 신진대사가 부조화인 상태로 몸의 기능이 나빠진 것이다. 인체 기능이 떨어지면 면역력이 떨어지고, 이 상태가 계속되면 각종 질병이 발생할 수 있다.

어떻게 먹는 것이 가장 효과적일까?

영양제의 효과를 배가하려면 무엇보다 체내흡수율을 높이는 것이 중요하다. 아무리 오래 많이 먹어도 체내에서 영양소를 흡수하지 못하면 아무 소용이 없기 때문이다.

영양제는 약물이 아니라 식품이므로 적당량을 꾸준히 섭취해야 안전하다. 밥도 한꺼번에 많이 먹으면 체하지만, 밥 먹고 체했다고 해서 밥에 부작용이 있다고 말하지 않는다. 체한 원인은 밥이 아니라 많이 먹었기 때문이다. 영양제도 마찬가지다.

자주 먹지 않는 동식물의 추출물을 캡슐에 담은 영양제를 먹는 경우는 주의해야 한다. 약물과 음식 등 우리가 입으로 섭취하는 모든 것은 위장과 소장으로 들어가 간을 거쳐 해독 과정을 거친 후, 심장을 통해 온몸으로 퍼진다. 그런데 간은 일정한 대사 능력이 있다. 간이 간염이나 간경변으로 기능이 떨어져 있다면 대사 능력이 훨씬 줄어든다. 케일이나 미나리 등 알칼로이드 성분이 많은 녹즙, 자연 상태 풀뿌리를 추출한 식물 추출물 등을 너무 많이 마시면 간 효소 수치가 올라갈 수 있다. 따라서 이런 영양제를 먹으려면, 사전에 전문가의 조언을 받을 필요가 있다.

특히 많은 질문 : 여러 가지 영양제를 함께 먹어도 괜찮을까?

결론부터 말하면, 함께 먹어도 된다. 오히려 같이 먹어서 좋은 영양제도 있다. 가령, 오메가3는 단독으로 먹는 것보다 종합비타민제나 비타민C, 비타민E와 함께 먹으면 더 좋다. 항산화 성분이 들어있는 비타민이 오메가3가 산화하는 것을 막아주기 때문이다. 다만, 이럴 때는 주의할 사항이 있다. 가령, 비타민A를 과다 섭취하면 체내에서 부작용이 일어날 수 있다. 그러므로 이미 비타민A가 함유된 종합비타민제를 섭취하고 있다면 비타민A가 고용량으로 들어간 항산화 제품을 함께 먹는 것은 피해야 한다.

영양제를 먹을 때 과일주스나 차와 먹어도 될까?

영양제는 다른 약과 마찬가지로 물과 먹는 것이 가장 좋지만, 알약을 삼키기 어려운 경우 우유나 요구르트, 과일주스와 같이 먹어도 괜찮다. 다만 유산균은 산에 약하기 때문에 과일 주스와 같이 먹지 않는 것이 좋다. 녹차나 홍차, 우롱차 등도 영양제를 먹을 때는 삼가는 게 좋다. 타닌 성분이 있어서 영양제 속 철분 등의 미네랄 흡수를 방해할 수 있기 때문이다.

영양제를 먹으면 안 되는 사람이 있을까?

드물긴 하지만 있다. 영양제를 먹을 때 가장 주의해야 할 것이 알레르기다. 특정 식품에 알레르기가 있다면, 먹고자 하는 영양제에 해당 성분이 들어 있는지 상품 설명을 꼼꼼히 살펴봐야 한다. 또 간염이 진행되어 간 기능 수치가 높거나 신장 질환이 있다면 반드시 주치의와 상의하고 나서 영양제 섭취 여부를 결정하는 것이 좋다.

여담 같지만, 영양제를 먹으면 소변 색깔이 노랗게 변한다고 걱정하는 사람들이 있다. 하지만 걱정하지 않아도 된다. 영양제 속에 함유된 수용성 비타민 리보플라빈(비타민B2)이 소변으로 배설되면서 소변 색깔이 노랗게 변하는 것이다. 이는 정상적인 생리 현상이며 영양제 속의 비타민이 제대로 흡수되었다는 것을 의미한다.

대개 복용 약품은 식후 30쯤에 먹으라고 권고하는데, 이는 약 먹을 시간을 잊지 않고 규칙적으로 먹게 하는 방편이라고 한다.

그렇다면 영양제는 언제 먹는 게 가장 좋을까?

역시 식후 30분쯤이 좋다고 한다. 물론 규칙적으로 먹게 하는 효과도 있지만, 공복보다는 음식을 먹은 상태에서 영양제를 먹으면 속이 편한 장점이 있다.

영양제를 먹으면 속이 불편할 때가 있는데, 종합비타민제에 함유된 칼슘제가 탄산칼슘이거나 산도가 높은 비타민c를 먹었을 때 속이 더부룩하고 쓰릴 수 있다. 이럴 때는 탄산칼슘 대신 구연산칼슘을, 비타민c도 중성 비타민c를 선택하면 된다.

2) 가장 중요한 비타민제 섭취에 관하여

요즘 나오는 멀티비타민 영양제는 함량이 매우 높게 나온다. 그러므로 멀티비타민제를 섭취할 때 다른 비타민 제품을 추가로 섭취하면 속 쓰림 등 부작용이 생길 수 있다. 그중에서도 병용 섭취에 가장 주의를 기울여야 할 비타민제는 물에 잘 녹지 않는 지용성 비타민제다.

지용성 비타민제는 필요량 이상을 과다섭취하게 되면 간이나 지방 조직에 축적되기 때문에 심각한 문제가 발생할 수 있다. 가령, 비타민A는 식욕부진, 근육통, 복통 등의 문제를 일으킬 수 있고, 장기적으로 기형아를 출산할 위험이 있다. 따라서 지용성 비타민제는 섭취량 조절에 특히 신경 쓸 필요가 있다.

다만, 비타민D는 예외라고 할 수 있는데, 우리 국민 대부분이 비타민D 결핍을 겪고 있기 때문이다. 보건복지부에서 따르면, 한국인의 비타민D 권장 섭취량은 하루 400IU이며, 상한 섭취량은 4,000IU이다. 그런데 멀티비타민제에 함유된 비타민D는 400IU에 불과해 그것만으로는 우리 몸에 필요한 혈중 비타민D 수준에 도달하기 어렵다는 것이다. 그래서 멀티비타민제와 비타민D의 중복 섭취는 오히려 권장한다.

그렇다면 물에 잘 녹는 수용성 비타민제는 어떨까? 수용성 비타민은 과다섭취하더라도 자기 몸에 필요한 만큼만 영양소로 체내에 흡수되고 나머지는 모두 배설된다. 다만, 비타민C군은 신장 결석의 원인 물질 중 하나인 옥살산 배출을 높여 신장 결석 발생 위험을 높이므로 필요량만 섭취해야 한다.

3) 건강한 생활을 위해 지켜야 할 10가지

① 화내지 마라. 한 번 흥분할 때마다 수십만 개의 세포가 파괴된다.

② 좋은 물을 충분히 마셔라. 몸도 마음도 머리도 맑아진다.

③ 낙천적으로 살아라. 낙천적인 사람은 치매도 비껴간다.

④ 뇌에 영양을 공급하는 식품을 충분히 섭취하라. 호두·잣 같은 견과류, 두부·청국장 같은 콩류, 그 밖에도 토마토, 녹차 같은 것이 좋다.

⑤ 달걀은 완전식품이고 멸치는 보약이니 꾸준히 섭취하라.

⑥ 치아에 이상이 생기면 곧바로 치료하라. 이가 없으면 치매도 빨리 온다.

⑦ 손을 많이 사용하고 손가락을 수시로 마사지하라. 건강하게 오래 산다.

⑧ 뜨겁게 사랑하고 남을 미워하지 마라. 미움은 몸에서 독성물질을 만든다.

⑨ 잔소리나 짜증을 달고 살면 기가 소진되고 체질이 산성화하여 종합병동이 된다.

⑩ 책을 소리 내어 읽거나 자주 웃어라. 만병의 근원이 사라질 것이다.

이밖에도 알아두고 실천하면 좋은 다양한 건강 상식이 있다.

마시면 설사를 한다고 우유를 꺼리거나 두려워하는 사람이 있는데 그럴 필요가 없다. 처음에만 그렇고 꾸준히 마시면 설사는 자연히 멎는다. 설령, 설사를 하더라도 영양분은 체내에 그대로 남는다.

무를 먹을 때 잎을 버리기 쉬운데, 무는 잎이 뿌리보다 영양가가 훨씬 높다. 그러니까 뿌리만 사람이 먹고 잎은 버리거나 가축에게 주는 것은 바보 같은 일이다.

채소는 생으로 싱싱하게 먹어야 한다는 것은 편견이다. 채소는 말리거나 익혀서 먹는 것이 더 좋다. 다만, 푹 익히지 않도록 유의하여 조리한다.

몸에 좋다고 블랙커피만 마시는 사람이 많은데, 사실 블랙커피는 몸에 해롭다. 블랙커피만 마시면 위장과 심장에 좋지 않고, 동맥경화증에 걸리기 쉽다. 그러니 반드시 크림이나 우유를 넣어 마셔야 한다.

'채식만이 최선'이라고 여기는 사람들이 적잖은데, 채식만으로는 오래 살지 못한다. 고기 없는 채식은 위험하다.

우리 사회는 남자답지 못하다고 하여 남자의 눈물을 억압하는데, 건강에는 치명적이다. 울고 싶을 땐 우는 것이 정신 건강은 물론 위 건강에도 좋다. 눈물을 흘리면 위 운동이 활발해지고 위액도 많이 나온다. 체면보다 건강이 더 중요하다.

우리는 코피가 나면 대개 머리를 뒤로 젖히고 미간을 누르는데, 머리를 뒤로 젖혀서는 안 된다. 코피를 쏟을 때 머리를 뒤로 젖히면 피가 기관을 통해 폐로 들어가 합병증을 유발할 수 있다.

흔히 아기를 업어 기르면 다리가 굽고 엄마의 가슴 건강에도 나쁘지 않을까 염려한다. 그러나 그렇지 않다. 업어 키워도 다리 굽는 일은 없고, 오히려 선천성 고관절 탈구 예방과 정신 건강에 좋다.

우리는 대개 행주를 물에 헹궈서만 쓰는데, 조사 결과 행주의 95%에서 대장균이 검출되었다. 그러니 한번 쓴 행주는 반드시 삶아서 소독한 다음에 써야 한다.

흔히 감기라면 추워서 걸리는 것으로 아는데, 그렇지 않다. 감기는 바이러스에 의한 전염병이다. 아무리 춥거나 옷이 비에 젖더라도 그 때문에 감기에 걸리는 일은 없다. 물론 몸이 부실해지면 면역력이 떨어져 감기에 걸리기 쉬운 건 맞다.

설탕 같은 단 음식을 많이 먹으면 당뇨에 걸리는 것으로 아는 사람이 많은데, 지나친 비약이다. 과식이 비만증을 불러 당뇨가 되기 쉽다.

고깃집에 가서 탄 부위를 먹으려고 하면 기겁을 하는데, 암에 걸리기 쉽다는 이유다. 그러나 탄 음식을 먹는다고 전체적으로 암에 걸리는 것이 아니다. 그러니 육류든 어류든 구워먹는 것을 꺼릴 필요는 없다.

흔히 나이 들면 잠이 없어진다고 하는데, 이를 당연한 것으로 받아들이면 안 된다. 나이 들수록 주간 활동에 따른 피로가 심하고 회복에도 많은 시간이 필요하다. 그러므로 나이 들수록 잠을 더 많이 자야 한다.

'구두는 오후에 사라'는 말이 있다. 왜 그럴까? 발은 움직일 때 약간 커진다. 따라서 가죽 제품인 구두는 활동으로 발이 충분히 커진 오후에 사는 게 좋다. 신발은 발에 좀 넉넉해야 발의 건강을 지킬 수 있다.

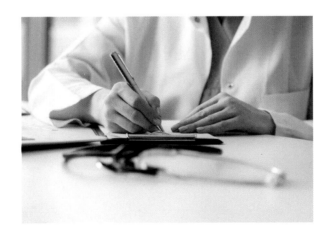

건강을 위해
영양제를 어떻게 먹고 있는지 물었다

WHO?

누구의 권유로 구매했나요?

1. 담당 의사의 권유
2. 영양제 마케터의 권유
3. 주위 지인의 권유
4. 인터넷, 방송 등을 보고
5. 직접 정보를 찾아보고
6. 기타

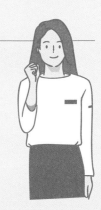

WHY?

어떤 계기로 먹게 되었나요?

1. 필요한 영양소를 보충하기 위해서
2. 남들이 다들 먹으니까 좋아 보여서
3. 나이 들수록 건강 걱정이 커져서
4. 영양제 마케터가 권해서
5. 자식들이 사서 보내주어서

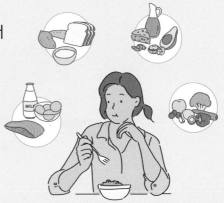

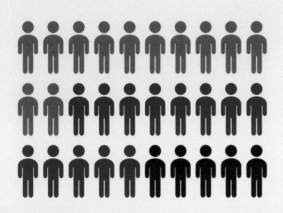

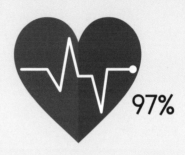

97%

FUTURE?

건강하게 오래 살려면?

1. 영양정보와 지식을 꼼꼼하게 살핀다.
2. 정보에 따라 내 몸에 맞는 영양제를 보충한다.
3. 영양제와 함께 적절한 운동과 섭생을 병행한다.
4. 마음을 편안하게 갖고 스트레스를 관리한다.

조사기관: 원광대학교 식품생명공학과

건강관리와
영양제 섭취 유형 알아보기

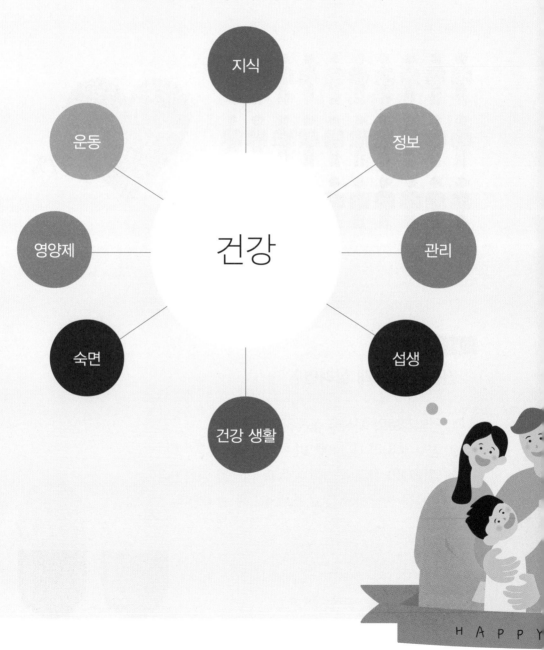

지식

정보

운동

관리

건강

영양제

섭생

숙면

건강 생활

HAPPY

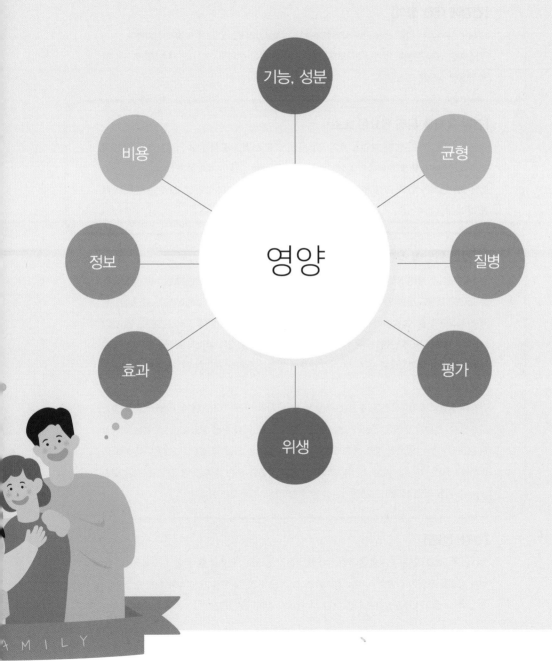

건강의 정의와 영양 섭취 기준

[건강에 대한 정의]

1946년 뉴욕에서 열린 건강 관련 국제회의에서 세계보건기구는 건강을 이렇게 정의했다.
"건강이란 단지 질병이 없거나 허약하지 않은 상태를 넘어 신체적·정신적·사회적으로 완전하게 양호한 상태를 의미한다."

[건강 유지를 위해 필요한 요소]

개인의 건강 상태는 병원, 보건소 등의 진료시설, 의료 보험을 포함한 그 사회의 의료체계, 위생시설, 응급치료체계, 보건복지 정책, 개인의 운동과 생활 습관, 스트레스 관리 등의 요소와 밀접한 상관관계가 있다. 그중 운동, 생활 습관, 스트레스 관리 등의 개인적 요인은 자신의 노력에 따라 개선할 수 있다.

[건강과 영양의 상관 관계]

몸 여기저기가 불편해 병원을 찾으면, 의사는 달리 질병은 없는데 신경성 또는 과로 때문이라는 진단을 내린다. 현대인이라면 누구나 겪는 이런 일을 두고 보자면, 질병이 없는 상태라고 해서 건강하다고 할 수 없다. 평소에 건강하던 사람이 하루아침에 중병에 걸리는 경우는 거의 없다. 모든 병에는 오래 진행되어온 내력이 있다. 우리가 그것을 알아차리지 못했을 뿐이다. 병의 대부분은 몸이 알아차렸을 때는 이미 늦다. 특히 감염성 질환을 제외한 만성질환의 경우는 더더욱 그러하다.

건강과 질병의 관계는 '건강, 준건강, 준질병, 질병, 사망'이라는 다섯 단계가 스펙트럼을 형성하고 있다. 건강과 밀접한 연관이 있는 개인의 영양 상태 역시 모든 영양소가 필요량만큼 적절히 공급되고 있는 양호한 영양 상태에서 하루아침에 심각한 영양 결핍증 또는 영양 과잉증으로 발전하는 것은 아니다. 임상 소견을 나타내는 영양 결핍증 또는 영양 과잉 증은 준 영양 결핍 또는 준 영양 과잉 상태를 거쳐 장기간의 영양 불균형이 지속해온 결과다.

[건강식이란]

현대인은 자신의 건강 지수를 준건강 상태에서 건강 상태로 개선하기를 원한다. 그래서 운동과 식사 조절을 포함한 다양한 노력을 기울이고, 그 가운데 많은 사람이 건강식에 대한 환상을 품고 있다. 그렇다면 건강식이란 과연 어떤 식사일까? 한마디로 균형식을 뜻한다. 식생활에서 몸이 필요로 하는 다양한 영양소의 균형이 양과 질에서 모두 잘 갖추어진 건강식을 실천하는 것은 다양한 식품을 골고루 섭취하는 것이다. 단일 식품에 대한 과신 또는 특정 식품의 초능력을 믿는 데서 오히려 영양 불균형이 일어나고, 건강을 해치는 일이 일어난다.

[한국인 사망 원인 변화]

1950년대 이후 한국인의 주요 사망 원인을 살펴보면, 1950년대에서 1960년대까지는 궁핍한 식량 사정과 낮은 생활수준으로 인한 영양 결핍, 열악한 보건위생 환경 등으로 인해 폐렴과 결핵이 1위를 차지했다. 하지만 2000년에는 사망 원인의 순위가 크게 바뀌어 각종 암이 1위, 뇌혈관 질환이 2위, 심장 질환이 3위를 하면서 점점 선진국의 사망 원인 패턴과 유사해지고 있다. 최근 한국인의 주요 사인별 성별 사망률을 살펴보면, 남성은 악성 신생물 27.1%, 뇌혈관 질환 12.1%, 심장 질환 7.0% 순으로 높고, 여성은 순환기계 질환 35.6%, 뇌혈관 질환 16.6%, 심장 질환 7.9% 순으로 높았다. 눈여겨볼 것은 남녀를 불문하고 악성 신생물에 의한 사망이 19.0%로 매우 높다는 것이다.

이처럼 순환기계 질환과 악성 신생물이 주요 사망 원인으로 뜬 것은 식생활 패턴의 변화와 밀접한 연관이 있다. 그래서 선진국에서 보여준 현대병 발생의 패턴을 답습하지 않으려면 우리 식습관의 현주소를 돌아보고 바람직한 한국적 식생활 패턴의 올바른 방향 제시가 시급한 시점이다.

[우리 몸에서 영양소가 하는 역할]

사람의 몸을 집에 비유하면, 일상생활에서 섭취하는 음식물은 집을 짓는 데 필요한 원자재가 된다. 집을 굳건히 세우고 유지하려면 집을 짓는 데 필요한 자재를 꾸준히 제공해야 한다. 몸을 구성하는 물질이 바로 영양소이므로, 몸의 성장과 유지, 소모된 조직의 보수를 위해 영양소의 지속적인 공급이 필요하다.

사람이 섭취하는 영양소로부터 사람의 몸이 만들어진다. 그래서 건강을 유지하기 위해서 무엇을 먹어야 할지 고민한다면, 역으로 사람의 몸을 구성하는 영양성분이 무엇인가를 먼저 알아야 한다.

[한국인 영양 섭취]

건강 문제에서 영양 부족이 차지하는 비중은 줄어드는 반면, 비만과 만성질환의 위험률이 늘어나고 영양제, 건강기능식품의 증가로 영양소의 과다 섭취가 건강에 미치는 영향에 대한 우려가 커지면서, 만성질환과 영양소 과다 섭취의 예방까지 고려한 새로운 개념의 영양 섭취 기준이 제정되었다.

현재 나의 건강관리 상태 점검하기

 건강관리

건강을 위해 무엇을 하고 있나요?
1. 몸에 맞는 운동을 꾸준히 하고 있다.
2. 날마다 1만 보씩 걷고 있다.
3. 취미 활동을 꾸준히 하고 있다.
4. 영양을 고려해 골고루 잘 먹고 있다.
5. 영양제를 꾸준히 먹고 있다.
6. 친구들을 만나 즐겁게 보내고 있다.
7. 능력껏 새로운 일을 찾아서 하고 있다.

 여가활동

남는 시간을 어떻게 보내나요?
1. 누워 있거나 잠을 자며 보낸다.
2. 주로 TV를 시청하며 보낸다.
3. 독서를 하거나 공원을 산책한다.
4. 주로 친구를 만나 술을 마신다.
5. 문화센터에서 새로운 것을 배운다.
6. 동호회 활동을 한다.
7. 여행을 한다.
8. 혼자만의 취미를 갖는다.

 구체적으로 건강관리를 하고 있나요?

1. 정기적으로 건강검진을 받고 있다.

   (당뇨, 천식, 고혈압, 고지혈증 등 성인병 질환의 수치 체크)
2. 질병과 사고를 대비해 보험에 가입되어 있다

   (암, 중풍, 심장병 등 질병과 입·통원비 보장 여부 체크)

1장

21세기에 통하는 의학의 세계

현대의학은 의사가 처방하고 진단하여 의사의 방식대로 환자를 치료한다. 그러나 대체의학은 환자의 모든 증상을 귀담아듣고 환자의 참여를 유도한다. 치료 방법에 관한 의견을 제시하고 직접 자신에게 맞는 요법을 선택함으로써 치료하는 데 있어 주도권을 준다. 주도권을 얻은 환자는 치료에 더욱 적극적으로 참여하게 된다.

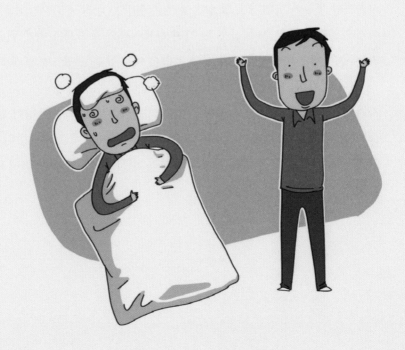

1. 약이 만드는 악순환

약을 먹으면 모든 병이 치료된다고 믿는가? 약으로 병이 낫는다면 모든 병은 사라졌을 것이다. 그러나 환자는 줄기는커녕 점점 늘어나고 있다. 오히려 불필요한 의료 서비스가 환자의 건강을 망치는 사례가 많다. 몸의 치료 능력을 길러주는 것이 아니라 오히려 평생 약을 먹고 병원에 다녀야 하는 몸으로 길들인다.

실제로 약은 아무 문제도 해결해 주지 않는다. 증상을 잠시 진정할 수는 있다는 것이 약의 함정이다. 물론 급성 질환일 경우 증상을 가볍게 할 수는 있으나 근본적인 원인을 치료하지는 못한다.

현대인의 평균수명은 날이 갈수록 길어지고 있다. 그러나 이는 과학과 의료 기술이 발전한 결과로, 순수한 의미에서의 수명 연장은 아니다. 건강하게 살다가 죽는 것이 아니라 앓아누워 있는 기간을 늘린 것뿐이다. 오히려 삶의 질은 떨어졌다고 봐야 한다.

특히 고령자는 약을 먹는다고 건강해지지 않는다. 통증이 있다고 진통제를 먹기 시작하면 혈류가 나빠져 고혈압이 생긴다. 혈압을 내리려면 강압제를 먹어야 하는데 이것은 불면증을 부른다. 잠을 못 자면 항불안제와 수면제를 먹게 된다. 이렇게 굴비 엮듯 약은 계속 이어진다. 고령자의 체력은 약 기운을 고작 5년 남짓 버틸 뿐이다.

병원에 가서 진단을 받는 일은 자신의 건강을 점검할 좋은 기회다. 그렇다고 진지하게 진단명을 받아들여 약을 장기간 먹는 것은 위험하다. 약이 없으면 곧 죽는 줄 아는 사람들이 많다. 아직도 수많은 질병의 원인과 치료약은 밝혀지지 않았으며, 단지 증상만 억제할 뿐이다. 환자의 고통을 일시적으로 줄이기 위해 의사는 약을 습관적으로 처방하기 때문이다.

2. 병을 낫게 하는 것은 약이 아니다

현대의학에서 의사는 약을 처방하는 일이 주요 업무인 듯하다. 작은 증상에도 빠짐없이 처방되는 약들은 차례차례 또 다른 병을 부른다. 병을 낫게 해야 할 약이 오히려 병을 만들고 있다. 심지어 어린아이들까지 약에 중독되어 있는 현실이다.

병을 낫게 하지도 않는 약이 만연하게 된 이유는 뭘까? 그 이유는 몸이 스스로 치료하기 위해 보이는 반응을 해로움으로 판단했기 때문이다. 몸은 항상성이 있어 원래의 상태로 돌아가고자 한다. 그래서 그냥 잘 쉬기만 해도 감기나 두통은 쉽게 낫는다.

그런데 그런 통증을 약으로 억누른다. **일상적으로 약을 먹다 보면 몸에 내성이 생긴다. 내성이 생기면 약이 잘 듣지 않는다. 복용량이 늘게 될 뿐 아니라, 더 독한 약을 써야 하는 상황에 이른다.**

약의 부작용은 주의사항에 나와 있지만, 아무도 알려주지 않고 또 알려고 하지도 않는다. 약의 성분은 무엇인지, 효과는 어떤지, 부작용은 어떤지 전혀 알지 못한다. 약을 쉽게 접하고 복용하면서도 여기에 의문점을 가진 사람은 많지 않다. 아프면 병원에 가서 진단을 받고 의사가 처방해준 약을 의심 없이 먹는다.

치료법은 한 가지뿐이다. 자신의 면역력을 스스로 키워나가는 것이다. 대부분 병은 잘못된 생활 습관과 스트레스에서 온다. 올바른 식습관과 생활 습관을 갖고, 건강에 대한 인식을 바꿔나가야 비로소 건강해질 수 있다.

3. 이제 질병을 바라보는 시각이 바뀌어야 할 때

환자들 가운데 일부는 현대의학으로 치료를 받는 중에 병을 더 얻기도 한다. 통계를 보면 수술 환자의 약 5%가 합병증을 경험한다. 의사가 처방한 약을 장기 복용한 환자 대다수가 각종 부작용을 경험한다. 특히 노약자는 훨씬 더 쉽게 부작용에 노출된다.

예를 들어, 관절염 환자는 관절에 발생한 심한 염증을 억제하고자 항염증제와 같은 약물을 복용한다. 그러나 기존 약물치료보다 침술이나 관절에 좋은 보충제를 복용할 수도 있다. 또 요통에는 수술보다는 침술이 위험성이 훨씬 더 적다.

대체의학은 서양식 현대의학보다 심각한 부작용이나 합병증을 일으킬 확률이 훨씬 낮다. 어느 특정 질병만 치료하는 것이 아니라 몸 전체를 좋아지게 하는 '전인치료'가 주 목적이다. 대체요법에서는 기가 장기적으로 불균형을 이루었을 때 비롯된다고 본다. 소화기 계통이 음식을 제대로 소화하지 못하면 과민성대장증후군을 앓는다. 배앓이, 복부팽만, 설사 등과 같은 증상이 계속되거나 자주 생긴다면 질병의 신호일 수 있다. 현대의학에서는 출혈이나 체중 감소와 같은 더 많은 문제가 발생한 후에야 심각한 문제로 받아들인다.

그러나 대체의학에서는 불균형한 기의 흐름을 맞추면서 질병의 원인을 알아낸다. 과민성대장증후군은 주로 음식이 몸에 안 맞거나 스트레스가 원인이다. **현대의학에서는 장기적으로 약물을 복용하게 하는 대신, 대체의학에서는 자연식 식이요법으로 효과를 보게 한다.**

대체의학은 대체로 안전하며 자연스러움을 추구한다. 그렇다고 항상 안전하다고 맹신해선 안 된다. 현대의학은 지난 수년간 급성 및 만성질환에서 엄청난 발전을 이루었다. 수명을 연장하고 획기적인 수술로 환자들을 고통에서 해방시켰다.

환자가 대체요법을 선택하고자 할 때는 반드시 정확한 진단을 받아야 한다. 자신의 병에 대해 최대한 많은 정보를 확보한 다음 치료를 시작해야 한다. 생명을 위협하는 질병을 치료받고자 할 때 대체요법에만 의지하는 것은 오히려 부적절하고 위험할 수 있다는 것을 인식해야 한다.

질병이 발생하는 원인		
원인	증상	해결법
스트레스 정신적, 심리적, 환경, 음식의 불규칙 섭취	피가 끈적끈적해져서 몸속 노폐물을 내보내지 못함, 혈액 장애, 영양 감소	혈액 순환을 잘되게 해야 함
영양 부족	편식으로 인해 몸에 단백질 부족으로 몸속 근육 약해짐(산소, 수분)	비타민A~Z까지 필요한 영양을 섭취해야 함
수면 부족	신체에 필요한 호르몬이 활발하지 못함 (성장호르몬)	밤 10시~새벽 2시 사이에 성장 호르몬의 75%가 만들어짐
수분(물) 부족	근육의 탄력성을 위해 영양소도 필요하지만 수분이 꼭 필요함	영양소와 수분이 팽팽하게 있어야 면역이 높아짐
운동 부족	운동을 못하면 약이나 건강식품을 먹어도 흡수가 잘 되지 않음	뼈를 감싸고 있는 근육을 튼튼히 해야함
척추, 자세 불안정	신경이 눌려 있어 장기에 영양 전달 부족으로 발생	자세 교정과 영양섭취
면역체계 불균형	면역체계 구성: 인식 ▶방어 ▶기억 박테리아, 기생충, 바이러스, 암세포 같은 외부 침입자들을 찾아내고 살생(제거)하는 세포들의 연합체계(방어) 질병이 생기는 이유? 몸의 건강 균형이 깨지며 질병 발생 면역이 깨지는 이유? 몸 안에서 나쁜 호르몬이 증가하면서 면역력을 떨어뜨림	

4. 스스로 치유하는 맞춤 치료가 내 몸을 지킨다

현대의학은 환자에게 미치게 될 일반적인 영향을 고려해서 치료한다. 진단을 받으면 여러 가지 방법으로 치료를 받게 되는데, 치료법마다 위험도와 성공률이 다르다. 대체의학에서는 환자 개인별로 접근하여 치료한다. 가령, 두통 환자는 구체적인 증상에 따라 30~40가지 치료법 중 가장 적합한 처방으로 치료한다. 그래서 개인별 증상을 자세히 파악하는 데 많은 시간을 할애한다.

환자의 전체 상태를 다루는 치료법을 '전인치료'라고 한다. 만약 환자가 두통이 있다면 종양 때문인지, 부비강염 때문인지, 스트레스 때문인지 조사한다. 신체적인 면과 심리적인 면을 모두 따져보는 것이 전인적인 치료다. 환자의 전체적인 몸 상태와 사회적 및 정서적 환경까지도 고려한다.

또 환자는 질병이 생긴 과정을 스스로 이해할 수 있게 된다. 이혼에 따른 스트레스로 암이 발생했다고 생각하거나, 직장 스트레스로 편두통이 생겼다고 생각할 수 있다. 대체의학에서 병을 규정하고 치료하는 과정은 환자가 자신의 병을 알아내고 대처하는 방식과 유사하다. 그래서 대체의학이 과학적으로 정밀하게 검증되지 않았음에도 많은 사람이 쉽게 받아들일 수 있는 이유다.

현대의학은 의사가 처방하고 진단하여 의사의 방식대로 환자를 치료한다. 그러나 대체의학은 환자의 모든 증상을 귀담아 듣고 환자의 참여를 유도한다. 치료 방법에 관한 의견을 제시하고 직접 자신에게 맞는 요법을 선택함으로써 치료하는 데 있어 주도권을 준다. 주도권을 얻은 환자는 치료에 더욱 적극적으로 참여하게 된다.

5. 우리가 몰랐던 대체요법, 어떤 것이 있을까

모든이들에게 효과 있는 만병통치약은 없다. 모두에게 효험 있는 대체요법도 없다. 그래서 다양한 대체요법이 존재하게 되었다. 다음에 소개하는 요법들은 많은 사람에게 놀라운 효능을 보여주어 널리 인정받은 요법이다.

그렇다면 내 몸을 지키는 것에는 어떠한 것이 있는지 알아보자.

1) 생약요법

생약요법에서는 식물 일부분을 약물로 사용하여 치료한다. 잎사귀, 줄기, 꽃, 껍질, 열매, 뿌리, 씨앗, 나무껍질, 땅속줄기 등이 약제다. 동물이나 광물에서 자연 발생적으로 얻을 수 있는 물질도 포함한다. **식물을 이용하는 치료법은 인류가 사용한 가장 오래된 형태의 의료행위로, 모든 문화권에서 전통적으로 본능이나 미각, 경험을 이용하여 나름대로 특유한 식물을 치료용으로 써왔다.**

생약은 몸에 다양한 생리적 반응을 일으키는 자연적 화학물질을 함유하고 있다. 어떤 것은 음식으로 먹을 정도로 순하지만, 또 어떤 것은 독약처럼 강한 성질을 지니고 있다.

영어로 약(drug)은 '말린다(dry)'는 뜻의 고어에서 파생한 단어로, 식물을 말려서 약으로 사용하던 것에서 나온 용어다. 오늘날 현대의학에서 처방하는 약의 25%는 아직도 식물에서 만든 것이다. 예를 들어, 진통제로 쓰는 모르핀, 강심 작용이 있어 심장약으로 쓰는 디지털리스, 통풍 치료제인 콜치친, 혈압제로 쓰는 리저핀 등이다.

생약을 이용한 처방은 크게 3가지로 나뉘는데 중국식, 아유르베다식, 서양식 처방이 있다.

생약요법은 중국 전통의학에서 매우 중요한 부분을 차지한다. 특정 경혈점을 찾는 것처럼 개인에 맞춰 처방한다. 아유르베다는 인도에서 사용하는 아유르베다 의학의 기본 원리에 맞춰 처방한다. 서양식 역시 개인별로 조제하며 여러 약초를 섞어 사용한다.

서양식 생약요법에서는 식물성 재료만 사용하지만, 중국식과 아유르베다에서는 동물성이나 광물성 물질도 함께 사용한다. 생약을 사용하는 형태로는 약초를 통째로 사용하는 방법도 있고, 차의 형태로 사용하기도 한다. 캡슐과 정제형, 추출액 형태, 향유 상태, 연고 형태로 사용하기도 한다.

중국식은 보통 달여서 마신다. 여러 가지 약초를 한데 끓여 달인 물을 약으로 마신다. 아유르베다식과 서양식은 물이나 알코올로 약초의 유효성분을 추출한 액체 형태로 마신다. 환제의 형태로도 조제한다.

생약요법은 수천 년 동안 많은 종류의 증상을 치료했다. 습진과 같은 피부염, 천식, 알레르기성 질환, 폐경기증후군, 월경전증후군, 생리통, 두통, 과민성대장증후군, 류머티스성 관절염 등의 치료에 쓰인다.

또 주위 환경에서 주는 스트레스를 이기는 힘, 건강을 호전하고 생기를 돌게 하여 정상 체질로 회복하는 기능, 염증을 없애는 작용, 염증이나 찰과상을 완화하는 기능, 복부에 찬 가스를 경감해 통증을 제거하는 작용을 한다.

그 이외에도 염증을 없애는 소염 기능과 세균의 성장을 억제하는 항균 작용, 경련을 억제하거나 소변을 잘 보게 하는 이뇨작용, 가래를 잘 뱉어내게 하거나 신경을 진정하는 작용, 그리고 장기를 강하게 하는 강장제 역할 등이 있다.

2) 침술요법

침술은 고대 중국의 전통의학이다. 중국 전통의학에서는 음과 양이 서로 균형을 이룰 때 건강하다고 본다. 환자를 치료할 때는 음과 양의 불균형을 찾아내 바로잡음으로써 건강을 회복한다.

침술은 몸 자체의 에너지를 스스로 치유하도록 돕는 요법이다. 에너지의 흐름인 '기'와 통하는 피부의 혈 자리에 매우 얇은 멸균 바늘을 주입한다. **몸에는 열네 곳에 경락이 있는데, 기는 경락을 통해 흐르며 360개의 혈 자리를 침으로 자극해 기의 흐름을 회복한다. 에너지는 내부 장기의 기능을 강화하기 위해 그곳으로 향하여 통증을 완화하고 근육 순환을 촉진한다.**

침술의 원리는 간단하다. 인체 내에는 자연적으로 생성되는 진통제가 있다. 엔도르핀과 엔케팔린이다. 침을 맞으면 뇌와 척수에서 엔도르핀과 엔케팔린의 분비가 촉진되어 통증이 뇌로 전달되는 것을 막는다.

침술은 급성 및 만성 통증, 심각한 병에 이르기까지 폭넓게 효험이 있다. 주로 근육, 뼈, 관절 등의 통증을 완화하는 데 많이 사용한다. 두통, 편두통, 치통, 요통 등에도 효과가 있으며 토할 듯 메스꺼운 증상을 치료하는 데도 효과가 좋다. 중풍 환자의 회복을 촉진하며 암 환자의 통증 경감에도 사용한다. 금단 현상을 극복하는 데도 도움이 된다.

3) 동종요법

기원전 4세기 히포크라테스가 동종의 원리를 처음으로 발견하였다. 질병에 걸렸을 때 나타나는 증상과 통증은 병을 낫게 하려는 자연 치유력의 발현으로 보았다. 그 뒤 1810년 독일의 의사 사무엘 하네만이 이론을 정립했는데, '질병의 증상은 병을 낫게 하려는 자연 치유력의 발현'이라는 히포크라테스의 원리에서 발전시켰다.

동종요법은 '같은 것이 같은 것을 치료한다'는 말이다. 질병을 일으킨 원인과 같은 물질을 소량 사용하면 그 증상을 낫게 할 수 있다. 같은 물질을 써서 치료한다는 유사성의 법칙에 근거를 두어 '유사요법'이라고도 한다.

반대로 환자의 증상을 억제하거나 증상과 반대되는 작용을 유발해 치료하는 요법은 '이종요법'이다. 이종요법은 주로 현대 서양의학에서 쓰는 치료법이다. 가령 아스피린을 복용하면 열이 내린다는 식이다.

동종요법에서는 병을 인체가 불균형을 바로잡고자 건강을 회복시키려는 노력의 하나로 본다. 질병의 증상은 병을 없애려는 인체의 자구 노력을 반영한다는 것이다. 그래서 증상은 질병 중 일부가 아니라 치유 과정 중 하나다. 현대 서양의학에서처럼 증상을 억누르기보다는 자가면역 능력을 깨우쳐 스스로 치유되도록 한다.

현대의학에서는 보통 약을 많이 먹을수록 치료 효과가 커진다고 본다. 그러나 동종요법은 적게 복용할수록 건강해지는 원리다. 예를 들어, 소화불량으로 자주 고생하는 환자는 생활 습관과 성격을 고려하여 처방한다. 증상을 치료하는 것을 넘어서 장기적으로 질병의 원인을 제거한다. 신체, 정신, 감정 등 전체적인 균형을 되찾는 데 치료 원리가 있다.

동종요법은 현대의학에서 치료하는 모든 질환을 치료 대상으로 한다. 특히 공황장애, 우울증, 공포증 등 대표적인 정신과 질환에서 효과가 크다. 동종요법의 장점 중 하나는 모든 치료가 자연에 있는 물질로 약을 조제하므로 부작용 또는 습관성이 없다는 점이다.

동종요법에서는 질환의 고유한 특성과 환자의 질적 특성 등을 반드시 고려해야 하므로 반드시 전문의와 상의해서 치료받아야 한다.

4) 수기요법

수기는 '손으로 처리'한다는 뜻으로, 수기요법은 손의 기운으로 몸의 문제가 되는 근육을 풀어주는 마사지를 말한다. 뼈, 근육, 관절, 결합조직 등 근·골격계통 질환을 고안된 기술을 사용하여 치료한다. 특히 척추를 교정하는 데 효과적인 치료법이다.

1895년 미국의 다니엘 데이비드 팔머 의사는 척주지압요법을 발전시켰다. 팔머는 자기 치료와 최면술을 시술하는 의사였다. 인체는 생명력으로 채워져 있으며, 이것이 자연 치유력이라고 주장했다. 비뚤어진 척추를 정렬하거나 부분 탈구를 바로 잡으면 신경계가 효율적으로 기능해 거의 모든 질병을 치료할 수 있다고 주장했다. 이 치료법은 신체 질환은 신경 계통의 기능 이상으로 생긴다는 주장에 기초했다.

팔머는 중국의 추나(경락 마사지), 인도의 요가, 일본의 지압, 서양의 스포츠 마사지 등 다양한 기술을 체계적으로 종합하고 재구축하였다. 그리스어로 '손'과 '치료'를 뜻하는 단어를 합성하여 '카이로프랙틱'을 발전시켰다.

척추는 인체의 기둥이다. 척추의 중심에는 뇌에서 연결되는 척수가 자리 잡고 있어 신체의 모든 기능을 통제하고 조정한다. 척추는 인체의 체중을 받쳐 주고, 뇌가 신체의 각 부분에 명령을 전달할 때 연결관인 척수를 보호해준다.

그러나 척추가 제자리를 찾지 못하면 이 척추 사이를 빠져나가야 하는 척추 신경이 압박을 받기 시작하고 장애를 일으킨다. 이러한 신경계의 장애는 관련 기관의 기능을 저하하고 면역력을 떨어트려 질병을 초래한다. 이러한 질병의 원인은 잘못된 자세, 생활 습관, 스트레스, 사고, 유전 등 여러 가지가 있다.

척추의 변위에서 오는 일차적인 질병은 근·골격계의 질환이다. 척추의 변위에서 오는 이차적인 질병은 면역력 기능의 저하에서 오는 각종 질병이다. 신경의 압박은 교감, 부교감신경까지 영향을 끼쳐 면역기능을 저하한다.

수기치료를 받아서는 안 되는 사람들이 있다. 골절이나 관절염, 인대가 파열되거나 불안정할 때, 목의 움직임이 불안정할 때, 수술 후 환자나 골다공증 환자, 척수관 신경에 염증이나 압박이 있을 때다. 그러나 개인마다 압박에 대한 적응이 다르고 부작용이 일어날 수 있으므로 반드시 전문의의 진단을 거쳐야 한다.

5) 반사요법

인체의 특정한 부위에는 외부 자극에 특별히 예민하여 그 부위를 자극하면 다른 부위에 반사 반응을 일으킨다. 그래서 마사지나 지압 또는 열 자극을 가하면 국소 부위뿐 아니라 전신의 건강까지 증진할 수 있다. 반사요법은 거의 모든 신체에 적용할 수 있지만, 주로 발에 적용한다. 특히 발 반사요법을 가장 많이 활용한다.

반사점이 귀에 있다는 증거는 있지만, 발에도 있다는 근거는 아직 없다. 그런데도 많은 반사요법 치료사들은 발에서 압통이 있는 부분을 정확하게 찾아내어 치료한다.

중국에서는 5,000년 전부터 반사요법을 행해왔다. 이집트의 프레스코 벽화에는 반사요법이 묘사되어 있다. 고대 인도에서도 유사한 기법을 사용했다고 전해지며 후대에는 아메리칸 인디언들이 이 기법을 이용했다. 서구에서는 20세기 초 미국의 내과의 윌리엄 피츠제럴드 박사가 머리에서 손가락 끝, 그리고 발가락까지 통하는 열 개의 연결지대가 있다는 것을 발견했다.

반사요법 치료사는 진단을 목적으로 환자의 발을 지압한다. 발에서 압통이 있는 부분을 찾아내어 신체 어느 장기에 이상이 있는지 찾아낸다. 치료사는 기능 장애를 치료하고자 이 부분을 마사지하는데, 이때 환자는 상당한 통증을 느끼게 된다. 보통 발바닥, 발의 양옆, 발등을 누르고 특히 아프거나 약한 부분은 손가락으로 강하게 누른다.

반사점은 손과 발에서 인체 지도를 형성하는 방식으로 배열되어 있다. **왼발은 몸의 오른편과 관련이 있고 오른발은 그 반대이다. 치료 시 전문 반사요법 치료사는 자신의 손과 발을 사용하며, 고통이나 해를 줄 수 있는 마사지 도구는 사용하지 않는다. 전체적인 기법은 특수훈련 세미나에서만 교육받을 수 있지만, 일부는 주의해서 행한다면 초보자라도 매우 안전하게 행할 수 있다.**

반사요법은 이완상태를 유도하는 것뿐만 아니라 림프샘과 혈액 순환을 원활하게 하는 데 효과가 있다. 통증, 편두통, 피로, 월경전증후군, 소화불량에 이르기까지 광범위한 질병에 효과가 있다.

6) 식이요법

괴테는 "자연과 멀어지면 질병과 가까워진다"고 했다. 자연친화적인 방법으로 몸과 마음을 다스리는 것이 모든 질병의 예방법이라 할 수 있다. **의료계의 모든 전문가들은 환자에게 한두 가지의 식이요법을 권장한다. 질병에 걸렸을 때도 약보다는 식이요법과 생활습관을 개선하는 것이 우선이다.** 의사들은 환자의 과체중이나 저체중에 유의하여 식생활을 구성하는 음식의 질과 종류에 따라 식이요법을 처방한다.

중국 전통의학 의사들은 침술과 약초를 처방하면서 개인의 체질에 맞는 특정 식이요법을 권장하기도 한다. 시술에 앞서 몸 안의 독소를 빼내기 위해 단식을 권하기도 한다.

특정 질병에 따라 식이요법이 사용되기도 한다. 관절염을 치료 중일 때는 특별 식이요법을 해야 한다. 또한 토마토나 감귤류 과일과 같은 산성 음식은 피한다. 사과 식초와 같은 특정 음식은 권장된다. 가슴 통증 환자는 점액 분비를 줄여야 하므로 유제품을 피해야 한다.

음식 알레르기는 혈액과 피부 검사로 쉽게 진단할 수 있다. 문제를 일으키는 음식이 밝혀지면 그 음식을 피해야 한다. 음식 알레르기가 의심되면 알레르기 전문의를 찾아 조언을 들어야 한다. 모르는 상태에서 음식을 먹게 될 수도 있으므로 심하면 아드레날린 주사를 휴대해야 한다.

음식 불내성은 알레르기와는 다른 원리로 작용한다. 특정 음식섭취을 장기간 피하면 여러 증상이 호전된다. 편두통, 관절염, 어린이의 과다행동, 소아 습진, 과민성 대장증후군, 염증성 장 질환 등이 이에 속한다. 음식 불내성은 진단하기 매우 어렵다. 가장 간단한 진단법은 알레르기나 불내성을 일으킬 소지가 없는 음식으로 식이요법을 하는 것이다. 그러나 이 방법은 시간이 오래 걸린다. 과일과 고기, 채소 몇 가지만으로 '원시인 식이요법'을 하여 증상을 없애기까지 3~4주간 해야 한다.

원시인 식이요법은 말 그대로 농경시대가 되기 전 야생의 날것을 먹던 식사를 하자는 주의다. 즉, 음식을 가공하거나 정제하지 않고 먹는다. 곡식 대신 채소와 과일에서 탄수화물을 충당하고 주로 육류와 견과류 등을 먹는 방식이다. 병의 원인이 오늘날 급격히 늘어난 탄수화물 섭취 때문이라는 이론에 바탕을 둔 것이다.

가공식품의 섭취를 줄이는 것은 어른과 아이들의 건강에 모두 도움이 된다. 가공식품이 해로운 이유는 다음과 같다. 대사 영양소인 비타민, 무기질, 섬유질이 거의 제거된 상태의 음식으로 심각한 영양 불균형을 초래한다. 햄버거, 치킨 등은 단백질과 지방 함량이 높아서 비만의 원인이 되기 쉽다. 가공식품에는 인이 많이 함유되었는데, 인은 과다 섭취할 경우 칼슘 부족 현상을 가져와 뼈와 치아 건강에 문제를 일으킨다.

또 장기간 보관하기 위해 합성 보존료와 발색제 등의 식품 첨가물을 사용하고, 맛을 내기 위해 사용된 화학조미료는 인체의 대사기능을 방해한다. 식품을 가공하는 중에 첨가된 불포화지방산이 산화되어 과산화지질이라는 강력한 발암물질을 생성한다. 포장용지나 용기에 잔류한 환경호르몬이 식품에 접촉하여 장기간 섭취 시 인체에 문제를 일으킨다. 따라서 가공식품을 피하는 식이요법은 거의 모든 질병의 치료와 예방에 확실히 도움을 준다.

장기간 식이요법을 하려면 전문가의 조언을 들어야 한다. 특정 음식을 피하는 것을 시작으로 서서히 음식을 추가하는 방법을 쓴다면 치료 기간이 매우 길어진다. 식이요법은 전체 치료의 일부로 사용해야 하며, 적절한 영양 상담을 병행해야 한다. 장기 식이요법을 했을 때 1, 2년 후 비타민이나 무기질이 결핍되는 증상을 예방할 수 있다. 영양 결핍이 되지 않도록 지속적인 관리와 영양에 대한 조언이 필요하다.

7) 효소요법

효소는 인체에서 발생하는 많은 화학적 반응을 도와 탄수화물, 단백질, 지질을 분해하고 소화하는 작용을 한다. 효소가 부족하면 여러 가지 질환을 유발할 수 있다. 효소요법을 처음으로 제안한 에드워드 박사는 "효소는 인체에서 탄수화물, 단백질, 지방을 이용해 인체를 일궈내는 노동자와 같다"며 효소의 중요성을 강조하였다.

사람의 세포는 1만 개 이상의 효소를 생산해낸다. 이들 효소는 정상적인 대사 과정에 필수적인 역할을 한다. **효소는 신체 내부에서 일어나는 수많은 생물학적 반응을 자극하고 촉진하는 자연 단백질이다. 이 중 소화 효소는 음식을 분해하고 영양소의 흡수를 돕는다. 대사에 관여하는 효소는 세포를 생성하고 손상된 세포나 장기를 치료한다.**

음식을 먹고 소화하고 배설하는 과정이 원활해야 기초적인 생체 유지가 가능하다. 그래서 우리는 영양가 있는 음식을 먹는데, 이때 효소의 촉매 기능이 없다면 인체는 부패한 불순물과 다름없다. 육체적인 활동과 정신적인 활동에는 에너지가 필요하다. 에너지를 공급하고 각 기능을 촉진하는 활성 단백질이 하는 기능은 현재까지 밝혀진 바로는 3,192가지에 이른다.

인체는 약 100조 개의 세포로 이루어져 있다. 세포는 어느 조직이냐에 따라 30~150일의 차이가 있으나 일정 기간 동안 기능하다가 소멸하고 새로 분열한다. 분열한 세포는 소멸한 세포의 자리를 대신하여 조직을 새롭게 유지한다.

세포 하나하나에는 미토콘드리아나 텔로미어 같은 기관이 있어 DNA와 같은 유전자를 이어받는다. 이러한 **세포 분열과 신진대사는 모두 효소의 촉매 기능에서 이루어진다.** 따라서 인체에 어떤 이상이 보인다면 바이러스나 세균의 감염, 상해로 인한 질병이 아니라면 바로 효소의 결핍에서 비롯된다고 봐야 한다. 치료가 오래 걸리는 난치병으로 알려진 교원병은 효소 결핍증으로 조직이 제 기능을 하지 못했을 때 발생하는 질환이다.

병리학적으로 접근하는 치료법은 억제나 자극을 주는 치료 방법이지만, **효소요법에서는 원인을 제거하여 기능을 활성화해 근본적으로 체질을 개선한다. 체내 효소는 유산처럼 부모에게 일정량을 물려받아 지속적인 보충을 통해 생체 기능을 활성화한다.**

신선한 채소나 과일을 생으로 먹으면 건강에 유익하다. 효소는 익히지 않은 식품에 많이 함유되어 있다. 50도 이상에서는 기능을 잃는다. 발효 식품인 된장과 김치에도 다양한 효소가 있으나 익혀서 먹으면 효소의 기능은 잃게 된다.

효소요법에 사용되는 효소는 식물에서 추출한 식물 효소와 췌장 효소가 있다. **신선한 과일, 채소, 견과류, 콩 및 곡식 등에 풍부하게 들어 있는 식물성 효소는 소화기능을 강화하고 인체의 생명력을 증진하는 역할을 한다.**

8) 온열요법

온열요법은 가장 많이 사용하는 물리 요법 수단 중 하나다. 국소 또는 전신의 혈액증가를 촉진하고 신진대사가 활발해져 근긴장의 완화, 진통작용 등이 있다. 열원으로 온욕, 광선, 진기 등을 주로 이용한다. 진도열을 이용하는 것으로는 온암법, 핫

팩, 파라핀욕 등이 있으며, 복사열을 이용하는 것으로는 적외선 요법이나 전기욕이 있다. 고주파에 의한 것으로는 초단파나 극초단파 등의 전기요법이 대표적이다.

그밖에 각종 물리치료법도 온열 효과가 있다. 또 넓은 뜻으로는 한랭(자극)요법도 넣을 수 있다.

온열요법은 온열기기 등을 이용해서 인체의 체온을 올려 암 세포가 살 수 있는 환경을 바꿔 자연 치료하려는 자연의학이다. 인체의 체온은 평균 36.5℃를 유지할 때 건강하다. **한 연구 결과에 따르면 체온이 1℃ 떨어지면 면역력은 36%, 기초대사는 12%가 저하되고 체내 효소의 움직임은 50%가 저하된다고 한다. 체온 저하는 건강에 매우 치명적이라는 사실을 알 수 있다.**

온열요법은 일본의 어느 이발사가 우연히 자신의 부인에게 드라이기를 이용해서 암을 치료한 사례에서 시작되었다. 이때부터 다양한 온열 기구가 개발되어 암을 치료하는 데 보조적으로 활용되고 있다. 암세포는 특히 열에 약해 42.5℃ 이상이면 사멸한다.

암 치료 요법에는 네 가지가 있는데, 수술, 항암제, 방사선 외에 체온을 올려 암을 치료하는 온열요법이 포함된다. 온열요법은 1970년대부터 임상 연구를 해왔으며 암을 치료할 때 온열요법을 병행하면 효과가 높다는 것을 밝혀냈다. 인체의 체온은 36.5℃보다 1℃ 더 올라갔을 때 신체면역력이 훨씬 높아져서 강한 면역 활성효과를 얻을 수 있기 때문이다.

건강한 신체는 교감신경과 부교감신경의 균형에 의해서 조절되고 유지된다. 그러나 과도한 긴장 속에서 살아가는 현대인은 대부분 교감신경 우위의 삶을 살아가고 있다. 균형이 깨지면 많은 질병이 생긴다.

교감신경이 긴장하면 등과 목, 복부, 가슴을 굳게 하여 혈액 순환을 저하할 뿐만 아니라 소화 기능이 원활하지 못하고 각종 염증을 촉진한다. 혈관이 수축하여 손발의 모세혈관 혈액 순환 기능이 저하되어 손발이 차가워지고 체온이 떨어진다. 부교감신경의 극단적인 우위도 역시 문제를 생긴다. 혈관이 지나치게 확장되면 혈액 순환이 나빠지고 체온도 역시 떨어진다.

최근 들어 평균 체온이 36.5℃에 미치지 못하는 사람들이 늘어나고 있다. 냉난방 시설로 자율신경을 조절할 필요성을 느끼지 못한 인체가 자율신경 조절 기능을 상실했기 때문이다. 인체는 더위와 추위를 체감할 때 저체온을 개선하고 체온 조절 능력을 기를 수 있다.

체온이 올라가면 혈액 순환이 원활해지고, 근육 생성이 촉진되며, 소화기 계통 기능이 원활해지고, 위장 연동 운동이 활발해지는 등 몸이 건강해진다. 저체온이 질병의 원흉이라면 체온을 높이는 것은 건강의 기본인 셈이다. 감기 환자처럼 몸이 계속 으슬으슬 떨리거나 무릎 아랫부분이 시리면 저체온일 가능성이 크므로 체온을 확인하고 몸을 따뜻하게 해야 한다.

온열요법은 자연 대체요법 중 매우 과학적이고 효과적인 치료법이다. 체온은 온열기기, 난방시설, 운동, 뜸 등을 통해 올릴 수 있다. 그러나 외부의 열로 신체 내부의 온도를 올리는 데는 한계가 있다. 온도가 36.5℃를 넘게 되면 땀으로 열기가 배출되어 체온이 잘 올라가지 않는다.

체온을 높이면서 저체온 현상을 개선하는 효과적인 방법은 몸을 따뜻하게 하는 반신욕이다. 40℃ 전후의 따뜻한 물에 몸을 푹 담그고 따뜻하게 데우는 목욕은 큰 노력이 필요하거나 시간이 오래 걸리지 않는 평범하지만, 건강한 생활 습관이다.

또 찬 음식은 되도록 피하고 소화가 잘되는 음식을 먹는다. 여성은 배를 따뜻하게 하고 따뜻한 물을 자주 마신다. 적절한 운동은 신진대사를 원활하게 한다. 신진대사가 떨어지면 비만으로 이어지기 쉽고, 혈액 순환을 방해해 저체온의 원인이 된다. 하루 20~30분 적절한 운동은 심장 기능을 강화한다.

소화기 기능을 좋게 하는 생강차, 신경을 안정시키고 따뜻한 성질이 있는 대추차, 심장 기능을 좋게 하는 계피차를 자주 마신다. 평소 구부정하거나 나쁜 자세로 걷는다면 기와 혈의 순환이 어려워 몸이 차가워진다. 1시간에 한 번은 팔다리, 허리 등을 쭉 펴는 스트레칭을 한다.

9) 아유르베다

산스크리트어로 '아유'는 삶 또는 생활이며, '베다'는 앎이라는 뜻이다. 즉 아유르베다는 '생활의 과학'을 의미한다. 현존하는 가장 오래된 기록으로 알려진 〈베다〉에 맨 처음 수록됐으며 요가, 탄트라와 함께 5,000년 이상의 유구한 역사를 자랑한다. 세계에서 가장 오래된 의학 체계이며, 다른 의학계에 영향을 끼쳐 '모든 의술의 어머니'라는 명예를 갖고 있다.

아유르베다에는 인간을 공간, 공기, 불, 물, 흙 등 5가지 요소의 합성체로 인식한다. 또 요소들이 결합한 비율은 사람마다 다르며 어느 한 요소가 우세해 균형을 잃으면 질병이 나타난다고 본다. 이때 생활습관이나 음식의 변화를 통해 체내에 과도하게 축적된 요소를 조절하는 방식으로 치료한다.

아유르베다의 기본은 약초 성분이다. 치료에 사용되는 약초는 인체의 신진대사를 거스르지 않고 점진적으로 효능을 발휘한다. 마사지 요법은 일반적으로 나무 탁자 위에서 진행된다. 마사지 치료사 두 명이 동시에 마사지해 몸속에 축적된 노폐물을 빼내는 아브향가는 약초 오일을 이용한다.

피지칠은 의약 성분이 풍부한 미지근한 약초 오일을 매일 1시간씩 3, 5, 7, 14일 동안 전신에 부어 노화, 각질, 주름을 예방하고 류머티즘, 관절염, 각종 근육 질환을 고치는 치유법이다.

식이요법, 건전한 생활 습관, 약초 치료 역시 건강을 회복하고 유지하는 데 중요한 역할을 한다. 그러나 판차카르마는 질병이 발생한 근본 원인에 접근하여 몸과 마음, 감정의 기본적인 균형을 조절해 주는 치료법으로, 아유르베다 의학을 지탱하는 초석이다. 판차카르마는 약제, 음식물, 영약의 효능을 증대하는 역할을 한다. 약제나 음식물, 또는 치료제를 먹기 전에 먼저 인체를 수용 가능한 상태로 만들어야 섭취한 것을 소화 흡수하고 체내에 축적된 노폐물 및 독소를 배출해낼 수 있기 때문이다. 판차카르마는 특히 환절기 때 신진대사를 촉진하고 몸과 마음에 쌓인 독소를 제거해 준다.

또 시로다라는 약초 오일을 이마와 머리에 계속 부어주는 특별 치료법으로 중풍, 노인성 치매, 신경계 장애를 예방하고 치유하며, 기억력 향상에 도움을 주는 것으로 알려졌다.

아유르베다는 질병의 증상뿐 아니라 예방을 중요시한다. 병을 예방하고 치료하는 데 약 2,000가지 이상의 약초를 쓴다. 전체적인 조화를 중시하므로 뿌리부터 잎사귀까지 통째로 사용하며 여러 가지 약초를 함께 섞어서 사용한다.

아유르베다는 인간의 신체, 마음, 영혼이 하나라는 통합의 원리에서 출발한다.

아유르베다의 목적은 각 개인에게 적합한 식이요법, 생활 습관과 신체, 마음, 영혼의 균형을 조절하는 운동을 함으로써 질병을 예방하게 한다. 더불어 건강을 회복하여 인간의 생명을 오랫동안 유지하려는 인도의 대체의학이다.

10) 분자교정요법

분자교정요법이란 인체 내의 모든 분자 상태를 정상화하여 본래의 기능을 회복함으로써 면역력을 키우는 대체요법이다. 분자를 정상화하는 데는 여러 가지 방법이 있다. 필요하다면 모든 방법을 이용할 수 있으나, 인체에 해가 되는 것은 피한다.

특히 근래 **식습관이 변하면서 인체에 필요한 영양소의 균형이 깨지고 있다. 영양의 불균형은 면역력에 영향을 미치고 여기에서 발생하는 자가면역질환은 날이 갈수록 확산하는 추세다. 이를 고치려면 올바른 식생활을 기본으로 비타민, 미네랄, 아미노산, 지방산 등으로 체내의 영양소를 균형 있게 바로 잡아야 한다. 식이요법과 운동요법 등 각 개인에 맞는 처방을 설계하고 지도하는 것이 분자교정요법이다.**

분자교정요법은 개인의 영양학적 필요에 따라 음식과 영양소를 섭취하여 체내 분자 상태를 정상화해 본래의 기능으로 회복시킨다. 그렇게 하면 면역력이 향상되는 효과가 있다. 고혈압, 암, 우울증과 정신질환 등의 치료에 도움이 되는 것으로 밝혀졌다.

분자교정요법은 영양소를 공급하는 데 가장 강력하면서도 직접적인 치료법이다. 영양소를 공급하는 데 있어 나이, 성별, 활동 강도, 스트레스, 질병의 유무에 따라 개인마다 영양소 공급량이 결정된다. 대증요법의 경우 같은 질환자에게는 누구나 같은 성분의 약물을 같게 투여하지만, 분자교정요법은 개개인의 특성에 맞추어 다르게 적용하는 '맞춤형' 요법이라 할 수 있다.

분자교정요법에서는 환자의 식생활을 자세히 분석하여 환자가 필요로 하는 영양소의 결핍 또는 과잉을 혈액, 모발, 소변 분석 등을 통해 측정하여 진단한다.

정제된 음식, 가공식품, 카페인, 설탕, 튀긴 음식, 농약이나 방부제가 섞인 음식 등은 피하도록 권장한다. 가능한 한 정제하지 않고 살아있는 상태의 영양소를 그대로 먹어야 기본적으로 탄수화물, 지방, 단백질 등의 영양물질이 균형을 이룰 수 있다고 주장한다.

초기에는 빠른 효과를 위해 비타민이나 미네랄 주사를 사용할 수 있으나, 증상이 개선된 후에는 경구투여제로 전환한다. 질환 대부분이 장기투여가 필요하므로 환자의 상태를 점검하면서 용량을 줄이거나 더 빠른 개선을 위해 증량할 수 있다. 다양한 영양소를 섭취하여 건강한 몸에 필요한 생화학 물질을 생성하도록 한다. 약물, 공해물질, 알레르기를 유발하는 물질 등 온갖 해로운 성분은 몸에서 제거하기도 한다.

11) 디톡스요법

디톡스는 인체가 스스로 해독하지 못해 몸속에 축적된 독소를 인위적으로 배출해 신체 기관의 기능과 면역 시스템을 정상화하는 것을 말한다. 디톡스의 가장 큰 목적은 병이 생기는 것을 예방하는 데 있다. 병의 치유는 해독요법을 통해 얻어지는 자연스러운 결과다.

예로부터 한의학에서는 '십병구담(十病九痰)'이라고 했다. 10가지 병 가운데 9가지 병은 담에서 생긴다는 뜻이다. 여기에서 담은 독소를 의미하는 것으로 독소가 얼마나 해로운지 명확하게 드러낸다.

인체는 호흡과 음식물 섭취를 통해 영양분을 공급받아 체화하는 과정 중에 독소가 생기고 배출하는 과정을 겪는다. 이때 장기가 제 역할을 하지 못하면 독소를 더 많이 만들거나 생성된 독소가 효과적으로 배출되지 못해 체내에 독소가 쌓인다.

우리 몸에는 내부에서 자연적으로 발생하는 독소가 있고 외부 환경적 요인으로 식품을 통해 독소가 유입되기도 한다. 단백질이나 지방이 분해되면서 발생하는 요산과 암모니아, 호흡을 통해 발생하는 활성산소 등은 신체 내부의 소화나 호흡 등이 이루어지는 대사 과정에서 생긴다. 환경오염이 심해지고 각종 식품첨가물이 다량으로 함유된 음식물에 둘러싸인 데다 끊임없는 스트레스에 노출된 **현대인은 스스로 해독할 수 있는 능력 이상의 독소가 몸 안에 쌓이는 경우가 흔하다.**

현대인의 폭식과 과식은 물론 가공식품에 수없이 함유된 화학 성분 등은 체내에 독소를 쌓이게 한다. 또 체내에서 정화되지 못하거나 체외로 배출되지 못한 독소로 인해 인체의 원활한 신진대사가 어려워진다. 그뿐 아니라 비타민과 같은 필수 영양소를 충분히 섭취하지 않음으로 인해 생기는 질병의 위협 또한 간과할 수 없다.

고혈압의 주요 원인은 심혈관계 질환이나 만성 신장병 등이라고 알려졌지만, 생활 환경에서 주입되는 독소를 빼놓을 수 없다. 혈압을 조절하는 주요 부위로 꼽히는 신체기관이 신장 위에 있는 부신이다. 부신은 카드뮴이라는 중금속 물질에 손상되기 쉬운데 신장과 부신은 한 데 붙어 있으므로 카드뮴에 노출되면 신장과 부신이 함께 손상되어 고혈압이 생긴다. 카드뮴은 일단 체내로 들어오면 배출되지 않고 몸속에 축적되어 고혈압뿐 아니라 호흡 곤란, 식욕 부진, 심폐 기능 부전 등의 증상을 일으킨다.

독소의 체내 침투로 인해 발생하는 장 질환의 대표적 증상으로 꼽히는 것이 과민성대장증후군이다. 과민성대장증후군은 장에 가스가 차서 방귀가 잦고 아랫배가 눈에 띄게 팽창하며 수시로 복통을 동반한 설사와 변비가 교대로 나타나는 질환이다. 이 질환을 치유하기 위해서는 음식물을 가려 먹으며 독소가 몸속으로 유입되는 것을 제한하고 몸을 깨끗이 정화해야 한다.

숙변이나 장운동 정체로 인해 장에 쌓이는 독소, 피로나 과도한 음주 등의 간 기능 저하로 간에 쌓이는 독소, 신장 기능 이상으로 생기는 독소 등 독소는 장, 간, 신장 등 전신에 쌓일 수 있다. 독소는 혈액을 타고 몸 전체로 흘러갈 수 있으며 면역기능을 떨어뜨리고 호르몬 기능, 대사 기능을 저하해 각종 질병에 노출되기 쉬운 약한 몸을 만든다.

몸속 노폐물과 활성산소를 제거하고 조직 세포의 재생을 도와주는 디톡스 건강법은 다음과 같다.

첫째, 생활 곳곳에 존재하는 독소를 제거한다. 밀폐된 실내 공간은 수많은 화학 물질과 미세먼지로 오염되어 있으므로 하루 세 번 환기한다. 전자레인지, 스마트폰, 전기매트 등에는 전자파가 많이 나오므로 장시간 노출되지 않도록 주의한다.

둘째, 생선, 콩, 두부 등 단백질이 풍부한 식품을 골고루 먹어야 한다. 필수 지방산이 풍부한 올리브유, 잣, 생선 등과 아스파라거스, 호박, 브로콜리 등 녹황색 채소를 통해 항산화 영양소를 충분히 섭취한다.

셋째, 과식하면 인슐린이 많이 분비되어 탈수를 촉진한다. 과다한 음주는 피하되 술 생각이 간절한 날은 와인을 적낭량 마시고 커피와 흡연은 가능한 한 적게 하는 것이 좋다.

넷째, 규칙적인 운동을 통해 호흡량을 늘리고 땀이 날 정도의 반신욕과 규칙적인 배변 습관을 통해 독소 배출을 원활하게 한다.

다섯째, 섬유질 위주의 식단으로 소식을 생활화하고 평소 물을 많이 마시면 일상생활에서도 디톡스 효과를 기대할 수 있다.

이 외에도 반신욕을 통해 혈액과 기혈 순환을 활성화하고 명상을 통해 스트레스를 조절하면 몸의 해독 기능이 점차 되살아나고 강화된다.

12) 광물요법

미네랄 결핍은 아토피성 피부염, 두통, 만성피로, 불면증, 비만, 빈혈, 여드름, 노화는 물론이고 당뇨, 자폐증, 학습장애 같은 우리가 흔히 겪은 거의 모든 질병을 유발한다. 다시 말해, 미네랄은 우리 몸의 모든 신진대사에 관여하고 있다는 것이다.

미네랄 결핍은 두통과도 관련된다. 구리, 철, 마그네슘 같은 미네랄 가운데 마그네슘이 결핍되고 구리가 과잉되면 여성은 생리 전후로 편두통에 시달리게 된다. 마그네슘은 혈관과 근육의 수축 및 이완에 작용하는데, 결핍하게 되면 뇌로 가는 혈관이나 근육이 수축하여 혈류가 감소함으로써 편두통을 일으킨다. 철분의 과잉도 편두통을 일으킬 수 있다. 가령, 적포도주를 마시고 난 후에 머리가 지끈거리는 경우가 있는데, 철분 함량이 높은 데다가 알코올이 철분 흡수를 촉진하여 철분 과잉으로 생기는 증상이다.

현대인의 골칫거리 중 하나인 비만은 다양한 원인으로 발생하지만, 결국 신체의 영양 섭취와 신진대사의 균형이 무너진 데서 비롯하는 것으로 수렴된다. 우리 몸에 철이 결핍되면 기초대사율이 떨어지고 체온이 내려가 에너지 소비를 감소시켜 비만을 유발한다. 비만 환자의 머리카락에 함유된 중금속과 미네랄을 검사해보면 미네랄의 불균형으로 인해 신체 기초대사율이 얼마나 떨어져 있는지 알 수 있다.

이런 비만 환자는 종합미네랄보충제를 섭취하여 미네랄 불균형을 효과적으로 바로잡음으로써 신체 기초대사를 조절하는 갑상선호르몬의 세포 내 효율을 증대시킨다. 그러면 요요 현상이나 영양 불균형 같은 부작용 없이 비만을 치료할 수 있다.

한편, 미네랄은 노화를 유발하는 프리 래디컬의 생성을 억제한다. 프리 래디컬로부터 세포를 지켜주는 영양소를 항산화 영양소라고 하는데, 비타민C, 비타민E, 셀레늄이 그것이다. 또 망간, 아연, 구리 같은 것도 항산화 효소의 주요 구성성분으로, 이것들이 결핍하면 노화가 빨리 온다. 또 면역계의 기능도 체내의 영양, 특히 미네랄이 균형을 이룬다면 적절한 면역기능을 유지할 것이므로 미네랄의 균형 있는 섭취가 노화의 진행을 늦춰준다.

미네랄은 우리 몸에서 해독 기능도 수행한다. 신체의 기초대사 중에 발생한 프리 래디컬이나 음식물 등을 통해 들어오는 외부 유입 독소를 해독하는 것이다. 그러므로 우리 몸의 미네랄 농도가 묽어지거나 균형이 무너지면 체내 독성 해독능력이 떨어져 신체의 장기가 중독되어 기능이 손상되고, 그러면 다시 독성물질이 늘어나는 악순환이 계속되면서 우리 몸은 온갖 질병에 취약해진다.

우리 몸은 일상의 세 끼 밥상만으로는 미네랄의 균형을 이루기가 어렵다. 그러므로 미네랄이 풍부하게 포함된 물질을 섭취할 필요가 있다. 바로 퓨리톤 원액을 생수에 희석하여 마시는 것이다.

미네랄에는 유기 미네랄과 무기 미네랄이 있다. 식물이나 동물의 세포에 함유된 유기 미네랄은 활성 미네랄이라고 하여 우리 몸이 흡수할 수 있는 미네랄이다. 반면에 공기, 흙, 물에 함유된 무기 미네랄은 우리 몸이 흡수할 수 없고 광합성 작용을 하는 식물만 흡수할 수 있는 것으로 여겨왔다.

무기 미네랄은 뛰어난 약성을 지녔지만, 독성도 함께 지니고 있어서 음식을 통해 간접 흡수하는 것이 바람직하며, 만약 광물에 함유된 미네랄을 직접 섭취하면 독성까지 섭취하게 되어 다른 질병에 걸릴 것을 염려했기 때문이다.

그중에서 소개할 광물의학의 퓨리톤 미네랄은 무기 미네랄의 독성 위험요소를 제거함으로써 미국 FDA(식품의약국)의 안정성 테스트를 통과하여 약성을 가장 효과적으로 섭취할 수 있는 건강식품으로 성가를 높이 평가하고 있다. **인체 영양소 섭취의 신기원을 연 광물의학의 미네랄은 면역세포를 증식하는 한편으로 각종 암세포를 현저하게 억제하거나 바이러스균을 사멸시키는 등 무기 미네랄이 지닌 치료 약성을 100% 흡수하는 반면, 아직껏 어떤 부작용이나 문제도 발견되지 않았다.**

13) 향기요법

천연향을 이용한 자연 치료 요법인 향기요법(香氣療法)은 아로마테라피 (aromatherapy)라고 하는데, 향기를 뜻하는 아로마(Aroma)와 치료(Therapy)의 합성어다.

식물에서 추출한 천연향유를 이용해 코의 후각신경이나 피부를 통해 흡입하여 질병을 예방하고 건강을 유지하는 자연요법이다. 이미 **영국과 프랑스 등 유럽에서는 보편화한 요법으로, 우리 몸의 거의 모든 증상에서 치료 효과와 염증 해소, 살균, 부패 방지와 같은 다양한 작용을 하는 것으로 알려졌다.**

향기요법은 고대 이집트의 벽화나 《황제내경》 같은 고대 중국의 의서, 파피루스 등에 그 효과와 용법이 기록되어 있을 정도로 인류의 오랜 역사와 함께해온 건강법으로, 현대에 와서 의학적 효능이 입증되고 있는 첨단 대체의학이기도 하다. 우리나라에서도 20여 년 전부터 생활 의학으로 주목받기 시작했으며, 다양한 임상 자료와 치료 사례를 통해 긍정적인 효과가 보고되고 있다.

고대인은 자연 습득이나 시행착오를 통해 주변에 산재하는 특정 식물이 상처를 낫게 하는 치유의 효험이 있다는 사실을 알게 되었다. 또 사람들은 병에 걸리면 마귀가 씌웠다고 여겨 병을 병마(病魔)라고 했는데, 이 병마는 신비한 향기를 두려워한다고 믿어 병을 치료하기 위해 향기가 나는 식물을 사용했다.

인류는 동서양을 불문하고 식물의 향기를 제사·의례·치료·미용 등에 이용해왔다. 고대 이집트에서 미라를 만들 때 방부효과가 있는 유향이나 몰약 등의 식물에서 추출한 향료를 이용된 것은 좋은 사례다. **세계 각 지역에서 독자적으로 발전한 방향 식물의 이용은 근대 의학 이전 시기에 우리 건강을 담당해왔으며, 지금도 전통 의학과 민간요법으로 계승되고 있다.**

오늘날의 향기요법은 그 유래가 100년 전으로 올라간다. 1920년대에 향수 산업에 종사하던 프랑스의 화학자 가트포스 박사가 자신의 손에 심한 화상을 입고 얼떨결에 옆에 있던 라벤더 오일 통에 손을 담근 사건이 그 계기가 되었다. 놀랍게도 불에 덴 자리와 통증이 급속히 사라져버렸기 때문에, 그는 라벤더 오일에 치료 및 소독 효과가 들어 있는 것으로 확신하게 되었다. 그 후 그는 다른 오일로도 실험해보았고, 그것들 역시 다양한 피부질환에 효능이 있다는 것을 알게 되었다.

아로마테라피는 다양한 식물의 정유(essential oil)에서 나온 약물 성분을 이용하는 생약요법의 한 분야다. 이들 정유(향유)는 다양한 꽃, 뿌리, 잎, 나무껍질, 과일 껍질에서, 증류나 냉각압축의 과정을 통해서 추출한 향이 강하고 휘발성, 인화성이 강한 물질이다.

한 전문가는 "향기 요법을 단순한 냄새 효과로 잘못 인식하기 쉬운데, 실은 정유가 독특한 약리학적 성질을 갖고 있고, 또 그 성분의 분자가 아주 작은 인체 조직 속으로 쉽게 침투할 수 있어서 치유 효과를 높이는 것"이라고 설명한다.

후각은 우리의 오감 중에서 가장 예민하다. 공기 중에 어떤 냄새 혹은 향기가 있으면, 그것은 떠돌다가 콧구멍 위쪽에 달린 후각 수용체들을 활성화한다. 젊을 때는 이 가늘고 솜털 같은 수용체들이 30일 주기로 새로 생겨나지만, 나이가 들어감에 따라 생성 속도가 늦춰지고 노년에 가서는 아예 생겨나지도 않는다. 노인이 되면 냄새를 잘 못 맡는 것은 이 때문이다.

냄새가 향기 분자의 형태로 코 점막에 도달하면 이 부위의 말초신경에서 전기 신호로 바뀌게 되고, 이렇게 생긴 전기 정보는 사람의 감정을 좌우하는 변연계로 들어간다. 변연계는 자신의 과거 경험과 감정과 직결되는 부분이지만 심장 박동, 혈압, 호흡, 기억, 스트레스 수준, 호르몬의 균형 등과도 연결되어 있다. 따라서 향유는 생리적 또는 심리적 효과를 가장 빠르게 일으키는 수단일 수 있다. 이런 것들이 복합적으로 작용하여 특정 질병이나 증상에 영향을 끼치는 것이다.

향기요법 분야의 선각자인 존 스틸과 로버트 티세란드는 냄새가 뇌파에 미치는 영향에 관해 연구했다. 오렌지, 재스민, 로즈 등의 향유는 진정 효과가 있고, 안정감과 건강한 느낌을 유발하는 뇌파를 일으키며, 바질, 후추, 로즈마리, 카다몬 등과 같은 자극적 향유는 흥분 반응을 일으키는 뇌파로 유도된다. **향유가 지니는 약리학적 성질에는 항생제 역할, 항바이러스 성질, 항경련 성질, 이뇨작용, 혈관의 확장 또는 수축 작용 등이 포함된다. 사용법으로는 코로 들이마시는 방법, 피부에 바르는 방법, 입으로 먹는 방법이 있다.**

첫째, 살포기를 사용하는 법은 향유의 미세입자를 공기 중에 뿌리는 것이다. 호흡기 증상을 호전시키거나 기분을 좋게 하는 분위기 전환 목적으로 사용한다.

둘째, 피부에 바르는 방법으로는 목욕, 마사지, 온랭 찜질이 있다. 로즈마리와 같은 향유는 피부를 통해서 독소를 제거하는 효과를 지니고 있다. 찜질은 가벼운 통증을 완화하고, 부종을 가라앉히며, 삔 데를 치료하는 효과도 있다.

셋째, 먹는 방법은 어떤 장기에 기질적 병변이 아니라 기능 장애로 인한 가벼운 증상을 완화할 목적으로 사용하는데, 안전을 위해 의료 전문가의 지시에 따를 필요가 있다.

천연향료는 자연에서 추출되는 특성상 수확량, 날씨, 장소, 시기, 서식지, 환경 등에 따라 향이나 성분이 조금씩 차이가 있을 수도 있다. 식물성 천연향료 추출법은 크게 증류추출법, 압착추출법, 용제추출법으로 나뉜다.

첫째, 증류추출법은 채유하고자 하는 식물의 각 부분(꽃, 잎, 열매, 가지 등)을 격자 위에 올려놓은 후, 밑에서부터 증기를 불어넣으면 증기가 원료를 통과하면서 향 성분을 증기의 형태로 방출한다. 이때 방출되는 증기가 파이프를 통해 냉각관을 지나면서 증류액과 에센셜오일 상태로 분리된다. 수증기 증류법은 라벤더, 제라늄, 박하, 계피, 장미 등의 오일을 얻을 때 주로 사용하는 추출법으로, 다른 기법에 비해 저렴한 가격으로 대량 생산이 가능하다.

둘째, 압착추출법은 오렌지, 베르가못, 레몬 등 감귤류 등 열에 약한 오일 추출에 적합한 방법이다. 열에 불안정한 과실 향료를 저온에서 처리할 수 있는 장점이 있다.

셋째, 용제추출법 역시 압착추출법과 마찬가지로 증류추출법으로 추출하지 못하는, 열에 변질되거나 수용성 성분이 많은 원료의 향을 추출하는 데 적합한 방법이다.

크게 비휘발성 용제추출법과 휘발성 용제추출법으로 나뉜다. 비휘발성 용제추출법은 흡수법이라고도 하는데, 가장 폭넓게 이용되는 방식으로, 냉침법과 온침법이 있다.

주로 투베로즈, 재스민에 사용하는 냉침법은 고대부터 이용되어온 방법으로, 굳은 기름을 이용하여 꽃향기를 지방에 흡수시켜 향료를 만드는 방법이다. 보통 실온에서 1~3일간 침향시켜 지방 성분에 향기가 충분히 흡수되도록 하여 일정 시간이 지나면 시든 꽃잎을 신선한 꽃잎으로 교체해줌으로써 향기를 계속해서 추가해주는 방법이다. 그렇게 향 성분이 흡수된 지방물질이 포마드(pomade)로, 여기에 고순도 알코올을 이용하여 유향 성분을 추출하면 에센스가 만들어진다.

주로 로즈, 오렌지 플라워에 사용하는 온침법은 냉침법과 반대로 가열된 지방에 꽃을 넣어 꽃향이 추출된 포마드를 만드는 방법이다.

휘발성 용제추출법은 헥세인, 석유, 벤젠 등의 휘발성 용제를 이용하여 추출하는 방법으로, 용매(헥산 또는 에테르 용액)를 이용하여 얻은 추출액을 저온으로 농축, 감압하여 용제를 회수하면 오일을 얻게 된다. 에센셜오일은 알코올에 녹지만 왁스는 녹지 않기 때문에 이를 고순도 알코올 녹여 냉각하고 녹지 않는 성분과 알코올을 제거한 후에 앱솔루트를 얻는 방법이다.

14) DNA 유전자 분석

유전자의 구조와 기능이 밝혀지기까지는 150여 년이 걸렸다. 베일에 싸여 있던 비밀이 하나씩 밝혀지면서 유전자에 관한 관심과 연구 열기가 더욱 뜨겁게 달아올랐다.

어떤 약을 써도 나을 수 없는 병을 유전자로 치료하고 예방한다고 하면, 예전에는 설마 그런 일이 가능하겠느냐며 고개를 저었지만, 이제는 당연한 일로 받아들이게 되었다. 이제 인류는 미세한 DNA를 자르고 이어 붙여 원하는 특성을 창조할 수 있는 기술을 갖추게 된 것이다. 이 기술은 농업에서 시작되었지만, 이제 전 분야로 확장되어 사용할 수 있게 되었다. 특히 의료 분야에서는 괄목할 성장과 비즈니스 기반을 이루었다.

인간은 저마다 고유의 DNA를 가지고 있고, 이 DNA를 적절히 재배열하면 질병을 예방하거나 치료할 수 있다. 이것이 바로 유전자 치료다. 그러니까 **DNA를 재조합하는 방법을 통해 새로운 유전자를 환자의 세포 안에 주입하여 유전자의 결함을 교정한다. 또 세포에 새로운 기능을 추가하여 인체 세포의 유전적 변형을 통해 암, 감염성 질병, 자가면역질환 등을 예방하거나 치료하는 것이다.**

지난 20여 년간 눈부시게 발전한 세포생물학과 분자생물학 덕분에 이런 유전자 치료가 가능하게 되었다. 유전자 분석을 통해 암과 유전성 질환 같은 난치병의 근원을 규명하고 예방과 치료를 하는 시대가 열리게 된 것이다.

1990년, 선천성 면역결핍증인 ADA(adenosine deaminase) 환자의 백혈구에 ADA 유전자를 삽입한 것이 유전자 치료의 최초 사례다. 이 치료는 당시 미국 보건복지부를 중심으로 시도된 바 있는데, 나아가 일반적으로 사용되는 또 하나의 대표적인 사례는 유전자 재조합을 통해 의약품으로 생산해낸 인슐린이다.

인슐린은 우리 몸 췌장에서 분비되는 혈당 조절 호르몬을 말한다. 만일 이 인슐린 분비에 문제가 생기면 당뇨에 걸릴 확률이 높아진다. 이 당뇨 치료에 가장 일반적으로 쓰이는 방법은 직접 부족분의 인슐린을 주입하는 것이다. 그러나 이전만 해도 이 인슐린 합성이 쉽지 않아서 돼지나 소의 인슐린을 추출하여 사람에게 주입하는 방법을 사용했는데, 생산량이 적을 뿐만 아니라 면역계에서도 거부 반응을 일으키는 경우가 많았다.

DNA 연구가 생명공학으로까지 발전하면서, 의료의 미래는 DNA와 불가분의 관계가 되었다. 이전까지의 의료가 외적 증상과 치유에만 몰두했다면, 이제 DNA 생명공학은 질병의 근원을 파헤쳐 그 뿌리부터 문제를 교정하는 새로운 형태의 의료를 선보였다.

사실 약물과 수술로 이루어지는 일반적인 질병 치료는 대부분 대증치료에 기댈 수밖에 없다. 증상이 나타나야만 발병을 알 수 있고, 약물 투여와 수술 등의 치료 또한 그 질병 부위에만 국한하여 이루어진다.

이에 비해 유전자 치료는 탁월한 선택성을 지닌다. 유전자 검사를 통해 환자에게 필요한 약물이 무엇이며, 어느 정도 호전을 가져올 수 있고, 어떻게 부작용을 막을 수 있는지 미리 알 수 있기 때문이다. 따라서 일반적인 치료법으로는 얻기 힘든 질병의 치료율 및 치료 속도를 성취할 가능성이 훨씬 커진다.

나아가 유전자 치료는 또 하나의 중요한 사실을 보여준다. 질병은 발병 이전에 원인 제거가 더 중요하다는 사실이다. 유전자 치료는 엄밀히 말해 질병의 증상 치료 이상의 것이다. 발병하기 전에 원인을 제거하는 것이 먼저라고 보는 것이다. 이는 유전자를 분석함으로써 각각의 DNA에서 발생할 수 있는 문제를 미리 살펴 다양한 예방과 치료에 도입한다는 의미다.

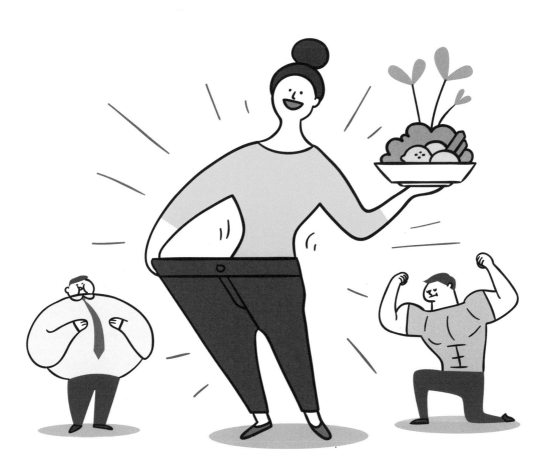

2장

먼저 약부터 끊어야 한다

인류는 더는 먹을거리에서 완전한 영양소를 공급받지 못하게 되었다. 바쁜 생활 속
에서 끼니를 거르거나 즉석식품으로 끼니를 대충 때우는 일도 비일비재하다. 특히
영양소 가운데 필수 아미노산, 필수 미네랄, 필수 비타민은 음식 섭취로 고유의 성분
을 온전히 흡수하기 불가능해졌다. 그래서 깨끗한 토양에서 엄격한 품질관리를 받
은 건강기능식품이 유용하다는 것이다.

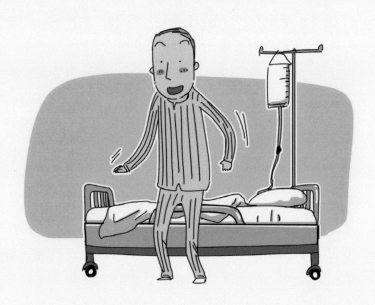

1. 우리 몸은 퇴화 중

사람은 비타민C를 한동안 먹지 못하면 사람은 괴혈병에 걸려 죽을 수 있다. 비타민C는 우리 몸에서 가장 중요한 콜라겐을 합성하는 데 필요하다. 콜라겐이 부족하면 몸의 모든 조직이 약해진다. 혈관이 약해져 출혈이 생기고, 피부가 약해져 노화가 진행되며, 점막이 약해져 면역력이 떨어진다.

오랜 항해로 채소와 과일을 먹지 못하여 죽어가던 해군 병사들이 오렌지를 먹고 회생한 일화에서 비타민C의 중요성이 알려졌다. 이 일화를 보더라도 인간은 체내에서 비타민C를 합성해내지 못한다. 인간이 스스로 비타민C를 합성하지 못하게 된 이유에는 격변하는 시기에 이런 능력을 잃어버리게 되었다는 가설이 있다. 처음에는 비타민C를 합성했으나 음식물에서 필요한 영양소를 얻게 되자 비타민C를 만드는 효소를 가지고 있을 필요가 없다고 본 것이다.

반면 인간은 다른 동물보다 뇌가 크며 언어를 사용하고 손을 쓰며 직립보행을 한다. 우리 조상은 물가에 살면서 조개류, 어류, 갑각류 등 영양학적으로 최상의 음식물을 섭취하였다. 이 음식에 풍부하게 함유된 필수 지방산과 다양한 영양소들은 뇌와 신경계 발달에 큰 영향을 미쳤다.

음식과 생활환경이 인간의 몸을 진화 혹은 퇴화하는 데 영향을 끼친다면 지금 우리의 삶을 되돌아볼 필요가 있다. 과연 현재 우리의 삶은 진화했을까?

답은 '아니오'다. **현대인은 자연스러운 삶에서 역행하고, 몸이 보내는 작은 신호도 무시하고 있다. 뇌와 몸이 완전히 깨기도 전에 알람 소리에 놀라 깨어나고, 공복 신호를 무시한 채 카페인이나 빵을 먹는다. 불규칙한 식생활과 늘어나는 가공식품의 섭취, 스트레스, 체중 증가는 주어진 생명마저 위협하고 서서히 퇴화로 진행된다.**

우리는 탄수화물을 주로 곡류인 쌀과 밀에서 얻는다. 밀에는 글루텐이라는 단백질이 포함되는데, 1,000명 중 한 명꼴로 글루텐에 과민반응을 보이는 글루텐 민감성 환자들이 있다. 밀가루 음식이 소화가 잘 안 되거나 몸에 잘 안 맞는 사람들은 글루텐 민감성을 의심해볼 필요가 있다. 민감성 증상으로는 잦은 감기, 피로, 빈혈, 체중 감소, 골다공증, 설사, 변비, 장 질환, 만성피로 등이다.

우리 조상은 1만 년 전에야 곡류를 경작했으며, 그전에는 육류나 채소, 과일, 씨앗류 등을 먹었다. 인간이 글루텐에 적응할 만큼 아직 충분한 세월이 흐르지 않았다. 글루텐은 몸에 들어가면 장을 자극한다. 효모는 당분과 반응할 때 가스를 만들어내고 글루텐이 많을수록 더 쉽게 팽창한다. 글루텐이 많으면 빵은 더 가벼워지지만, 장은 더 힘겨워진다. 글루텐에 민감한 사람은 호밀, 보리, 귀리가 함유된 곡류 식품을 피하는 것이 좋다.

우리 몸의 퇴행 신호로는 퇴화된 턱이 있다. 40만 년 전에 불을 발견하기 전까지 인간은 음식을 날것으로 먹었다. 날 음식은 영양이 그대로 살아 있으며 소화기능에도 좋았다. 음식을 불로 조리하는 과정에서 분자가 변하고 영양소와 효소가 파괴된다.

[현대인이 꼭 먹어야 할 하루 필수 영양소]

① 필수 아미노산 : 아이소류신, 류신, 라이신, 메티오닌, 페닐알라닌, 트레오닌, 트립토판, 발린, 히스티딘(유아만 필요)

② 필수 지방산 : 리놀레산, 리놀렌산

③ 수용성 비타민 : 티아민(비타민B1), 리보플라빈(비타민B2), 피리독신(비타민B6), 판토텐산, 니아신, 엽산, 비타민B12, 바이오틴, 아스코르브산(비타민C)

④ 지용성 비타민 : 비타민A, D, E, K

⑤ 미네랄 : 칼슘, 염소, 마그네슘, 인, 칼륨, 나트륨, 크롬, 코발트(비타민B12), 구리, 요소, 철, 망간, 몰리브덴, 셀렌, 아연, 비소, 니켈, 바나듐

⑥ 기타 : 물, 에너지 근원으로의 당질, 지방질 또는 단백질.

음식을 날것으로 먹으면 더 많이 씹어야 하므로 입안과 소화기관에서 소화효소가 많이 생성된다. 그러나 음식을 불로 조리하고 점점 부드러운 음식을 선호하게 되면서 턱 기능이 퇴화되고 있다. 턱이 퇴화해가면서 오래 씹는 행위 또한 없어져 가고 있다. 그 결과 얼굴 모양도 점차 서구형으로 변해가고 있다.

과일과 채소를 풍부하게 섭취하고, 오염되지 않은 양질의 단백질과 필수지방산, 미네랄을 많이 섭취한 인류의 조상에게는 비만이 없었다. 반면 현대인은 음식물은 넘쳐나지만, 오히려 이 음식물의 영향으로 점점 비대해지고 건강하지는 못한 몸을 갖게 되었다.

오염되지 않은 환경과 영양소가 살아 있는 신선한 먹을거리가 인간을 진화시킬 것이다. 내 수명과 내 후손, 그리고 건강한 인류를 위해 어떤 선택을 하느냐는 인류 진화에 있어 매우 중요한 문제다.

건강하려면 잘 먹어야 한다는 인식은 있으나, 무엇을 어떻게 얼마나 먹어야 하는지를 알아야 한다. 넘쳐나는 정보 홍수 속에서 이제는 정확한 정보를 알아야 건강해질 수 있는 세상이 되었다. 그동안 먹고 자라온 환경과 타고난 체질에 따라 장점을 살리고 약점은 보완하여 자신에게 맞는 영양소를 적절히 먹어야 한다.

미처 몰랐던 건강 상식

기적의 영양소, 비타민C

16세기 대항해 시대에 마젤란 같은 탐험가들이 만약 비타민c를 알았다면, 세계의 지도가 바뀌었을지도 모른다.

18세기 후반, 괴혈병이 만든 비극을 영원히 끝낸 영웅이 등장했다. 영국 해군 소속 군의관 제임스 린드다. 린드는 집념과 끈기로 오렌지, 사과, 레몬 등을 사용하여 실험과 연구를 거듭한 끝에 괴혈병 치료법을 개발하는 데 성공했다. 린드의 괴혈병 치료제는 다량의 비타민c가 함유된 과일과 채소 위주의 식단이었다. 이후 제임스 쿡 선장은 린드가 개발한 비타민c를 포함한 과일과 채소 위주의 식단을 지혜롭게 활용하여 세계 일주에 성공했다. 그 시대의 뱃사람들은 거센 풍랑이나 해적의 습격보다 괴혈병을 더 두려워했는데, 쿡 선장은 비타민c 예방법으로 단 한 명의 선원도 잃지 않고 무사히 항해를 마칠 수 있었다.

비타민c는 결합 조직 형성과 기능 유지, 유해 산소로부터 세포를 보호해 주는 필수 비타민이다.

비타민c는 체내에서 스스로 생성되지 않으며, 일정 시간이 지나면 몸 밖으로 배출되기 때문에 비타민c가 풍부한 음식이나 영양제를 통해 꾸준히 섭취해야 한다. 특히 불규칙한 생활 습관으로 현대인에게 부족하기 쉬운 영양소로, 강력한 항산화제 역할로 모세혈관을 보호하고 세포 산화에 의한 손상을 방지하는 등 다양한 역할을 한다.

비타민c의 15가지 효능

1. 감기를 예방하고 치료를 앞당긴다.

2. 상처 화상 치유에 도움을 준다.

3. 수술 후 빠른 회복을 돕는다.

4. 잇몸 질환을 예방한다.

5. 철분의 체내 흡수를 돕는다.

6. 괴혈병을 예방한다.

7. 항암 능력을 높인다.

8. 전염병을 예방하고 면역체계를 증진한다.

9. 자연 변비약 역할을 한다.

10. 요도 감염 치료 효과를 높여준다.

11. 혈중 콜레스테롤 수치를 낮춰준다.

12. 알레르기 대항력을 높인다.

13. 심장의 수축기 혈압과 확장기 혈압을 낮춘다.

14. 햇빛, 피부병 등에 의한 색소 침착을 완화한다.

15. 콜라겐 형성을 주도한다.

2. 내 몸에 맞는 영양소를 먹어야 하는 이유

해로운 환경에 점점 더 많이 노출되는 현대인의 몸은 현재 위기 상황이라고 해도 과언이 아니다. 아무런 대책 없이 먹는다면 건강에 적신호가 켜지고 중대한 문제에 맞닥뜨리게 된다. 그렇다면 우리는 어떤 선택을 해야 하고 무엇을 고려해야 할까?

내 건강은 매 순간 내가 먹은 음식으로 결정되며 많은 영양소들이 열을 가해 조리시 영양소가 파괴되며 음식물 섭취 시에는 자연 그대로 먹는 것이 좋다.

파괴되는 영양소	
가열 조리	비타민C, 비타민B₁, 비타민B₂, 비타민B₆, 엽산, 비타민A와 β-카로틴, 비타민E(오랜 냉동 상태에서는 파괴)
구울 때	라이신, 메치오닌, 시스틴, 시스테인, 트레오닌, 트립토판, 히스티딘, 아르기닌, 아스파라긴, 글루타민산, 아스파라긴산, 세린
끓일 때	글루타민, 아스파라긴

또한, 내 몸에 각 영양소가 균형 있고 적절하게 들어오지 못하면 불균형이 발생하고 유전자에 영향을 미쳐 후손에게 전해진다. 모든 식품은 유익한 물질과 해로운 물질로 나눌 수 있다.

유익한 물질에는 성장과 생명 유지에 필수적인 단백질, 탄수화물, 지방, 비타민, 미네랄, 물 등의 필수 영양소가 있다. 여기에서 더 나아가 균형 있는 영양 상태를 맞추기 위해 기능성 식품이나 보충제, 질병 치료를 위한 의약품 등이 있다.

해로운 물질에는 첨가물, 항생제 남용, 중금속, 환경호르몬, 농약 등 인체의 신진대사를 방해하고 질병을 일으키는 물질이 있다. 해로운 물질은 생활 속에서 제거해 나가고, 유익한 물질은 가까이 두면서 최적의 건강 상태를 유지해야 한다.

흔히 필수 영양제라고 일컬어지는 종합비타민은 베타카로틴, 비타민C와 E, 셀레늄 등 우리 몸에 꼭 필요한 영양소를 알맞게 배합한 영양제를 말한다. 종합비타민에는 비타민A와 B(B군 중 1종 이상), 비타민C·D·E 등 5가지 비타민이 필수로 포함되어야 한다. 비타민의 단위는 kg이나 g이 아니다. 대부분 mg으로 그 이하인 것도 많다. 다시 말해 아주 조금만 먹으면 된다. 대신 우리 몸에서 만들지 못하는 것이 대부분이고, 만들더라도 요구량보다 부족하므로 음식이나 보충제로 먹어야 한다.

모든 사람에게 비타민제가 필요하지는 않다. 단백질, 탄수화물, 과일, 채소, 저지방 낙농식품 등을 골고루 먹는 사람은, 다시 말해 모든 영양소를 균형 있게 먹는 사람은 비타민제가 필요하지 않다. 하지만 그 말은 불규칙한 식사로 제한적인 영양소를 먹는 사람, 다이어트 중인 사람, 혹은 고른 영양소를 섭취하고 있다고 자신하지 못하는 사람은 비타민제가 필요하다는 뜻이다.

하버드 연구진이 제안한 음식 피라미드를 보면 음식과는 별도로 멀티비타민-무기질을 섭취할 것을 명시하고 있다. 건강한 식사법을 제안하면서 건강기능식품을 함께 섭취하라고 권고했다니 의아한 생각이 들 수도 있다. 실제로 영양소는 음식의 형태로 먹는 것이 가장 좋다. 그런데도 **비타민을 챙겨 먹어야 하는 이유는 무엇일까?**

첫째, 현대인은 균형 잡힌 식생활을 통한 충분한 영양 섭취가 쉽지 않다. 충분한 영양을 섭취하기 위해서는 매끼 잡곡밥을 먹어야 한다. 들기름이나 올리브유, 카놀라유 등 몸에 좋다는 기름으로 조리해야 한다. 매일 호두, 잣, 땅콩과 같은 견과류를 한 숟가락씩 먹어야 한다. 단백질 섭취를 위해 닭고기를 살 부위만 먹거나 쇠고기나 돼지고기를 기름기 적은 부위로 100g 정도는 먹어야 한다. 두부도 ½모 정도는 먹고 등푸른 생선은 1~2토막, 칼슘 섭취를 위해 저지방 유제품을 1~2회는 먹어야 한다. 게다가 유기농 채소나 과일을 알록달록한 색상으로 다섯 종류나 먹어야 한다. 그러나 현대인이 하루에 음식을 이렇게 골고루 섭취한다는 것은 거의 불가능하다. 그래서 멀티비타민-무기질을 권하는 것이다.

둘째, 채소와 과일의 미네랄 함량이 예전만 못하다. 똑같은 논밭에서 재배한 농산물이라도 지금 농산물의 단위그램당 미네랄 함량이 50년 전 농산물보다 20~30% 이상 감소했다. 수십 년 동안 쏟아 부은 화학비료 때문에 땅 자체에 미네랄이 고갈되었기 때문이다. 즉 지금 토마토는 옛날 토마토가 아니란 뜻이다.

셋째, 영양소 흡수를 방해하는 약물 남용 때문이다. 나이가 들면 누구나 한두 가지 이상의 약을 복용한다. 문제는 그 약들이 영양소 흡수를 방해하거나 영양소 결핍을 초래한다는 사실이다.

넷째, 나이가 들수록 소화흡수율이 낮아진다. 소화 흡수 능력이 떨어지면 영양소 섭취에 문제가 생긴다. 위산 분비가 줄어들면 칼슘과 엽산의 흡수가 줄어든다. 칼슘이 부족해지면 골다공증이 초래되고 불면증이 심해진다. 엽산이 부족해지면 호모시스테인이라는 심장 질환의 위험요인이 되는 아미노산의 농도가 증가한다.

다섯째, 활성산소가 많은 환경에서 생활하고 있다. 활성산소란 인간이 살아가는데 있어서 어쩔 수 없이 지불하는 비용처럼 인체에서 일어나는 여러 가지 대사의 부산물이다. 활성산소가 과하게 생성되면 백내장이나 피부노화, 치매, 심장 질환 등 다양한 질환을 일으킨다. 과식, 과로, 스트레스, 공해, 각종 약물은 활성산소의 생성을 증가하는 요인이다. 또한 나이가 들면 인체에서 자연적으로 활성산소를 없애는 항산화제 기능이 떨어지는데다 활성산소를 유발하는 생활 환경으로 인해 항산화제가 더욱 필요하다. 종합비타민-무기질에 포함된 베타카로틴, 비타민C, 비타민E, 셀레늄 그리고 과일과 채소의 색소 성분인 피토케미컬 등이 강력한 항산화제 역할을 한다.

자신에게 맞는 종합비타민을 구입했다면, 어떻게 먹어야 할까? 병에 쓰여 있는 용량과 용법을 지켜 규칙적으로 먹고 보관에 주의해야 한다. 일반적으로 식사 중이나 식사 후에 섭취하고, 각 제품의 섭취법대로 먹으면 된다. 하루 2번 이상 섭취해야 한다면 작은 용기에 담아 휴대하면서 섭취한다. 영양제는 규칙적으로 꾸준히 먹어야 효과가 있으므로 매일 잊지 않고 섭취한다.

종합비타민은 여러 영양소가 서로의 단점을 보완하며 개별 영양소가 조금씩 함유되어 있으므로 크게 부작용을 일으키지는 않는다. 드물지만, 몸 상태가 나빠지는 듯한 느낌이 오기도 한다. 니코틴이나 카페인과 같은 자극제, 잘못된 식습관으로 몸이 불균형한 상태에 있다가 식습관이 바뀌고 필요한 영양소가 한꺼번에 들어오면서 해독이 진행되는 과정에서 나타나는 증상이다. 대개 며칠 안에 좋아진다. 기분 나쁜 느낌이 들거나 몸이 계속 안 좋아지는 것 같으면 의사를 찾아가 진단받는다.

당뇨 약, 고혈압 약, 고지혈증 약 등 다양한 약물은 해당 질병을 치료하는 대신 영양소의 흡수를 방해하거나, 체내 영양소를 몸 밖으로 배출한다. 만성질환 환자가 약물을 복용하지 않으면 합병증이 생기므로 의사가 처방한 약물은 반드시 복용한다. 질병을 치료하는 데 사용하는 이러한 약물의 부작용을 줄이기 위해서라도 종합비타민의 섭취는 필요하다.

매일 정제하지 않은 곡물을 매끼 먹거나 고기나 생선은 일주일에 두 번 이상, 우유나 유제품을 하루 두 번 이상, 채소나 과일을 매일 다섯 종류 이상 먹는 사람은 종

합비타민제를 먹지 않아도 된다.

하버드 연구진이 제안한 음식 피라미드를 보면 균형 잡히고 건강한 식단을 제안하면서 종합비타민의 섭취를 권고했다. 종합비타민은 약이 아니라 식품이다. 어린이, 노약자, 임산부도 의사의 처방전 없이 구입하여 안심하고 섭취할 수 있다.

실제로 불균형한 영양 섭취는 현대인이 앓고 있는 여러 가지 질병을 발병하고 악화하는 데 관련이 있다. 영양은 음식 형태로 먹는 것이 가장 좋지만, 몸을 건강하게 유지하는 영양소를 충분히 먹는 것이 현실적으로 힘들어서 종합비타민제의 섭취를 권한다.

미처 몰랐던 건강 상식

지금 세계는 마시는 비타민 열풍

마시는 비타민 선택이 아닌 '필수'

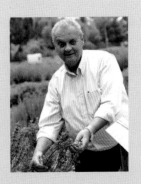

마시는 비타민은 스페인을 비롯한 미국, 멕시코, 벨기에, 포르투칼, 모로코 등 전 세계에서 많은 사랑을 받고 있다. "비타민은 성분의 특성상 무엇을, 어떻게 먹는가가 매우 중요합니다. 비타민c의 경우, 빛과 열에 굉장히 약하기 때문에 가급적 최상의 상태로 먹는 것이 중요하다. 신체 흡수율이 뛰어난 액상 타입의 제품을 먹는 것이 좋으며 마시는 비타민은 용기에서 믹스해 마실 수 있어, 산화되지 않은 상태의 비타민을 간편하게 섭취할 수 있다. 특허 기술로 일궈낸, 마시는 비타민의 혁명인 셈이죠." 시중에 나와 있는 제품 대다수가 완제품 형태로 오랜 유통 기간 동안 판매되고 있는 만큼 꼼꼼히 따져보고 마시며 비타민 섭취의 관건은 필요성분이 충분히 함유된 제품을 고르고, 표기된 영양소 그대로 내 몸에 전달해주는 것이다. 천연성분을 기초로 체내 흡수율을 극대화시킨 마시는 비타민이 꾸준히 많은 이들에게 꾸준히 사랑 받는 데는 그만한 이유가 있다.

한국의 여의도 두 배 면적인 스페인 소리아나투랄사에서 제배되고 생산

40년 동안 건강기능식품을 연구·생산해온 스페인의 '소리아 나투랄(Soria natural)'은 유

럽 자연의학의 선두주자이다. 약초의
특성을 연구하고 이를 토대로 다양
한 제품을 만들어내는, '피토테라피
아(FITOTERAPIA)'의 개척자로도 통한
다. 스페인의 자연의학 시장이 전무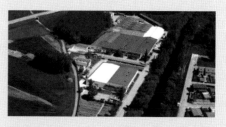
했던 1982년, 자연의학의 대가 '안토니오 에스테반(Antonio Esteban)'에 의해 설립된 이곳
은 꾸준한 연구를 통해 철저하게 보증된 청정 유기농 제품만을 생산하고 있다.

또한 세계적으로 가장 까다로운 제품의 EU(유럽연합) 표준 품질을 보장하고, 건강을 위
한 효율성과 안전, 품질에 집중하고 있다. 특히 해발 1,250m에 위치한 555헥타르(여의
도 두 배)면적의 농장에서 200여 종 이상의 유기농 자연식품을 직접 재배하고, 이를 제
품의 50% 이상에 사용한다. 780명 이상의 전문가 손을 통해 만들어지는 '소리아나투
랄'의 모든 제품은 엄격한 품질관리를 통해 탄생한다. 스페인 표준화 및 인증협회가 인
정한 ISO 9001에 따른 품질경영시스템을 도입하고, 유럽 ISO 14001에 기반을 둔 환
경경영시스템까지 도입되어 있다. 세계 어느 곳에서도 위생 당국에 '소리아나투랄'의
기준을 보증할 수 있을 정도다. 연매출의 5%를 최첨단 I+D+I(연구·개발·혁신) 센터 운영
에 사용하며 신제품 개발은 물론 병원·대학·연구기관 등과 공동 연구를 진행하기도
한다.

비타민의 기능성

1) 지용성 비타민 : 기름과 같은 유기 농매에 녹는 비타민. 비타민A, D, E, F, K 등이 해당
된다. 열에 강한 편이라 식품을 조리하거나 가공해도 손실이 적다. 반드시 유기 용매가
있어야 장에서 흡수가 가능해지므로 지방 성분과 동시에 섭취해야 한다.

2) 수용성 비타민 : 물에 녹는 성질을 가진 비타민. 비타민C, 비타민B1, B2, 니아신, 비
타민B6, 엽산, 판토텐산, 비오텐 등이 해당된다. 조리시 쉽게 손실되고 열에 약하다. 끓
이기 보다는 찌거나 볶거나 소량의 물을 사용해 요리한다.

3) 액상 비타민 : 타정(알약) 형태로 되어 있는 일반적인 비타민과 달리 액체 형태로 되
어 있어 신체 흡수율이 좋다. 천연의 재료를 가열하지 않고 사용해 본연의 영양소가
그대로 보존되어 있다. 용기 속에 담겨진 천연 재료는 마시기 직전 혼합하게 되어 있
어, 산화되지 않은 영양소를 섭취할 수 있다.

3. 약을 대신하는 건강기능식품

몇 년 전, 멜라토닌이나 DHEA가 만병통치약인 것처럼 방송에 나오며 붐이 일었지만, 지금은 잠잠하다. 패션이나 가요만이 유행을 타는 것이 아니다. 건강기능식품도 유행을 타는데, 효과가 없다고 알려지면 짧게는 1년, 길게는 수년간에 걸쳐 영화를 누리다가 소리 소문 없이 사라진다. 소비자의 기대에 부응하지 못한 건강기능식품은 시장에서 더는 판매가 되지 않는다.

건강기능식품은 한 성분이 주인공인 것 같지만, 다른 성분끼리 결합하여 상승 효과를 내기도 한다. 예를 들어, 비타민A는 종합비타민이나 B, C, D 성분들과 조합되어 다른 제품으로 탈바꿈되어 영양 가치가 높아진다. 감기 예방에 좋고 면역력을 높여주는 아연은 비타민C와 에키나세 등과 합쳐지면 감기 치료용 기능식품으로 효과가 좋아진다. 혈액순환을 원활히 하는 마늘추출물과 모세혈관 기능을 강화하는 콩의 추출물, 항산화 효과가 있는 비타민E가 배합되면 콜레스테롤 저하 및 혈액순환 개선 보조식품이 된다.

항우울제의 원료인 성요한의풀과 비타민B가 만나면 우울증 개선제가 되고, 인삼과 비타민B가 만나면 정력 증강제가 된다. 뇌혈관을 청소하고 뇌 기능을 높이는 은행잎 추출물과 비타민B가 만나면 기억력 증진 및 집중력 향상에 좋다. 칼슘과 콩 추출물을 섞으면 골다공증 예방 및 개선에 좋고, 아연과 소팔메토를 혼합하면 전립선 비대증 치료제가 된다.

이렇듯 **건강기능식품은 의학적으로 효능이 있는 특정 성분을 추출하고 농축하여 정제 혼합해 가공한 식품이다. 의약학적 효능이 과학적으로 확실하지 않아 '보조'라는 말을 쓰며, 식품영양학으로는 '영양 보급'이나 '영양 보조' 등으로 표현해야 한다. '병을 예방하고 치료할 수 있다'고 표현해서는 안 된다.**

사이비 의사와 다름없이 제품을 맹신하고 만병통치약인 양 과장하면서 자기 욕심만 채우려는 사람들도 있지만, 그런 비난에도 **건강기능식품에는 건강을 유지하고 질병을 예방하는 효능이 있다는 것이 사실이다.**

건강기능식품뿐 아니라 일반 약도 먹기만 하면 좋아진다는 확실한 믿음이 있으면 절반가량 치유되기도 한다. 그것을 플라세보 효과라고 한다. **통계적으로 병의 20%는 시간이 지나면 자연 치유된다.** 여기에 어떤 약이나 식품을 먹고 나을 것이라고 확실하게 믿으면 30%가량 치유된다. 질환의 절반 이상을 병을 이기려는 의지로 치유할 수 있다는 것이다. 이 사실은 의학 통계로 입증되었으며, 병에 따라 플라세보 효과는 60% 이상 효력을 발휘한다.

자동차 매연, 방사선 오염, 중금속, 환경호르몬 등으로 오염된 환경에서 자란 농작물은 충분한 영양 공급을 제대로 받지 못하고 있다. 거기다 수은 중독된 등푸른 생선과 위험 물질이 들어 있는 중국산 농수산물 등은 건강을 위협한다.

인류는 더는 먹을거리에서 완전한 영양소를 공급받지 못하게 되었다. 바쁜 생활 속에서 끼니를 거르거나 즉석식품으로 끼니를 대충 때우는 일도 비일비재하다. 특히 영양소 가운데 필수 아미노산, 필수 미네랄, 필수 비타민은 음식 섭취로 고유의 성분을 온전히 흡수하기 불가능해졌다. 그래서 깨끗한 토양에서 엄격한 품질관리를 받은 건강기능식품이 유용하다는 게 전문가들의 주장이다.

미처 몰랐던 건강 상식

한국인증마크

한국 건강기능식품협의회에서 발급하는 '표시·광고 사전 심의필' 마크가 있습니다. 이는 '100% 효과 보장'과 같은 과대 광고를 막기 위해 사전 심의를 통과한 광고에 부여하는 마크입니다. 그러므로 이 마크가 있다면 신뢰하고 섭취하여도 좋습니다.

건강기능식품　　　**GMP 인증**　　**표시·광고심의필 인증**

국제품질인증마크 확인하여 섭취하기

건강기능식품이 홍수처럼 쏟아지는 요즘, 제대로 된 제품 찾기가 쉽지 않다. 제각각 자신의 제품이 최고라고 홍보하는 가운데 내게 맞는 제품을 찾는 일도 어려워진 것이다. 특히 국내 제품도 아닌 외국에서 수입된 제품일 경우 더더욱 옥석 구별이 힘든데, 그럴 경우 이용해볼 수 있는 객관적 지표가 있다. 바로 국제품질인증마크다.

국제품질인증마크는 국제 유기농 공인 인증기관에서 부여하는 것으로 까다로운 심사를 통해 선별하는 것으로 유명하다. 다음은 대표적인 인증기관들의 마크들이므로 제품을 구입할 때 참조하도록 하자.

국제품질인증마크

USDA organic

유기농 원료로 만들어진 제품으로 미국 농부무가 부여함

GMP

우수의약품 제조관리 기준을 말하며 WHO 의결의에 따라 미국, 독일, 일본, 호주 등 전 세계 의료 선진국에서 시행

IMO

스위스 국제 유기농 인증기관인 IMO에서 부여하는 인증마크

Bioland

독일의 최대 규모 유기농 인증기관인 바이오랜드에서 부여함

ECOCERT

프랑스에 주재한 국제 유기농 인증기관 에코서트에서 부여함

TGA (호주의GMP)

호주의 복지부 산하 의약품관리국에서 치유의 목적으로 생산되는모든 의약품 및 건강식품의 제조에 관하여 인정받는 기관

IFOAM

세계적인 유기농업운동단체인 국제유기농업운동연맹에서 부여함

EU 유기농인증마크

유기농 원료를 사용해야 부여함

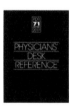

PDR

71년간 매회 리뉴얼되어 만들어진 책자로 미국의학협회가 참여해서 출간하는 책, 미국 내 의사, 간호사, 약사들이 사용하는 의약품 및 건강기능식품에 대한 처방 정보들이 정리되어 있는 공신력 있는 약전

3장

증상별 맞춤 영양소 레시피

매일 필요한 영양소 중에서 음식으로 섭취하지 못한 것을 간편하게 보충해주는 것이 영양제다. 사람마다 키와 체형이 달라 자신에게 꼭 맞는 옷이 다르듯이 개인별로 먹는 음식과 영양소 또한 다르다. 무조건 남들이 좋다고 해서 따라 먹을 수만은 없다. 사람마다 영양제로 보충해야 할 영양소가 달라지므로 영양제 또한 달라진다.

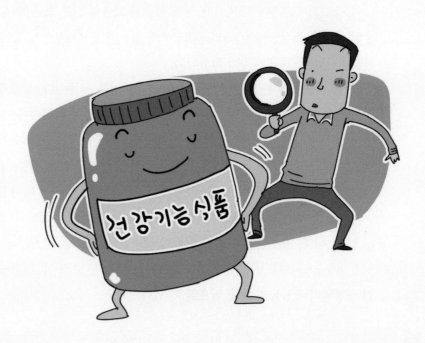

1. 사람마다 맞춤 영양제가 필요하다

매일 필요한 영양소 중에서 음식으로 섭취하지 못한 것을 간편하게 보충해주는 것이 영양제다. 사람마다 키와 체형이 달라 자신에게 꼭 맞는 옷이 다르듯이 개인별로 먹는 음식과 영양소 또한 다르다. 무조건 남들이 좋다고 해서 따라 먹을 수만은 없는 것이 영양제다. 사람마다 영양제로 보충해야 할 영양소가 달라지므로 영양제 또한 달라진다.

남자와 여자는 여성호르몬 때문에 필요한 열량과 영양소가 다르다. 여성은 월경을 하므로 철분 결핍이 생기기 쉬워 폐경 이후에는 골다공증에 걸릴 확률이 커진다. 또 나이에 따라 필요 열량과 영양소가 달라지며 하는 일과 활동 강도, 음주, 흡연, 운동 등 생활 습관이나 여가 생활에 따라 필요한 영양소가 달라진다.

개인의 건강 상태에 따라 필요한 영양제를 맞춰서 섭취하면 좋겠지만, 현실적으로 불가능하므로 자신에게 잘 맞는 제품을 직접 찾는 방법밖에 없다. 한 가지 영양제로 건강을 해결하면 좋겠지만, 그렇지 못할 때가 많으니 몇 가지 제품을 같이 섭취하는 것도 좋다.

청소년기에는 성장과 발육을 위해 철분과 칼슘이 많은 제품이 좋다. 임신을 준비 중인 여성은 엽산을 $400 \sim 800\mu g$DFE까지 함유하고 비타민A가 많이 들어가지 않은 종합비타민-무기질 제품이 적절하다.

가장 기본이 되는 영양제는 종합비타민-무기질 제품이다. 영양제로 먹어야 하는 23가지 비타민과 미네랄 중 18종 이상이 들어간 제품이 적절하다. 종합비타민-무기질 제품을 온 가족이 함께 섭취하기도 하는데, 권장하지는 않는다. 가족 구성원마다 필요한 영양소가 다르기 때문이다. **젊은 여성은 철분이 많은 제품, 노인은 칼슘이 많은 제품, 남성은 아연과 항산화 성분, 청소년은 철분과 칼슘이 많이 든 제품이 좋다.**

무엇보다 철분의 섭취에 주의해야 한다. 철분은 성인 남성이나 폐경 이후의 여성은 $10mg$ 이하, 청소년이나 폐경 이전의 여성은 $10 \sim 20mg$, 임신부나 빈혈이 있는 사람은 $20 \sim 40mg$까지 먹는 것이 좋다. 철분이 부족하면 빈혈이, **철분을 지나치게 먹으면 심장병이나 당뇨병 등을 일으킬 수 있다.**

체내에서 쉽게 산화하는 철분은 비타민C, 비타민E, 셀레늄 등과 찰떡궁합이다. 철분은 체내에서 산화하고 나면 산소 운반 능력이 급격히 감소한다. 그 때문에 철분 산화를 막아주는 비타민C, 비타민E, 셀레늄 같은 항산화 영양소와 함께 먹는 것이 좋은 궁합이다. 이 외 비타민B6, B9(엽산), B12는 함께 섭취할 경우 콜레스테롤과 유사한 혈중 호모시스테인 농도를 낮춰 심혈관 질환 예방에 도움이 된다.

칼슘과 마그네슘은 섭취 요구량이 많아서 따로 영양제를 섭취할 필요가 있다. 특히 수유 중인 여성, 임신 중인 여성, 청소년기에는 칼슘이 많이 필요하다. 칼슘은 체내흡수율을 높이는 것이 관건이다. 워낙 흡수율이 낮은 탓이다. 칼슘을 먹을 때는 유당, 유단백, 비타민D, 비타민K, 마그네슘 같은 영양소와 함께 먹으면 흡수율을 높일 수 있다. 칼슘제를 먹을 때 우유와 함께 먹으면 우유의 유당, 유단백이 칼슘의 흡수율을 높여준다. 또 비타민D와 비타민K는 칼슘의 흡수율을 높일 뿐 아니라 칼슘의 체내 이용률도 높여준다.

영양제는 필수 영양소를 끼니마다 섭취하기 힘들어서 따로 보충해서 먹는 것이다. 계절에 따라서도 필요한 영양제는 달라진다. 여름철에는 평소 식단을 식욕을 북돋울 수 있는 구성으로 짜고 땀을 많이 흘리므로 수분과 미네랄이 많이 보충되어야 한다. 냉방병에 걸리거나 일사병에 걸리는 등 자율신경 기능에 이상이 생길 수 있다. 무더위로 수면이 부족해지고 체력이 떨어지므로 인삼, 단백질, 아미노산, 유산균, 미네랄, 비타민C, 비타민B군, 코큐텐 등을 먹는 것이 좋다.

일조량이 떨어지고 온도가 낮아지면서 호흡기 질환이 빈발하는 겨울철에는 채소와 과일 섭취량이 떨어진다. 식이섬유와 비타민A, D, E와 오메가-3 지방산, 칼슘 섭취에 신경 쓴다. 체중이 늘지 않도록 운동을 하고 채소와 과일을 많이 섭취하도록 한다.

좋은 궁합의 대표 영양제는 비타민E와 오메가-3 지방산이다. 지용성 비타민인 비타민E는 강력한 항산화제로 오메가-3 지방산이 체내에서 산화되는 것을 막아주는 역할을 한다. 즉, 영양소가 금방 파괴되지 않게 보호막 역할을 해 준다는 의미다.

비타민E는 비타민Q와도 궁합이 잘 맞는다. 고등어, 꽁치 같은 등푸른 생선과 현미, 달걀 등에 함유된 비타민Q는 비타민E의 항산화 작용을 지속해 노화를 예방한다.

그렇다면 반대의 경우는 어떨까? 위장에서 흡수될 때 서로 경쟁적으로 흡수되기도 한다. 즉, 한 가지 성분이 흡수될 때 다른 성분의 흡수율이 낮아지거나 본의 아니게 다른 성분의 흡수를 막는 경우다.

칼슘을 섭취할 때 클로렐라, 스피룰리나, 단백질 보충제와 동시에 먹으면 소변으로 칼슘이 더 많이 배출될 가능성이 있다. 또 칼슘과 철분은 서로를 거부하거나 반대 작용을 하지는 않지만, 흡수에 영향을 줄 수 있으므로 따로 섭취하는 것이 낫다. 두 가지 모두 잘 흡수되게 하려면 칼슘은 식사 후에, 철분은 공복에 섭취하는 것이 좋다.

그리고 칼슘은 인과 함께 섭취할 경우 흡수에 방해를 받거나 기능이 저하될 수 있다. 인만 단독으로 포함된 영양제는 거의 없으므로 크게 걱정할 부분은 아니지만, 건강기능식품이 아닌 일반 식품 중에 인산이 많은 탄산음료, 햄 같은 식품은 칼슘의 흡수를 저해할 수 있다. 가령, 햄을 구워 콜라와 함께 먹으면서 칼슘 영양제를 챙기는 건 모순이다.

철분은 녹차 및 녹차 추출물과 동시에 섭취하지 않는다. 철분이 타닌과 결합하여 흡수율이 감소하기 때문이다. 비타민은 홍차나 녹차 등과 함께 먹으면 차 속의 타닌 성분이 약효를 떨어뜨릴 가능성이 있으므로 그냥 물과 함께 섭취하는 것이 좋다.

섭취 순서가 뒤죽박죽이라면 아무리 좋은 궁합도 말짱 도루묵이 될 수 있다. 오전에는 몸의 신진대사를 활발하게 하는 영양소를 섭취하는 게 좋다. 신진대사를 촉진하는 홍삼류, 비타민Q, 비타민B 종류, 망간 등은 오전에 먹어야 효과가 배가된다.

오후에는 이완작용을 돕는 영양소를 먹는다. 기억력을 개선하고 항산화 작용이 있는 녹차 추출물, 지방 분해와 피로 해소를 돕는 마그네슘 등은 저녁에 먹으면 긴장을 풀고 숙면을 취하는 데 도움이 된다.

칼슘에는 소변을 잘 나오게 하는 성분이 있어 전립선에 문제가 있다면 저녁에 먹는 것은 삼가야 한다. 또 대부분 영양제는 식사 중에나 식후 30분 정도에 먹는 것이 좋지만, 비타민B12, 엽산, 철분, 유산균 등은 식전 공복에 먹어야 흡수율을 높일 수 있다.

선원들 '괴혈병' 막은 쿡 선장

비타민C 보충 위해 양배추 절임 먹여

대항해시대에 선장의 중요한 임무는 무엇보다 선원들의 건강과 생명을 지키는 일이었다. 쿡 선장은 선원들의 사망을 막기 위해 최대한 노력을 기울였다. 위생 문제에 신경을 써서 침구, 옷가지를 정기적으로 세탁하도록 하고, 식초로 바닥을 닦고, 유황불로 실내 공기를 소독하도록 했다. 선원들에게 목욕을 강제하여 심지어 북극권의 차가운 날씨에서도 반드시 규칙적으로 목욕하도록 지시했다.

당시 선원들의 사망 원인 1위는 괴혈병이었다. 이 병 때문에 원양 항해를 마치기까지 선원 중 절반 이상, 심지어 75%가 죽는 일도 벌어졌다. 사람들은 비타민C 부족이 근본 원인이라는 과학적 설명은 못 해도 경험에 의해 감귤류 같은 특정 식품이 괴혈병 예방과 치료에 중요하다는 것을 알게 되었다. 쿡 선장은 괴혈병 예방 효과가 탁월하다고 알려진 양배추 절임(사워크라우트)을 3000㎏ 넘게 싣고 선원들에게 먹이려 했다. 그렇지만 선원들은 익숙지 않은 음식은 입에 대려 하지 않는 경향이 강하여, 양배추를 죽어도 안 먹으려 했다.

쿡 선장은 절묘한 방안을 생각해 냈다. 장교들에게만 양배추를 지급한다고 선언한 것이다. 그러자 전날까지 양배추는 죽어도 안 먹겠다고 우기던 선원들이 돌연 왜 자기들에게는 지급하지 않느냐고 아우성을 쳤다. 이후 쿡 선장의 항해에서는 적어도 괴혈병으로 죽는 사람은 없었다. 지도력을 발휘하는 데에는 힘으로 밀어붙이는 것만이 능사가 아니다.

출처: 조선일보 2022년 8월 2일

2. 아이에게 필요한 영양소

1) 1~12세 어린이

1~12세는 신체적인 발달과 활동이 많은 연령대다. 이 시기에는 올바른 영양 섭취와 적당한 신체 활동이 무엇보다 중요하다. 평생 식습관이 형성되는 시기이므로 영양소를 골고루 챙겨주어야 하는 시기이기도 하다.

몸과 마음이 빠르게 성장하는 이 시기에는 4대 음식군을 매일 골고루 먹어야 한다. 세포를 만드는 단백질, 뼈를 구성하는 칼슘, 종합비타민과 무기질을 충분히 먹어야 한다. 단백질은 쇠고기, 돼지고기, 닭고기, 달걀 등에서 섭취한다. 칼슘은 우유나 치즈, 요구르트로 섭취한다. 신선한 제철 과일과 유기농 채소를 색깔별로 매일 섭취하고 정제하지 않은 곡류나 감자, 고구마 등을 먹는다.

음식을 골고루 먹으면 자연스럽게 성장에 필요한 탄수화물, 단백질, 지방의 비율을 유지하면서 비타민과 미네랄도 섭취할 수 있다. 제대로 먹지 못하면 성장이 늦어지므로 식단에 신경 써야 한다.

2) 편식이 심한 아이

이 시기에는 입맛이 자주 바뀌므로 편식이 심할 수 있다. 음식의 색깔과 모양에 변화를 주어 요리를 하거나, 엄마와 요리를 하는 것도 효과적이다. 우유를 싫어한다면 칼슘이 많은 콩이나 두부로 대체하거나 치즈나 요구르트로 바꿔본다.

4대 음식군을 골고루 먹는다면 굳이 영양제가 필요 없다. 그러나 식욕이 없거나 편식이 심하다면 비타민과 미네랄을 따로 보충해주어야 한다. 피를 생산하고 근육을 형성하는 데 꼭 필요한 철분은 철분 강화 시리얼이나 영양제로 보충해준다.

햇볕을 많이 쬐지 못한다면 비타민D를 보충해주어야 한다. 칼슘은 성장과 뼈, 치아의 건강에 매우 중요하다. 가공식품을 많이 먹는 어린이는 칼슘이 부족하기 쉽다. 우유를 2~4잔까지는 마셔야 하고, 우유를 싫어한다면 칼슘 보충제로 보충해준다.

육류를 싫어하는 어린이는 비타민B군이 부족하고, 녹황색 채소나 유제품을 잘 먹지 않는 어린이는 비타민A를, 채소나 과일을 잘 먹지 않는 어린이는 비타민C가 부족하므로 영양제로 보충해준다.

3) 키가 작은 어린이

키가 작은 어린이는 성장에 필요한 4대 식품군과 적당한 운동, 충분한 수면을 취해 성장호르몬이 충분히 분비되게 한다. 특히 유제품은 매일 먹어야 하고 비타민, 견과류, 필수 지방산이 풍부한 음식을 간식으로 먹는다. 칼슘, 마그네슘, 비타민B군과 D에 신경 써서 영양제를 고른다.

4) 산만한 어린이

집중력이 떨어지고 산만한 어린이에게는 필수 지방산이 효과적이다. 평소 생선, 견과류, 콩을 즐겨 먹게 하고 오메가-3 지방산, 마그네슘, 아연이 들어 있는 영양제를 섭취하면 집중력 향상과 두뇌 발달에 도움이 된다.

5) 2차 성장이 나타나는 청소년기

중·고등학생에 해당하는 청소년기를 잘 넘겨야 건강한 일생을 보낼 수 있다. 이 시기에는 특히 2차 성징이 나타나는데 여학생은 월경이라는 큰 변화를 겪는다. 성장 속도가 증가하여 키와 몸무게가 급격하게 늘어나는 시기여서 가장 많은 에너지와 영양 성분이 필요하다.

이때는 칼슘과 철분이 성인보다 더 많이 필요하다. 칼슘은 골격을 형성하고 키를 크게 한다. 철분은 혈액을 만들어내며 근육의 성장에 필요하다. 아연은 새로운 골격과 근육조직의 생성에 관여한다. 이 외에도 칼슘 흡수를 돕는 비타민D, 시력 발달을 위한 비타민A, 조직의 합성에 필요한 비타민C, 에너지 대사에 관여하는 비타민B군이 이 시기에 필요한 대표적 영양소다.

청소년기에는 친구들과 어울려 간식을 많이 먹고 외식이 늘어난다. 열량은 많으나 영양은 없는 정크 푸드를 많이 먹고, 외모에 관심이 많아지면서 다이어트를 하느라 영양 상태가 깨질 수 있다.

특히 수험생들은 책상에 앉아 보내는 시간이 많으므로 식이섬유와 유산균을 충분히 먹어야 한다. 규칙적으로 4대 음식군을 골고루 먹는 것이 매우 중요하며 운동과 수면 시간을 충분히 확보하는 것이 청소년기에 건강을 지키는 방법이다.

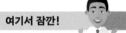

여기서 잠깐!   이거 알아요?

▨ 3~9세 어린이를 위한 영양제 : 칼슘, 단백질, 종합비타민, 비타민D, 아연, 오메가-3 지방산

▨ 10대 청소년을 위한 영양제 : 비타민B군, 칼슘, 철분, 아연, 비타민D, 비타민C, 단백질, 마그네슘, 식이섬유, 유산균

3. 여성 질환

여성은 나이별로 증상과 필요한 영양소가 달라지는데, 나이별로 관리하면 자연스럽게 예방할 수 있고 치료도 쉬워진다. 젊은 여성은 아무래도 임신, 출산, 육아와 관련이 많다. 사회생활과 결혼 생활을 하다 보면 스트레스가 문제가 된다. 또 건강과 더불어 외모에 관심이 높아져 다이어트가 최대 관심사다. **여성 호르몬에 관련된 징후들을 점검하고 관심 있는 부분에 대책을 세우는 것이 중요하다.**

1) 월경전증후군

월경 전에 반복적으로 발생하는 정서적, 행동적, 신체적 이상 증세가 특징인 일련의 증상이다. 월경전증후군은 현재 150가지 이상의 증상을 보이는 것으로 밝혀졌

다. 대표 증상은 감정적인 과민반응이며 피로감이 가장 흔하다.

달거나 짠 음식이 먹고 싶거나 속이 더부룩하거나 손발이 붓는 증상, 두통, 유방통, 구토 등의 위장관 증세가 나타난다. 우울증과 예민함은 가장 널리 보고된 정신과 증상이며, 여성의 약 5%는 자제력을 잃고 도벽, 자살 충동 등으로 타인과의 관계에 곤란을 겪는다.

정신적, 신체적 스트레스는 월경 주기를 지연하는 요인이 되기도 하는데, 명상이나 요가를 통한 휴식은 월경 주기를 회복하는 데 도움을 주기도 한다. 커피는 혈압을 떨어뜨리므로 기분 변화가 심한 사람은 카페인을 줄이고 허브차나 아로마 오일로 기분 전환을 하는 것도 좋다.

월경전증후군 증상의 하나인 두통은 에스트로젠 수치가 떨어지면서 발생하므로 콩, 강낭콩, 아마씨 등을 섭취하여 에스트로젠 수치를 유지한다. 월경으로 다량의 혈액이 빠져나가면 기력 저하가 나타나고 빈혈이 생기는데 철분이 많이 함유된 시금치, 시리얼, 비타민C 등을 섭취한다. 단 것이 당긴다고 설탕 함유량이 높은 과자나 초콜릿을 먹으면 오히려 몸의 에너지가 떨어지고 감정 변화가 심해진다.

월경 전에는 여드름이나 뽀루지와 같은 피부 트러블이 쉽게 생긴다. 배란 시 프로게스테론의 분비가 원인인데 멸치나 두부, 녹색 채소 등을 섭취하여 칼슘 수치를 유지해야 한다. 상처나 여드름 부위에는 티트리 오일이나 천연 항염 성분이 들어간 제품을 바르면 빨리 낫는다.

2) 생리통

생리통이 있을 때는 아랫배를 따뜻하게 하거나 반신욕이나 족욕을 하면 근육 수축이 완화되어 통증이 줄어든다. 적당한 운동이나 스트레칭은 혈액 공급을 원활하게 하여 통증에 대한 주의를 분산한다. 생리통 완화에는 마그네슘과 비타민E가 좋다.

생리통의 원인인 프로스타글란딘 생성을 억제하기 위한 오메가-3, 6 지방산 섭취도 권장된다. 한 달 사이에 자궁은 수축과 이완을 반복하는데 꾸준한 운동과 칼슘, 비타민B와 E와 같은 영양제를 꾸준히 먹으면 고통이 경감된다.

생리통은 대체로 성인이 되면 개인에 따라 차이는 있지만, 시작일로부터 하루에서 이틀 정도 심하게 아프다가 그 이후에는 잦아드는 경향이 있다. 하지만 허리와 골반이 찢어질 듯이 아프고 몸을 가누기가 힘들 정도이며 성관계 시에도 다시 통증이 시작되고 있다면 자신의 소중한 곳이 지금 적신호를 보내고 있다는 증거이기도 하다.

3) 자궁내막증

자궁내막증이란 자궁내막의 선조직과 기질이 자궁이 아닌 다른 부위의 조직에 부착하여 증식하는 것을 말하는데, 이것이 발생하게 되면 강한 생리통을 유발하게 되고 더 나아가 불임이나 지속적인 요통 그리고 월경 전에 질 출혈 등이 나타날 수 있다.

자궁내막증의 원인으로는 무리한 다이어트로 인한 면역력의 하락, 차가워진 자궁으로 인한 생리혈의 역류, 체내의 불필요한 노폐물과 심각한 복부비만, 다양한 스트레스, 환경호르몬과 서구화된 식생활 등을 들 수 있다.

나이가 많은 미혼여성, 이른 초경, 늦은 폐경 여성, 출산 경험이 없는 여성들에게 많이 나타난다. 철분과 엽산을 섭취하여 점막을 건강하게 하는 것이 필요하며 비타민C의 섭취는 철분의 흡수를 돕고 조혈 작용을 한다.

4) 폐경기 여성

나이가 들면서 여성 호르몬의 분비가 감소하면 노화 현상이 가속화된다. 폐경기는 여성이라면 모두 지나가는 인생의 한 과정 중 하나이지만, 신체의 급격한 변화로 갱년기 우울증을 앓는 여성이 많다. 그러나 미리 알고 대처한다면 좀 더 현명하게 폐경기를 헤쳐 나갈 수 있다.

폐경기는 배란과 월경이 끝나면서 생식 능력이 사라지는 과정으로 사춘기와 같은 인생의 한 과정일 뿐 질병이 아니다. 여성은 서른을 전후로 몸 안에서 점차 호르몬 생성이 줄어들기 시작한다. 폐경전후증후군은 폐경 전에 폐경을 준비하는 단계로 40대 후반에서 50대 후반의 모든 여성이 겪고 지나가는 증상이다.

폐경기에 건강을 지키는 좋은 습관으로는 식단의 절반 이상을 생식으로 먹는 것이다. **콩 단백질과 같은 식물성 단백질은 체내의 혈당을 조절하는 데 도움을 주므로 콩, 아마씨, 견과류의 섭취를 늘린다. 브로콜리, 민들레잎, 연어, 흰살생선, 사과, 셀러리, 통밀, 현미 등이 몸에 좋다.**

음주나 카페인, 설탕, 맵고 짠 음식의 섭취를 줄이면 피부에 느껴지는 열감을 낮추고 기분의 변화 폭을 줄이는 데 도움이 된다. 정기적으로 가벼운 운동을 하고 스트레스를 받지 않는 환경에 있는 것이 중요하다.

하루 2ℓ 이상의 물을 먹으면 피부 건조를 억제하는 데 도움이 된다. 종합비타민-무기질을 꾸준히 섭취하여 영양의 균형을 맞추고 전신 상태를 호전시켜 면역력을 높인다.

5) 골다공증

폐경기에는 골밀도가 낮아져 골절의 위험성이 증가한다. 골다공증은 뼈를 구성하는 칼슘과 미네랄 성분의 골량이 감소하고 뼈가 약해져 골절을 일으키기 쉽게 된 상태를 말한다. 나이가 들면 전신의 뼈가 모두 약해져 골절되기 쉬워지는데 골밀도가 한번 낮아지면 원래의 뼈 상태로 되돌리기 힘들다. 특히 폐경 이후에 골밀도가 급격히 낮아져 남성보다 골다공증에 걸리기 쉬워지는데 젊어서부터 예방하는 것이 중요하다.

작은 생선, 굴, 녹색잎 채소에는 칼슘이 많으며, 달걀, 정어리에는 비타민D가 많다. 칼슘과 비타민D를 먹으면 혈압을 낮추고 좋은 콜레스테롤은 늘리고 나쁜 콜레스테롤은 감소해 심장 질환과 뇌졸중을 예방한다.

규칙적인 걷기, 계단 오르기 등의 운동은 뼈에 자극을 주어 골 양을 늘려준다. 자외선에 자주 노출되어야 피하에 비타민D가 합성된다. 두부, 콩, 칡, 감초에는 이소플라본이 많이 들어 있다. 특히 순두부에 많으므로 즐겨 먹으면 좋다. **이소플라본은 여성호르몬인 에스트로젠과 화학 구조가 비슷하여 골다공증을 억제하며 뼈를 튼튼하게 한다.**

6) 질염과 방광염

여성 질환 중 흔한 것이 질염과 방광염이다. 예방을 위해서는 유산균을 섭취하는 것이 좋다. 유산균이 장뿐만 아니라 질과 요도의 점막에 정착하여 나쁜 균의 침입을 막아준다. 유산균의 장내 생착을 늘리기 위해 식이섬유를 같이 섭취하는 것도 좋다.

자주 발생하는 방광염에는 감염에 대한 항염증 작용과 통증을 완화하는 오메가-3 지방산과 감염에 대한 저항력을 증강케 하는 비타민B군이 좋다. 평소 **수분 섭취량을 늘려 소변 양을 많게 하면 방광에 쌓인 세균이 깨끗이 씻겨나간다. 청결을 유지하고 자극적인 음식은 삼간다.**

7) 오줌소태

오줌소태는 소변을 자주 보는 증상이다. 신체 조직상 요도가 짧은 여성에게 흔한 질병이며, 면역력이 떨어지거나 신경이 예민할 때도 나타난다. 감마리놀렌산은 이뇨 작용에 좋으며 방광의 염증을 개선한다.

칼슘과 비타민D를 함께 먹으면 면역 기능이 강화된다. 칼슘은 흡수율이 낮아 비타민D와 먹어야 흡수율을 70% 이상 높일 수 있다. **비타민C가 많이 든 채소나 과일을 많이 먹으면 면역력이 높아지고 저항력이 생긴다.**

8) 자궁암

여성에게만 있는 자궁과 난소는 여성성의 상징이자 여성의 몸에서 가장 중요한 신체 장기다. 여성암으로 대표되는 암은 유방암, 자궁암, 난소암 등 크게 3가지인데, 그중 1위가 자궁암이다.

자궁암은 자궁에서 발생하는 악성 종양으로 자궁경부암과 자궁체부암이 있다. **자궁경부암은 인유두종 바이러스가 원인이다.** 초기일 때는 수술을 하며 암이 진행되면 항암 화학요법, 방사선요법으로 치료한다.

자궁체부암은 병기와 관계없이 수술을 시행한다. 동물성 지방을 과다 섭취하고 비만 등 생활 습관과 관련이 많은 병이다. **한국 여성에서는 자궁경부암이 흔하고 서구 여성에서는 자궁체부암이 흔하지만, 한국 여성에서도 자궁체부암의 발생률이 증가하고 있다.**

자궁암이 생기는 가장 큰 이유로는 16세 이전의 조기 성 경험자, 아이를 많이 낳은 경험, 잦은 성관계, 배우자의 불결한 성생활 등을 들 수 있다. 가장 흔한 증상으로 냉대하와 자궁 내 비정상적인 부정출혈이 있을 수 있다. 초기에는 별다른 통증이 없다가 암이 진행되고 나서 많은 출혈과 골반 통증, 요통 등의 이상 증세가 나타난다. 방광이나 직장에 전이되면 혈뇨, 배뇨 곤란, 변비, 직장 출혈이 나타난다.

과체중과 비만은 호르몬을 변화해 암 발생률을 높이므로 정상 체중을 유지하는 것이 좋다. 고지방 식이는 비만의 원인이 되므로 피해야 한다. 그렇다고 체중 감소를 위해 무리한 단식은 금물이다. 면역력을 높이는 균형 잡힌 식사가 중요한데, 신선한 과일, 채소를 충분히 섭취한다. 식품첨가물, 정제된 식품을 제한하며 싱겁게 먹어야 한다.

항암 식품으로 권장되는 브로콜리, 호박, 고구마, 엽산이 풍부한 시금치, 아스파라거스, 해바라기 씨, 김, 미역, 다시마와 같은 해조류, 오렌지, 딸기, 녹차가 좋다. 우유와 요구르트와 같은 유산균 음료도 도움이 된다. 알코올과 담배는 반드시 피하고 동물성 지방, 훈제식품, 설탕, 초콜릿과 같은 단 음식도 좋지 않다.

비타민B군과 비타민C를 꾸준히 먹으면 면역력을 높여 암에 대한 저항력을 길러주며 암을 예방하는 데 좋다.

9) 유방암

서구화된 식습관과 비만 및 빠른 초경과 늦은 폐경, 늦은 결혼과 낮은 출산율 등으로 인해 유방암 발생이 증가하고 있다. 유방암 증상으로는 멍울과 유두 분비물, 피부 변화 등이 있다.

유방에서 통증 없는 딱딱한 멍울이 만져지거나 생리주기와 상관없이 유방 통증이 있을 때, 유방의 모양이 변하거나 유두에서 노란색 또는 짙은 갈색, 핏빛의 분비물이 나오면 유방암을 의심해봐야 한다.

유방암이 발병하는 원인은 구체적으로 밝혀지지 않았지만, 음주, 가족력, 방사선 노출, 나이 등이 영향을 주는 것으로 알려졌다. 출산이나 모유 수유 경험이 없거나, 초경이 빠르거나 폐경이 늦어서 월경을 오래 한 여성은 유방암이 생길 위험이 크므로 주의해야 한다.

유방암은 다른 암보다 치료 방법이 많고 치료 효과도 우수하다. 특히 조기 유방암의 경우 생존율이 높은 편이다. 그러나 유방의 상실 및 모양의 변형으로 상실감을 느끼고, 성적인 문제, 피로감, 유전에 대한 죄책감 등 또 다른 고통을 받는다. 가족들의 이해와 도움이 필요하다. 적절한 활동과 운동, 사회생활을 하면 정신적 건강에 좋은 영향을 준다.

골고루 적절히 먹고 꾸준히 운동하면서 비만을 관리해야 한다. 최근 들어 암이 급증한 원인 중의 하나로 서구화된 식단과 잘못된 생활 습관을 들 수 있다. 매일 신선한 채소와 제철 과일을 섭취하고, 열량 섭취를 낮춘다면 암 환자의 삶의 질을 향상할 뿐만 아니라 생존율도 향상할 수 있다.

적당한 육류를 먹으면 수술 등 신체 조직이 손상되고 파괴되었을 때 빠르게 재생하는 데 도움이 되며 항생제의 독성을 분해한다. **단백질은 체력과 건강 유지에도 필요하다. 비타민B군은 약물을 중화하고 간 기능 회복과 면역력 증강에 좋다.**

오메가-3 지방산은 염증과 통증을 치료하고 합병증을 예방한다. 암세포의 성장과 전이를 억제하는 좋은 영양소다. 그 밖에 약물을 해독하고 상처 회복에 좋은 비타민C, 항암 작용을 하는 셀레늄과 비타민E가 권장된다.

여기서 잠깐! **이거 알아요?**

▨ 20~30대 여성 : 종합비타민-무기질, 비타민B군, 비타민C, 엽산, 식이섬유, 칼슘, 마그네슘

▨ 월경 전 증후군 : 비타민B6, 칼슘, 마그네슘

▨ 생리통 : 마그네슘, 비타민E, 오메가-3 지방산, 오메가-6 지방산

▨ 빈혈 : 철분, 비타민B6, 비타민B12, 엽산

■ 자궁내막증 : 철분과 엽산, 비타민C

■ 폐경기 : 종합비타민-무기질, 칼슘과 비타민D, 오메가-3 지방산, 비타민E, 감마리놀렌산, 아이소플라본

■ 골다공증 : 칼슘과 비타민D, 아이소플라본

■ 질염, 방광염 : 유산균, 식이섬유, 비타민B군

■ 오줌소태 : 감마리놀렌산, 칼슘과 비타민D, 비타민C

■ 자궁암 : 비타민B군, 비타민C

■ 유방암 : 단백질, 비타민B군, 오메가-3 지방산, 비타민C, 셀레늄과 비타민E

미처 몰랐던 건강 상식

여성의 적, 골다공증을 예방하려면…

일반적으로 여성은 30세가 넘으면 더는 뼈에서 칼슘을 합성할 수 없게 된다. 30세부터는 20대 동안 만들어 놓은 칼슘으로 살아가야 하는데, 바로 이것이 남성보다 여성에게 골다공증 발생 확률이 더 높아지는 이유다. 그러므로 나이가 들수록 운동을 꾸준히 하고 식이도 이전보다 신경을 써서 먹어야 한다.

골다공증이란 뼈에서 무기질이 빠져나가 골밀도가 감소하고, 뼈의 강도가 약해져서 쉽게 골절되는 근골격계 질환이다.

골다공증에 좋은 식품은 칼슘이 풍부한 유제품, 뼈째 먹는 생선, 김, 미역, 다시마와 같은 해조류, 녹색 채소, 콩 등이다. 이런 칼슘의 흡수를 높이기 위해 비타민D를 충분히 섭취하는 것이 도움이 된다. 실외 생활이 부족해진 현대인에게 이래저래 비타민D가 부족할 수밖에 없다. 그러므로 영양제로 부족한 비타민D를 보충할 필요가 있다.

골다공증에 좋지 않은 음식에는 인이 있다. 혈중 인의 수치가 높으면 장에서 칼슘 흡수 저하와 소변으로 칼슘 배설량이 증가한다. 인이 풍부한 음식에는 소고기, 치즈, 우유, 닭고기, 달걀, 생선, 탄산음료 등이 있다.

또 카페인은 소변으로 칼슘 소실을 증가시켜 골다공증에 좋지 않다. 평소 우리가 마시는 커피 한 잔에도 카페인은 포함되어 있다. 적정량의 카페인 섭취는 우리 몸에 도움

을 줄 수도 있지만, 뼈가 약하거나 골다공증을 예방하려는 사람이라면 카페인 섭취를 줄여주는 것이 필요하다.

지나친 염분 섭취도 피해야 한다. 지나친 염분의 섭취 역시 소변으로의 칼슘 소실을 증가시킨다. 무슨 음식이든 지나치게 짠 음식은 우리 몸에 백해무익하다. 오히려 짠 음식보다 싱거운 음식이 우리 몸에 좋다. 우리가 평소에 먹는 기본 반찬 안에 하루 적정량의 염분이 모두 들어 있다.

우리 몸을 지탱하는 뼈에 문제가 생기는 골다공증을 예방하는 것이 무엇보다 중요하다. 평소에 골다공증에 좋은 음식인 유제품과 생선, 채소, 과일, 적당량의 단백질을 섭취하고, 인이나 카페인, 지나친 염분을 피하여 골다공증을 예방해야 한다.

4. 임신부에게 필요한 영양소

1) 임신부에게 필요한 영양소

임신부가 잘 먹어야 태아도 건강하다는 사실은 누구나 아는 사실이다. 임신 중에는 많은 영양소가 필요하다. 뱃속의 태아가 탯줄을 통해 모체의 영양분을 섭취하므로 엄마는 평소보다 영양소 보충에 더욱 신경 써야 한다. 그러나 임신부의 잦은 외식과 무리한 체중 조절, 불규칙한 식습관으로 식생활이 흔들리고 있다.

통계청 발표로는 첫 출산 나이가 평균 30대를 넘으면서 임신 37주 이전에 태어나는 조산아 비율은 2000년 3.8%에서 2010년 5%로 늘었다. 이런 실태에 산부인과 전문의들은 임신 연령대가 높아지는 것과 더불어 산모의 영양 결핍도 고위험 임신을 초래하는 요소로 보고 임신을 준비하는 단계에서 수유기까지 영양소 보충에 신경 써야 한다고 지적한다.

임신 중 가장 눈에 띄게 나타나는 변화는 체중이다. 임신 초기에는 입덧으로 인해 몸무게 증가가 미미하다가 중기가 지나면 급격하게 늘어난다. 특히 출산이 가까워질수록 체중 증가 속도가 빨라지는데, 태아의 체중이 늘어나면서 임신부의 식욕이 왕성해진다.

임신 중 비만은 고혈압이나 임신중독증 등의 원인이 된다. 특히 자궁 주변에 지방층이 생기면 출산 시 자궁이 수축하지 않아 분만에 어려움이 생길 수 있고, 태아가 너무 크면 선택의 여지없이 제왕절개 수술을 해야 한다.

반면에 임신 중 너무 적게 먹거나 다이어트를 심하게 하면 영양이 결핍되어 태아의 건강 상태가 나빠지고 임신부는 출산 후 골다공증에 걸릴 위험이 커진다. 그러므로 평소 임신부 스스로 자신의 몸 상태를 잘 파악하고 체중을 관리하는 것이 현명하다. 임신 중 체중은 11~16kg으로 정도 증가하는 것이 적당하다.

임신부는 필요 영양에 맞춰 균형 있는 식품과 영양소를 섭취해야 한다. 임신 중에는 에너지와 영양소 소모가 많아져 하루 섭취 열량과 필수영양소의 섭취량도 늘어난다. 2010년에 발표한 한국영양학회의 자료로는 20대 여성의 1일 평균 섭취 열량은 2,100kcal이며, 임신부의 평균 섭취량은 2,550kcal 정도다. 출산 후 수유기의 1일 평균 섭취 열량은 320kcal 더 요구된다.

임신과 출산 후에는 각종 영양분의 요구량도 현저하게 늘어난다. 단백질을 비롯해 비타민, 칼슘, 철분, 미네랄 등 필수영양소가 20대 여성의 요구량보다 훨씬 많다. 엽산과 칼슘은 1.5배 정도, 철과 요오드는 거의 2배가량 더 먹어야 한다. 그러므로 **임신 중에는 챙겨야 할 영양소의 종류가 더 많아지고, 섭취량도 늘어나므로 모체와 태아의 건강을 위해 특별히 신경 써야 한다.**

특히 몸을 구성하는 중요 영양소인 단백질은 태아의 성장 발달에도 도움을 주므로 꾸준히 먹어야 한다. 저열량·고단백 식품으로는 두부, 연어, 닭가슴살, 버섯, 달걀 등이 있다.

비타민은 꼭 먹어야 하는 영양소다. 특히 비타민C는 면역 호르몬을 증가시키고 엽산, 철분의 체내 흡수를 도와 임신 중 생기는 질병을 예방한다. 또 항산화 작용을 하여 태아에게 원활하게 산소를 공급할 수 있도록 돕는다. 잎이 푸른 채소에는 비타민과 미네랄, 섬유질 등이 풍부해서 끼니마다 챙겨 먹으면 좋다.

태아의 뼈, 치아 등을 구성하는 주요 성분인 칼슘은 임신 중에 특별히 신경 써야

할 영양소다. 임신 중에는 모체의 뼈에 있는 칼슘 성분이 태아에게 전달되므로 칼슘이 부족하면 엄마의 골밀도가 떨어져 출산 후에 골다공증이 생길 위험이 있다.

단, 칼슘 식품을 섭취할 때는 인 성분이 함유된 식품을 같이 먹으면 체내 흡수가 방해되므로 소시지나 햄 등의 가공식품과 탄산음료와 같은 식품은 피해야 한다. 대신 칼슘이 풍부한 뱅어포, 굴, 재첩, 우유, 치즈 등을 즐겨 먹는다.

엽산은 임신과 관련해 가장 중요하게 꼽히는 영양소다. 엽산은 태아의 세포 재생을 활발하게 해 기형아 예방에 도움을 준다. 임신 초기에 엽산이 부족하면 선천성 태아 기형의 발생 가능성이 커지며 자연유산의 위험성도 커진다.

임신을 계획하면서부터 엽산을 먹는 게 좋은데, 미국 질병통제예방센터는 가임기 여성에게 매일 400μg의 엽산을 꾸준히 섭취하도록 권고하고 있다. 엽산은 수용성 비타민에 속하는 무기질의 한 종류로 열에 약하고 물에 잘 녹으므로 될 수 있으면 조리하지 않은 상태에서 먹거나 살짝 데쳐서 먹어야 흡수율이 높다.

시금치, 브로콜리, 쑥, 토란, 양상추, 아스파라거스 등 녹색 채소에 엽산이 풍부하게 들어 있다. 과일에도 엽산이 많이 함유되었으므로 매일 간식으로 키위나 오렌지, 멜론, 바나나를 먹는다. 임신을 계획하고 있거나 임신 초기라면 식품뿐 아니라 엽산제를 섭취해서 보충하는 것이 좋다.

임신 중에는 태아의 성장에 필요한 영양과 산소를 공급하기 위해 혈액량이 40% 증가한다. 이때는 혈액 성분 중 가장 많은 양을 차지하는 수분, 즉 물을 많이 마셔서 혈액 순환이 잘되도록 해야 한다. 하루 수분 섭취 권장량은 1.5ℓ 정도로 10잔 이상 마시면 건강 유지에 도움이 된다.

임신 중에는 철분, 엽산, 칼슘, 비타민 등의 영양소가 많이 요구되는데, 이런 영양소를 모두 음식으로만 섭취하기는 힘들다. 따라서 균형 있는 영양 상태를 유지할 수 있도록 임신 기간에 필요한 영양 요구량과 입덧으로 인한 영양 부족 등을 도와주는 영양제를 섭취하는 게 좋다.

엽산제는 태아의 신경계 장애를 예방하는 데 효과적이며, 임신 중 태아 성장 및 에너지 대사에 도움을 주는 철분이나 칼슘, 필수 비타민·미네랄 등 성분을 함유한 종합영양제도 도움이 된다. 단, 영양제를 복용할 때는 의사와 상의 후 결정하고, 꼭 정해진 섭취량과 방법에 따라 섭취한다.

2) 임신성 당뇨

임신 중 당뇨는 호르몬의 변화와 체중 증가 등의 이유로 일시적인 경우가 대부분이다. 임신성 당뇨에 걸려 혈당 조절에 실패하면 거대아를 낳을 수 있어 분만 시 산모와 태아가 위험해진다. 출산 이후에도 스트레스나 체중 조절에 특별히 주의하지 않으면 당뇨로 계속 고생할 수 있다.

임신성 당뇨를 극복하려면 균형 잡힌 식사요법이 매우 중요하다. 매일 일정한 시간에 정해진 분량의 식사를 규칙적으로 한다. 곡류, 어육류, 채소, 과일, 지방, 우유와 같은 여섯 종류의 식품군을 골고루 섭취한다. 동물성 지방과 맵고 짠 음식, 당순 당질의 섭취를 피하고 콜레스테롤의 섭취를 줄인다.

혈당이 천천히 올라가도록 식사는 20분 이상 천천히 먹고 허기가 지지 않도록 3~4시간마다 소량씩 자주 먹는다. 식후 30분 이상 운동하는 것이 좋은데, 임산부이므로 힘든 운동보다 천천히 산책하는 정도로 움직인다.

산부인과의 정기적인 검진을 받아야 하며, 스스로 경과 관찰도 꼭 해야 한다. 당뇨병 예방에 좋은 비타민C, 칼슘과 비타민D를 꼭 섭취한다.

3) 여성 불임

신장 기능에 문제가 생기면 배란 기능이 약해지는데 불임이 되기 쉽다. 배란은 생리주기 중간에 여성의 난소에서 성숙한 난자가 나팔관으로 배출되는 것을 말한다. 수정과 착상은 난자와 정자가 나팔관에서 만나 수정란이 되어 자궁에 착상하는 것이며, 난자가 수정에 실패하면 증식된 자궁 내막이 탈락하여 생리혈로 배출된다.

여성 불임을 해결하려면 충분한 수면과 마음의 안정, 스트레스 해소가 필요하다. 그리고 임신을 하기 위한 건강한 몸을 만들어야 한다. 건강한 몸을 만들기 위해서는 먼저 충분한 영양소를 먹어야 한다.

불임인 경우 물을 많이 먹는 것이 좋은데, 물은 노폐물을 체내에서 외부로 배출하는 데 가장 좋다. 또 비만을 예방하므로 물을 많이 마시면 적당한 체중을 유지할 수 있으며 배란의 촉진을 도와 불임에도 좋다.

동물성 단백질보다 식물성 단백질을 많이 먹는 것이 좋다. 식물성 단백질은 견과류, 콩, 버섯류, 두부류가 가장 좋다. 평소 밥을 지을 때 콩을 넣고, 백미보다는 미네랄 성분이 풍부한 현미 잡곡밥이 좋다.

간식은 견과류로 먹으면 자연스럽게 몸에 좋은 영양소를 섭취할 수 있다. 동물성 단백질은 산성 식품으로 자궁을 산성화해 정자의 움직임을 방해한다. 불임에는 알칼리성 식품이 좋으며 신선한 과일과 채소는 유산을 방지하는 데도 도움을 준다.

4) 습관성 유산

자연유산이 2~3회 이상 발생하면 습관성 유산으로 본다. 처음 유산이 되었을 때 몸 관리에 최선을 다해야 유산이 반복되는 것을 막을 수 있다. 임신 전 부부가 함께 건강관리를 하며 최고의 몸 상태를 만든 후 임신에 시도한다.

유산하게 되면 최소 4개월은 피임해야 한다. 스트레스, 음주, 흡연, 환경오염, 몸의 피로 등을 피하고 영양 관리에 특별히 신경 쓴다.

엽산은 임신 전부터 섭취해야 기형아 예방과 자연유산을 피할 수 있다. 철분과 엽산은 임신 8주 전부터 섭취한다. 비타민E는 습관성 유산을 개선하며, 오메가-3 지방산은 태아의 기관 형성과 기능에 중요한 작용을 한다.

5) 산후풍

출산 후에는 면역력이 저하된다. 무리하게 관절을 사용한다거나 찬 기운에 노출되면 관절이 아프거나 몸에 찬 기운이 돈다. 특히 제왕절개 수술을 하거나 분만 후 출혈이 심했을 때나, 평소 산모가 허약했거나 영양 상태가 좋지 못했다면 산후풍이 심해진다.

산후풍은 시간이 지날수록 좋아지는 것이 아니라 점점 심해져 평생 고질병으로 남는다. 제때 치료하지 않으면 관절염, 신경통, 골다공증이 생길 우려가 있다.

산후풍을 예방하기 위해서는 출산 후 충분한 휴식을 취해야 한다. 임신 전으로 몸을 회복하기까지 최소 3주에서 3개월 정도의 산욕기가 필요하다. 산후관리는 단순히 휴식의 개념이 아니라 건강에 부족한 부분을 채우고 질병의 원인을 제거할 수 있도록 산모의 몸을 돌보며, 다른 사람의 도움을 받아야 하는 시기다.

또 산후 회복에 필요한 영양소를 잘 챙겨 먹는다. 골고루 잘 먹는 게 가장 좋지만, 산후 회복에 도움이 되는 영양소가 있다. **특히 임신과 출산으로 과도하게 빠져나간 칼슘을 보충해야 한다.** 칼슘 섭취가 제대로 이뤄지지 않으면 골다공증에 걸릴 위험성이 높아진다. 모유 수유를 한다면 모유를 만드는 데 들어가는 칼슘까지 먹어야 한다. 칼슘은 유제품, 콩이나 녹황색 채소, 미역·다시마 등 해조류, 멸치 등 뼈째 먹는 생선에 많다.

분만할 때 출혈이 많았으므로 철분도 보충한다. 철분제를 산후 한 달 동안 꾸준히 복용하고, 시금치, 육류, 생선 등 철분이 풍부한 식품을 챙겨 먹는다. 이때 철분 흡수를 방해하는 카페인을 피하고 철분의 흡수를 돕는 비타민C를 함께 섭취한다.

기력을 회복하는 데 도움을 주고 모유 수유에 꼭 필요한 단백질은 두부나 생선, 유제품, 달걀 등으로 섭취한다. 땀과 소변으로 빠져나가는 수분이 많아지므로 물도 평소보다 더 마셔야 하며 하루에 최소 8잔 이상 마신다. 변비를 예방하고 면역력을 키우려면 비타민과 섬유질이 풍부한 채소와 과일을 많이 섭취한다.

여기서 잠깐!	이거 알아요?

▨ 임산부 : 종합비타민-무기질, 단백질, 칼슘과 비타민D, 철분(성인 여성은 18㎎, 임신 전반기는 26㎎, 임신 후반기는 30㎎, 수유 기간엔 20㎎ 필요), 엽산(성인 여성은 250㎎, 임신 중에는 500㎎, 수유 기간엔 350㎎ 필요), 오메가-3 지방산, 비타민B군, 비타민C 등. 단, 비타민A와 비타민D는 섭취에 주의한다.

▨ 임신성 당뇨 : 종합비타민-무기질, 철분, 엽산, 칼슘과 비타민D, 비타민C

▨ 여성 불임 : 감마리놀렌산, 식물성 단백질, 아연, 엽산, 비타민B12, 비타민C, 비타민E

▨ 습관성 유산 : 엽산, 철분, 비타민E, 오메가-3 지방산, 비타민C, 단백질

▨ 산후풍 : 비타민B군, 감마리놀렌산, 칼슘과 비타민D, 비타민C와 철분

5. 남성 질환

어느 나라든 남자가 여자보다 수명이 짧다. 짧은 만큼 대부분 질병에 여자보다 나약하다. 심지어 한국 남자는 점점 더 많은 질병에 시달린다. 질병에 의한 조기 사망률은 한국이 OECD 국가 중 최고다. 20대와 30대는 우울증, 50대 이상은 암으로 죽는다.

과로, 음주, 흡연, 스트레스, 만성 피로 등에 쉽게 노출되는 남성은 자신의 건강을 지키는 데 소홀한 사람들이 많다. 잦은 술자리와 고열량 식단, 불규칙한 식생활은 영양 불균형의 상태로 만들어 남성 질환을 유발한다. **음식과 술로 섭취한 고열량은 체중과 중성지방, 지방간을 초래하며, 대사증후군과 당뇨병이 생길 위험 또한 커진다.**

규칙적인 생활과 운동은 만성피로에 시달리는 남성의 피로를 줄이는 데 효과적일 뿐 아니라 스트레스 해소에 좋다. 충분히 잘 자고 규칙적인 생활 방식을 유지하며, 균형 있는 영양소를 섭취함으로써 건강을 지키는 것이 중요하다.

1) 전립선

현대 사회에 접어들면서 서구적인 식습관, 운동 부족, 스트레스 때문에 전립선 질환을 앓는 남성이 점차 늘어나고 있다. 전립선 질환은 전립선이라는 남성의 생식기관에 세균이 침입하여 염증, 비대증, 암과 같은 병을 유발하는 것을 말한다. 배뇨 후 시원하지 못한 느낌, 빈뇨, 배뇨통, 따끔거림, 야간 빈뇨, 통증 등과 같은 증상이 있다면 전립선에 문제가 있다는 신호다.

전립선비대증은 나이가 들면서 남성호르몬이 변하면서 생기는데 진행 속도가 느리고 예방법이 없다는 견해가 많다. 그러나 최근에 비타민C와 아연이 들은 음식이 도움이 된다고 알려졌다. 운동하거나 복부비만이 없으며 채소를 주로 먹는 사람은 전립선비대증에 걸릴 확률이 낮다.

미국 남성의 암 발병률 1위가 전립선암으로 육식 위주의 식생활이 가장 큰 원인으로 꼽힌다. 반면 일본인은 해산물 위주의 식생활로 전립선 발병률이 가장 낮다. 한국인은 60대는 50%, 70대는 70%, 80대는 90% 이상이 전립선에 문제가 있는 것으로 보고되었다.

전립선에 필요한 영양소에는 여러 가지가 있는데 그중 아연은 전립선에 매우 짙은 농도로 함유되어 있다. 아연은 생체 활동에 필수적인 무기질로 우리 인체는 뇌, 간, 근육, 전립선 등에 약 1.5~2.5g의 아연을 내포하고 있다.

아연은 전립선 질환 예방, 정자의 생성이나 촉진, 어린이의 성장 발육, 피부 변화, 면역 기능 등에도 큰 영향을 끼친다. 카사노바와 나폴레옹이 즐겨 먹었다는 생굴은 아연 함유량이 매우 높으며, 토마토에 들어있는 리코펜이라는 성분은 전립선암의 발병률을 떨어트리는 데 매우 효과적이다. 그 외에 아연 함유량이 높은 음식에는 구운 소고기, 달걀노른자(하루 2개 정도), 게, 새우, 현미, 우유 등이 있다.

소팔메트는 전립선비대증과 관련된 비뇨기 질환의 증상을 개선한다. 이뇨 작용과 요산 배출을 촉진하여 여러 질환의 치료제로도 사용하며, 남성호르몬 수치를 개선해 전립선 건강에 도움을 준다. 특히 전립선비대증의 크기를 줄이는 역할을 한다.

2) 발기부전

발기부전은 성생활에 충분한 발기가 되지 않거나 유지되지 않은 상태를 의미한다. 일반적으로 이러한 상태가 3개월 이상 지속되었을 경우 발기부전으로 정의한다.

적당한 음주는 발기부전에 큰 영향을 끼치지 않는다. 그러나 잦은 술자리는 간 손상, 신경 손상 등을 초래해 발기부전을 일으킬 수 있다. 또한 흡연은 발기 부전의 적이다. 니코틴은 고환의 혈관을 병들게 하고 혈액 순환을 방해한다. 규칙적으로 운동하는 것도 중요하다. 별다른 활동 없이 앉아만 있으면 발기부전이 될 수 있다.

과일과 채소의 섭취 부족, 기름지고 지방이 많은 음식의 과다 섭취는 발기 건강에 가장 중요한 혈액 순환을 저해할 수 있다. **최근 연구 결과에 따르면 과일, 채소, 곡물, 심장에 좋은 지방을 포함한 견과류, 올리브유, 와인 등을 먹는 사람에게는 발기부전이 잘 나타나지 않는다고 한다.**

아연이 결핍되면 성장기 어린이의 성장이 늦어지고, 성인은 생식 능력이 퇴화하여 불임이 된다. 비타민E는 성호르몬의 분비를 촉진하여 생식 기능의 노화를 예방한다.

비타민C와 함께 먹으면 비타민E가 재활용되게 도우며 생식기 능력을 향상시킨다.

3) 남성 불임

불임은 피임하지 않고 정상적인 부부관계를 한 지 1년이 지났는데 임신이 되지 않는 상태를 의미한다. 35세 이상 여성의 경우 6개월간 임신이 안 될 때 난임을 의심할 수 있다. 결혼한 부부의 15% 정도가 불임인데, 이 중 남성에게 40~60%의 원인이 있는 것으로 보고되었다.

남성 불임은 남성호르몬을 포함한 호르몬 문제, 독성물질 노출이나 감염 및 외상으로 고환에 생긴 문제, 정자의 문제, 정상적인 정자라 하더라도 배출되는 길이 비정상적인 경우 등의 이유로 생길 수 있다. 비만, 각종 스트레스와 과로, 면역력 부족, 불균형한 영양 상태와 불규칙한 생활 방식, 남성 질환으로 인한 불임, 호르몬 이상 등이 불임의 원인이다.

남성 불임을 예방하려면 금연, 절주, 방열이 필수적이다. 열(熱)은 정자를 생성하는 데 악영향을 끼친다. 실제로 최근 연구 결과 고온 환경에 자주 노출되는 제빵사, 운전자, 용접공, 조리사 등 직업군은 정상적인 정자의 비율이 다른 직업군보다 떨어지는 것으로 밝혀졌다. 사우나나 뜨거운 욕조를 자주 이용해도 생식 능력이 감퇴할 수 있다. 되도록 넉넉한 바지나 속옷을 착용하는 등 생활 습관을 개선하는 것도 좋은 예방책이다.

남성 불임 예방에는 리코펜이 도움이 된다. 리코펜은 토마토, 수박, 자몽, 구아바, 당근 등에 함유된 항산화 물질이다. 한 연구에 따르면 남성의 고환에 리코펜이 많으면 정자 수가 증가하고, 정자의 운동성이 활발해지는 것으로 밝혀졌다. 리코펜은 항산화 작용 외에도 노화 방지, 피로 해소, 항암 효과 등의 효능이 있다.

엽산은 정자 생산 능력을 상승시키며 불임 치료에 효과적이므로 임신을 준비 중이라면 부부가 함께 3개월 전부터 섭취하는 것이 좋다.

정액, 정관, 고환에 함유된 셀레늄은 비타민E와 함께 섭취했을 때 정자의 수를 늘리고 성 기능을 강화한다. 비아그라를 대신하는 영양제이기도 하다.

- 40대 남성 : 비타민B군, 비타민C, 비타민E, 크롬, 칼륨, 루틴, 마그네슘, 알파리포산
- 50~60대 남성 : 비타민B군, 비타민C, 오메가-3 지방산, L-카르니틴, 코큐텐, 리코펜
- 전립선 : 아연, 소팔메토, 비타민C, 카로틴, 셀레늄과 비타민E
- 발기부전 : 아연, 비타민E, 비타민C, 비타민B군
- 남성 불임 : 리코펜, 엽산, 단백질, 셀레늄과 비타민E

미처 몰랐던 건강 상식

남성의 적, 전립선 질환을 예방하려면…

전립선염은 세균이나 바이러스 등에 전립선이 감염되는 것이다. 급성일 경우 고열, 오한, 구토를 동반한 빈뇨가 대표 증상으로 나타난다. 골반이 아프거나 소변을 볼 때 타는 듯 한 통증을 동반하기도 한다. 무엇보다 발기력이 감소하고 성욕이 감퇴하여 남성 불임의 원인이 된다.

이를 예방하려면 의자나 바닥에 푹신한 쿠션을 깔아 바닥에 앉을 때 눌리면서 발생하는 회음부 스트레스를 줄여야 한다. 술을 줄이고 전립선 건강에 도움이 되는 유산소운동을 하는 것도 좋은 방법이다.

전립선비대증은 특히 비만을 조심해야 한다. 고열량, 고지방 식품을 피하고 채소와 과일을 충분히 먹어야 한다. 특히 채소에 많은 식물성 에스트로겐이 전립선비대증을 막는 데 도움이 된다. 일주일에 5회 이상 신선한 과일과 채소를 섭취하고 지방 함량이 높은 육류 섭취를 줄여야 한다. 항산화 물질인 라이코펜이 풍부한 토마토를 섭취하는 것도 좋다.

전립선에 도움이 되는 식품에는 토마토, 브로콜리, 녹차, 석류, 마늘 등이 있다. 토마토에는 항산화 물질인 라이코펜이 풍부하게 들어 있다. 라이코펜은 체내 활성산소를 억제하고 전립선암 세포의 증식을 막는 역할을 한다. 영국 케임브리지대 연구팀에 따르면 토마토 혹은 토마토 성분이 함유된 음식을 매주 10회 이상 먹는 남성은 전립선암 발병 위험이 18% 감소했다. 토마토 속 라이코펜의 효과를 더 많이 보려면 가열해 먹는 것이 좋다. 조리과정에서 라이코펜이 분해되면서 체내흡수율이 더 높아진다.

연구에 따르면 최소한 1주일에 한 번씩 브로콜리를 섭취한 남성은 전립선암 발병률이

절반까지 줄어들었다. 브로콜리에는 설포라판 성분이 함유되어 암세포의 성장을 억제하고, 그밖에도 비타민C, 철분, 칼륨, 식이섬유 등이 풍부하게 함유되어 있다.

녹차에 들어 있는 카테킨 성분이 전립선암을 예방하고 진행을 늦추는 데 효과가 있다.

석류는 여성뿐만 아니라 남성에게도 좋다. 전립선암 환자가 3년간 매일 석류 원액을 마셨더니 전립선 특이항원(PSA) 수치가 감소했다는 연구 결과가 있다. 특이항원 수치는 암 치료 후 재발 여부를 결정하는 지표다.

마늘의 독특한 향을 나게 하는 성분인 알리신은 암세포를 죽이고 면역력을 키워 전립선암을 예방하고 전립선 건강을 지키는 데 도움이 된다. 하루 생마늘 두 쪽 정도 섭취하면 좋다.

6. 노인성 질환

노화가 진행되면 호르몬의 분비가 줄어들고, 면역력이 떨어져 질병에 취약해진다. 미각이 무뎌져 입맛이 떨어지고 씹는 힘과 소화 능력이 떨어져 온전히 영양을 흡수하기 어려워진다. 근력이 약해져 상처를 입기 쉬우며 수면의 질이 떨어져 생활 리듬이 쉽게 깨지고 만다. 이러한 노화로 인해 영양 결핍과 질병이 시작되는 노년층은 균형 있는 영양소를 선택하여 반드시 먹어주는 게 기본 건강 방침이다.

소화 능력이 떨어지는 이 시기에는 식이섬유, 무기질, 비타민이 풍부한 채소와 고단백질의 식품이 좋고, 백미보다는 현미잡곡밥을 즐겨 먹는 게 좋다. 65세 남녀 노인의 권장 열량은 각각 2,100*kcal*와 1,700*kcal*로 남녀 어린이 10세와 거의 같다. 젊었을 때 식습관대로 식사량이 많으면 고혈당이나 비만이 될 수 있으니 주의해야 한다.

섭취 열량은 줄이되 필수 비타민과 무기질은 줄이면 안 된다. 필요한 영양소는 종합비타민-무기질, 눈 건강에 도움이 되는 비타민A, 혈액순환에 좋은 오메가-3 지방산이 좋다. 또한 이 시기에 정기적으로 하는 운동은 건강하고 알찬 노년을 보내는 데 큰 도움이 된다. 무리한 움직임보다 가벼운 걷기 운동이나 산책으로 건강을 챙긴다.

1) 치매 예방

사회가 고령화되면서 치매는 노년층이 가장 두려워하는 질병이 되었다. 노인성 치매란 정상적으로 생활하던 사람이 65세 이후 다양한 원인으로 뇌 기능이 손상되면서 이전보다 인지 기능이 지속적이고 전반적으로 저하되어 일상생활에 상당한 지장이 있는 상태를 가리킨다.

원인은 명확히 밝혀지지 않았으나 **치매 환자의 경우 지나친 음주와 흡연, 바이러스 감염, 뇌 혈액순환 장애 등이 보였다.** 음식을 짜게 먹으면 혈액이 증가하여 혈압이 올라가 뇌혈관 장애가 일어나 치매로 진행될 가능성이 높아진다. 치매 환자의 뇌는 쇠퇴하여 정상인보다 적었으며 신경세포의 DHA 비율도 정상인보다 저하되어 있다.

노인성 치매는 상당 부분 예방이 가능하다. 우선 고혈압, 당뇨, 심장병, 우울증, 높은 콜레스테롤을 치료해야 한다. 취미 활동을 하되 주변 환경이나 생활방식을 급격하게 바꾸는 것은 피한다. 일주일에 3일 이상 하루 30분 이상 적절한 운동을 하며, 균형 잡힌 식생활을 유지한다.

건강에 좋은 음식을 먹는 습관은 치매 예방에 도움이 된다. 과식과 야식, 지나친 카페인 섭취와 술, 담배를 피한다. 목이 마르지 않더라도 의식적으로 물을 많이 마신다. 자두, 건포도, 블루베리, 딸기, 시금치, 케일, 브로콜리, 근대 등의 색이 짙은 과일과 채소와 같은 항산화 식품을 충분히 섭취한다.

오메가-3 지방산, DHA, EPA, 리놀렌산과 같은 좋은 지방이 들어 있는 해산물, 등푸른생선, 견과류, 아마씨, 올리브유를 섭취한다. 오메가-6 지방산, 동물성 포화지방, 경화 식물성 기름, 전이 지방산, 채소 기름은 나쁜 지방으로 볼 수 있는데 육류, 버터, 치즈, 마가린, 마요네즈, 가공식품, 옥수수기름에 많이 들어 있으므로 이 식품군은 피하는 것이 좋다.

식생활을 개선하고 꾸준히 운동하면 노화의 진행 속도를 늦추는 데 큰 도움이 된다. 탄수화물 섭취를 줄이고 양질의 단백질을 섭취한다. 짜고 매운 음식, 지방, 당분, 술과 카페인을 피하고 비타민과 무기질이 많은 신선한 과일과 채소를 매일 즐겨 먹는다.

엽산은 비타민C와 함께 먹으면 보다 효과적이다. 노년층에 자주 발병하는 빈혈, 신경과민, 우울증과 치매를 예방한다. 비타민D와 칼슘을 함께 섭취하면 쉽게 골절이 되지 않는다는 연구 결과가 있다. 뼈와 치아를 튼튼하게 유지하며 골다공증을 예방하고 어깨 결림, 요통, 뇌졸중에도 효과가 있다.

아연은 탈모와 거친 피부, 남성의 성 기능 저하, 전립선 비대증 예방, 당뇨병과 동맥경화를 예방한다. 떨어진 입맛을 돌려주고 면역력을 향상해 질병을 예방하는 데 도움이 된다. 콜라젠은 피부와 눈의 건강을 유지해 주며 노화 방지에 효과가 있다. 콜라젠이 결핍되면 피부의 윤기와 탄력이 떨어지고 탈모가 진행되며 혈관이 약해진다.

소화 능력이 떨어질수록 소화기계통에 문제가 생기는데, 식이섬유를 많이 먹으면 장수할 수 있다. 변비에 좋아 대장암과 같은 질병을 예방하고 개선한다. DHA나 키토산은 나이가 듦에 따라 감소하는 뇌세포를 활성화하고 뇌의 엔도르핀 성분을 촉진해 치매를 예방할 뿐 아니라 강력한 항산화 기능으로 항노화 작용을 한다.

여기서 잠깐!	이거 알아요?

▨ 70세 이상 노년층 : 종합비타민–무기질, 오메가–3 지방산, 칼슘, 비타민A

▨ 치매 예방 : 오메가–3 지방산, DHA와 EPA, 인삼, 비타민B군과 비타민E, 비타민C, 코큐텐, 키토산

▨ 노화 방지 : 종합비타민–무기질, 엽산, 칼슘과 비타민D, 아연, 비타민E와 콜라젠, DHA, 키토산, 식이섬유

"마음이 지워지는 병", 치매를 예방하려면…

치매(dementia)의 dementia는 라틴어로 '정신적 추락'을 뜻한다. "마음이 지워지는 병"
이라는 뜻이기도 하다. 인지 기능의 장애로 인해 일상생활을 스스로 유지하지 못하
는 상태를 가리키는 치매는 노인에게 많이 나타나는데, 65~74세의 3%, 75~84세의
19%, 85세 이상의 거의 절반이 치매 증상을 보이는 것으로 조사되었다.

불포화 지방산 리놀산 성분이 풍부한 아보카도는 뇌 혈액 순환을 촉진하고, 콜레스테
롤의 산화와 분해를 억제하여 혈관성 치매 예방에 도움이 된다. 호두는 뇌와 비슷한
모양으로 뇌에 좋다고 많이 알려져 있는데, 그저 모양만 같아서가 아니고 비타민E가
풍부한 호두는 혈액 순환을 촉진하고 기억력 저하를 막아주고 노화의 속도를 늦춰주
며 근육을 강화해 준다.

우유, 토마토, 마늘, 당근, 블루베리, 브로콜리, 카레의 주재료인 강황, 복분자, 시금치,
달걀노른자, 들기름, 등푸른생선, 녹차, 양파 등도 치매 예방에 탁월한 효과를 보인다.

7. 고혈압

고혈압은 만성적으로 동맥의 혈압이 올라간 상태를 말한다. 병명이라기보다 하
나의 증상에 가깝다. 고혈압은 진단하기도 쉽고 치료법도 어렵지 않지만, 아무런 증
상 없이 지내는 사례가 많아 '침묵의 살인자'라고 불린다.

고혈압은 심각함을 깨닫지 못해 방심하다가 동맥경화, 뇌졸중, 심장병 등 여러
가지 치명적인 합병증을 얻는 무서운 병이다. 실제로 고혈압 환자 10명 중 9명은 그
원인을 정확히 모르고 있다. 최근 한 연구에 따르면, 유전적인 원인과 비만, 나트륨
과다 섭취, 술과 담배, 스트레스 등이 중요한 원인으로 밝혀졌다.

혈압을 말할 때는 늘 최고혈압과 최저혈압을 같이 보아야 한다. 최고혈압이란 심
장이 피를 쥐어짤 때 측정되는 혈압이고, 최저혈압은 심장이 이완되어 혈액을 받아

들일 때의 측정치를 의미한다.

그렇다면 혈압이 얼마 이상일 때 고혈압이라고 부를까? 세계보건기구(WHO)에서는 최고혈압 140, 최저혈압 90을 넘기면 고혈압이라고 정의했다. 가장 이상적인 혈압은 120/80mmHg 이하이다.

가. 증상부터 알아야 한다

다음은 자신이 얼마나 건강한지 진단해 보는 고혈압 자가진단 설문 내용이다. 자신에게 해당하는 항목에 체크하고 합산해 본다.

	자가진단: 고혈압		
01	나이가 여자는 55세, 남자는 45세 이상이다.	예	아니오
02	체중이 평균보다 많이 나가는 편이다.	예	아니오
03	현재 당뇨병을 앓고 있다.	예	아니오
04	부모님 중 고혈압을 앓고 있는 분이 계시다.	예	아니오
05	성격이 급하고 화를 잘 내는 편이다.	예	아니오
06	평소 음식을 짜고 맵게 먹는 편이다.	예	아니오
07	평소 기름기 많은 음식을 즐겨 먹는다.	예	아니오
08	담배를 하루에 반 갑 이상 피운다.	예	아니오
09	술을 1주일에 3회 이상 마신다.	예	아니오
10	규칙적으로 하는 운동이 없다.	예	아니오
11	뒷목이 자주 뻣뻣해진다.	예	아니오
12	기력이 없고 쉽게 피곤해진다.	예	아니오
13	움직이거나 계단을 조금만 올라가도 금방 숨이 찬다.	예	아니오
14	가슴이 울렁거리고 맥박이 고르지 않다.	예	아니오
15	팔다리가 자주 저리고 발이 붓는다.	예	아니오
16	가슴 통증이 어깨나 등으로 퍼진다.	예	아니오
17	어지럽거나 졸린다.	예	아니오
18	이유 없이 피부가 푸르스름하다.	예	아니오
19	눈이 침침하거나 눈앞이 흐리다.	예	아니오
20	귀에서 윙윙거리는 소리가 난다.	예	아니오

21	베개를 높이 베어야 편안하게 잘 수 있다.	예	아니오
22	잠을 자다 숨이 차서 깨는 경우가 자주 있다.	예	아니오
23	아침에 두통이 있다.	예	아니오
24	감기도 아닌데 기침이 나온다.	예	아니오
	합계		

☞ **검사 결과: 8개 이하는 고혈압의 위험 요인이 많지 않지만, 9~14개에 해당한다면 적지 않은 위험요인을 안고 있으므로 평소 세심한 건강관리가 필요하다. 15개 이상이라면 고혈압에 큰 위험 요인을 안고 있으므로 고혈압을 의심하고 전문의와 상의하는 것이 좋다.**

나. 예방이 중요하다

고혈압을 예방하기 위한 식사요법에서 많이 섭취하도록 권장하는 것은 과일과 야채, 식이섬유, 저지방 유제품, 칼슘, 마그네슘, 단백질이 많고 지방이 적은 생선과 기름기가 적은 닭가슴살 등이다. 과일과 야채는 하루에 4~5번, 식이섬유는 7~8회, 저지방 유제품도 하루에 2~3번을 권한다.

첫째, 고혈압의 원인 중 하나는 비만이다. 체중 감량을 우선 목표로 삼아 열량 섭취를 제한해야 한다.

둘째, 염분은 혈압을 직접 높이는 가장 큰 적이다. 하루 섭취량을 10g 이하로 줄이고 싱겁게 먹는 습관을 들인다. 싱거워서 식욕이 떨어져 영양을 충분히 섭취할 수 없을 때는 신맛을 이용하여 조리하거나 향신료를 적절하게 이용한다.

셋째, 반드시 금연하고 알코올과 카페인 섭취를 줄인다.

넷째, 인스턴트나 가공식품을 피한다.

다섯째, 스트레스가 없는 환경을 만든다.

여섯째, 칼륨과 칼슘을 많이 먹으면 나트륨 배설이 늘어 혈압이 낮아진다.

일곱째, 식이섬유와 과일, 채소를 많이 섭취하고 백미보다는 현미 잡곡밥이 혈압을 낮추는 데 효과적이다.

여덟째, 동물성 지방보다 식물성 지방이나 생선 기름이 혈압을 내리고 콜레스테롤의 증가를 막는다.

아홉째, 계절에 따른 온도 차이에 주의한다. 갑자기 추위에 노출되면 혈관이 수축하여 혈압이 올라가므로 미리 대처한다.

열째, 정기적으로 운동하면 신진대사가 촉진되어 혈압이 낮아진다.

내 몸에 맞는 영양소는?

고혈압을 개선하려면 치료의 목표를 식생활을 개선하는 데 우선하여 두어야 한다. 고혈압에 효과가 있는 영양소는 다음과 같다.

▷ **종합 영양소 :** 칼륨, 마그네슘, 칼슘, 카세인, 카테킨, 식이섬유, 타우린, DHA, EPA, 루틴, 불포화 지방산(감마리놀렌산, 리놀산, 알파리놀렌산)이 있다. 장에 지방에 쌓이지 않도록 유산균과 식이섬유를 섭취하고 중성지방의 농도를 묽게 하는 비타민C의 섭취를 권장한다.

▷ **마그네슘 :** 마그네슘은 동맥을 이완하고 칼슘은 동맥을 수축해 서로 균형을 맞춘다. 마그네슘과 칼슘은 1대 3의 비율이 가장 이상적이다. 칼슘이 결핍되면 뼈에서 칼슘이 배출되어 혈관벽에 부착되는데, 혈액 순환을 방해하여 고혈압의 원인이 되므로 비타민D와 함께 칼슘을 먹으면 좋다.

▷ **마늘 분말과 비타민E :** 함께 먹으면 혈압을 10%까지 낮출 수 있다. 콜레스테롤이 감소하여 혈액 순환이 원활해지고 혈액을 정화하는 기능을 한다. 칼륨이 풍부하게 함유되어 있어 혈액을 정상화해 고혈압을 개선한다.

▷ **DHA와 EPA :** DHA는 혈전을 막아 혈압을 낮추며, EPA는 혈액의 흐름을 원활하게 하고 혈관을 확장하여 고혈압 개선에 효과가 있으므로 꾸준히 먹는 것이 좋다. 체내에서 EPA와 DHA로 대사되는 감마리놀렌산은 혈중 콜레스테롤 수치를 낮추며 혈전을 해소하는 기능이 있다.

▷ **카테킨 :** 차(茶)에 들어있는 카테킨 성분은 혈중 콜레스테롤의 증가를 억제하는 작용을 한다. 녹차, 현미차, 홍차, 솔잎차, 감잎차에 많이 함유되어 있다. 하루 목표량을 섭취하려면 새로 우려내어 10잔 정도 마셔야 한다. 재탕할수록 효과가 반감한다.

▷ **기타 :** 그 외 혈압을 떨어트리는 데 효과가 있다고 알려진 식품으로는 사과, 배, 검정콩, 귤, 키위, 솔잎, 마늘, 대두, 다시마, 양파, 표고버섯, 영지버섯, 참깨, 율무, 감자 등이 있다.

8. 당뇨

사람이 활동하고 힘을 쓰는 데 필요한 에너지원인 포도당은 중요한 영양소다. 이러한 포도당이 혈액이나 소변으로 새어 나가버리는 것이 바로 당뇨이다. 혈액 중의 포도당 농도는 정상적일 때 80~140mg/dl이다. 이 범위보다 낮으면 저혈당증이고 높으면 고혈당증이다. 혈당이 높은 상태로 지속되면 혈관에 나쁜 영향을 미쳐 당뇨병이 된다.

당뇨병은 면역력을 약하게 만들고 고혈압과 고지혈증 등과 같은 합병증을 유발한다. 당뇨병은 한국인의 5대 사망 원인 중 하나로 조기에 치료하지 못하면 여러 가지 합병증으로 인해 나중에 더 심각해질 수 있다.

우리나라는 최근 들어 사회·경제적인 발전으로 과식, 운동 부족, 스트레스 증가 등으로 인하여 당뇨병 인구가 늘고 있다. 2010년 통계를 보면 우리나라의 전체 인구 중 350만 명 정도가 당뇨병 환자인 것으로 추정되고 있으나, 이 중의 반 이상은 자신이 당뇨병 환자임을 모르고 지낸다.

당뇨병의 3대 증상은 다음(多飮), 다식(多食), 다뇨(多尿)다. 혈당이 높아지면 소변으로 당이 빠져나가는데, 이때 포도당이 다량의 물을 끌고 나가므로 소변을 많이 보게 된다. 몸 안의 수분이 모자라 갈증이 심해져서 물을 많이 마시게 된다. 섭취한 음식물이 소변으로 빠져나가 에너지로 이용되지 못하므로 공복감은 심해지고 점점 더 먹으려고 한다.

가. 증상부터 알아야 한다

다음은 자신이 얼마나 건강한지 진단해보는 혈당 조절 기능에 관한 설문 내용이다. 각 질문지에 해당하는 번호에 체크하고 합산해본다.

0은 '전혀 없거나 거의 없다', 1은 '일주일에 1~2회', 2는 '일주일에 3~6회', 3은 '매일'.

자가진단: 저혈당증				
01	허기를 느끼면 불안해진다.	0	1	2	3
02	손이 저리다.	0	1	2	3
03	심장이 두근거린다.	0	1	2	3
04	몸이 떨린다.	0	1	2	3
05	기력이 없다.	0	1	2	3
06	땀을 많이 흘린다.	0	1	2	3
07	악몽을 많이 꾼다.	0	1	2	3
08	자고 일어나도 여전히 피곤하다.	0	1	2	3
09	화를 잘 내고 예민하다.	0	1	2	3
10	기억력이 없다.	0	1	2	3
11	정신이 없다.	0	1	2	3
12	어지럽다.	0	1	2	3
13	추위를 잘 타거나 반대로 추위에 무감각하다.	0	1	2	3
14	두통이 있다.	0	1	2	3
15	시력이 떨어지고 눈이 침침하다.	0	1	2	3
16	몸을 잘 가누지 못한다.	0	1	2	3
	합계				

☞ **검사 결과: 합계가 6점 이하면 저혈당증이 아니다. 7~12점은 적지 않은 위험요인이 있으니 건강관리에 힘써야 한다. 13점 이상은 저혈당증에 큰 위험을 안고 있으니 전문의의 진단과 치료가 필요하다.**

나. 예방이 중요하다

당뇨병은 병의 특성상 대개 평생을 두고 일상생활 속에서 혈당을 조절해야 하므로 '치료'라는 말보다는 '관리'라는 말이 더 잘 어울리는 병이다. 적정 열량을 섭취해서 표준 체중을 유지하는 것이 중요하다. 식사는 하루 세 번 제시간에, 반찬은 균형 있게 골고루 짜거나 맵지 않게 먹는다. 운동은 매일 30분 이상 꾸준히 하는 것이 좋다.

당뇨병은 아는 만큼 치료된다. 당뇨에 대해 열심히 공부해야 한다. 규칙적으로 혈당을 측정하면 합병증이 예방된다. 담배는 합병증의 지름길이므로 반드시 금연한다. 술은 될 수 있으면 줄인다.

대한당뇨병학회에 따르면 우리나라에서 발목을 절단해야 하는 사례의 44.8%가

자가진단: 고혈당증					
01	소변을 자주 보거나 양이 많다.	0	1	2	3
02	갈증이 나고 식욕이 늘었다.	0	1	2	3
03	시력이 떨어졌다.	0	1	2	3
04	피곤하거나 졸린다.	0	1	2	3
05	갑자기 단 음식이 먹고 싶다.	0	1	2	3
06	몸에 공기가 모자라는 느낌이다.	0	1	2	3
07	입에서 단내가 난다.	0	1	2	3
08	기분이 우울하다.	0	1	2	3
09	손발의 감각이 떨어지거나 따끔따끔하다.	0	1	2	3
10	땀이 많이 난다.	0	1	2	3
11	소변을 본 뒤에도 적은 양이 남아 흐른다.	0	1	2	3
12	발기가 안 될 때가 있다.	0	1	2	3
13	앉았다 일어날 때 어지럽다.	0	1	2	3
14	말투가 어눌해졌다.	0	1	2	3
15	이유 없이 살이 빠진다.	0	1	2	3
16	피부나 잇몸에 오래된 감염 증상이 있다.	0	1	2	3
17	발이 시큰거린다.	0	1	2	3
18	상처가 낫는 데 오래 걸린다.	0	1	2	3
19	체중이 갑자기 늘었다.	0	1	2	3
	합계				

☞ 검사 결과: 합계가 6점 이하면 고혈당증이 아니다. 7~12점은 적지 않은 위험요인이 있으니 건강관리에 힘써야 한다. 13점 이상은 고혈당증에 큰 위험을 안고 있으니 전문의의 상담과 치료가 필요하다.

당뇨병 때문으로, 교통사고 다음으로 많다. 족부궤양은 발이나 다리가 점점 썩어 들어가는 병으로 38.4%가 당뇨병으로 인해 발병한다. 당뇨병이 있으면 혈액 순환이 잘 안 되는데, 세균에 대한 저항력도 약해 가벼운 상처도 매우 빠르게 악화한다. 당뇨병 환자에게서 족부 질환이 빈번한 것은 그 때문이다.

그래서 당뇨병 환자는 발 관리에 특히 신경 써야 한다. 매일 발을 잘 씻어서 말리고 건조해지지 않도록 보습해야 한다. 통풍이 잘되면서 발이 편안한 신발을 신어야 한다. 발을 너무 차갑거나 뜨거운 곳에 노출하지 않는다. 발톱은 너무 짧거나 길지 않게 일자로 자르는 것이 좋다. 맨발로 다니지 말고, 티눈과 굳은살을 제거할 때는 병원을 이용한다. 무좀이 있으면 2차 세균 감염증의 가능성이 높아지므로 의사와 상의하여 치료한다.

 내 몸에 맞는 영양소는?

▷ **종합 :** 식이섬유, EPA, 비타민Q, 타우린, 감마 리놀렌산, 마그네슘, 크롬, 밀크티슬, 인삼 등이 당뇨에 효과가 있는 영양소로 밝혀졌다. 특히 풍부한 식이섬유는 당뇨병에 큰 장점으로 작용한다. 당뇨에는 채소와 현미를 즐겨 먹는 것이 좋은데, 비타민, 미네랄, 무기질 등 채소와 현미에는 건강 증진에 도움이 되는 영양소가 많다.

▷ **감마리놀렌산 :** 오메가-6 지방산의 일종으로 인체 내에서 합성할 수 없으므로 반드시 식품으로 먹어야 하는 불포화지방산이다. 보통 식물성 유지에서 발견되며 천연에서는 달맞이꽃이나 블랙커런트, 보리지 오일 등에 함유되어 있다.

▷ **오메가-3 지방산 :** 혈당을 떨어뜨려 당뇨병과 합병증을 감소시키는 항당뇨 작용을 한다. 인슐린이 부족할 때 혈액에 남아 혈당치를 상승시키는 포도당을 소변으로 배출시킨다.

▷ **코큐텐 :** 당질의 대사를 촉진해 체중을 줄이고 염분을 배설시켜 당뇨에 의한 고혈압을 예방한다.

▷ **비타민C :** 항산화 작용으로 당뇨를 예방하며 약물의 해독작용을 한다.

▷ **카로틴 :** 상피세포를 보호하여 당뇨병을 예방한다.

▷ **키토산 :** 당분의 흡수를 억제하여 당뇨병을 개선한다. 고혈당과 저혈당을 예방하며 일정한 혈당치를 유지하여 장의 인슐린 생산부하를 막는다.

▷ **비타민B군 :** 췌장에 좋은 수용성 비타민으로 인슐린이 원활하게 기능하도록 돕는 당뇨병 보조제다. 인슐린 합성과 활성, 이뇨작용을 촉진한다.

주의해야 할 식품

혈당치를 높이고 인슐린 결핍을 유발하는 당질 음식을 피해야 한다. 특히 흰쌀만큼 당뇨에 나쁜 음식은 없다. 백미는 탄수화물 함량이 높아 혈당을 높이는 대표적인 음식으로 백미보다는 현미 위주로 식사하는 습관을 길러야 한다.

건강기능식품의 대표주자인 홍삼을 피하는 것도 상책이다. 홍삼을 지나치게 먹으면 혈당 수치가 올라갈 수 있다. 글루코사민도 피해야 할 영양소로 당뇨병 환자가 먹으면 당질로 인해 섭취 후 혈당이 올라갈 수 있다.

당뇨 치료제를 비타민B군의 일종인 니아신과 함께 복용해도 약효가 떨어질 수 있다.

콜레스테롤은 지나치게 많이 섭취하지 않도록 해야 한다. 콜레스테롤은 동맥경화 합병증을 유발하기도 하는데, 조류나 어류의 알, 소나 돼지의 간에 많이 들어 있다. 또 가공식품, 설탕이 들어간 카페인, 기름기가 많은 식품, 알코올 등은 피하는 것이 좋다.

9. 고지혈증

고지혈증은 필요 이상으로 많은 지방이 혈관 벽에 쌓여 염증을 일으키고 그 결과 심혈관 질환을 일으키는 상태를 말한다. 비정상적인 혈액 내 지질 상태를 이상지질혈증으로 정의하기도 한다. 혈액이 통과할 수 있는 구멍의 크기가 감소되면 이 때문에 고혈압, 동맥경화증, 협심증, 허혈성심질환, 뇌졸중, 뇌혈관질환, 말초혈관 폐쇄 등이 유발된다.

고지혈증의 원인은 타고난 유전자, 식생활, 체중, 비만, 스트레스 등 다양한 변수가 있다. 이 중 유전성 고지혈증의 경우는 유전자 이상으로 간에서 콜레스테롤 제거가 제대로 안 돼 혈액 내 콜레스테롤 수치가 크게 올라가는 경우다.

콜레스테롤은 나이가 많을수록 증가한다. 고지혈증에 나쁜 영향을 미치는 LDL(저밀도 지단백) 콜레스테롤은 혈관 벽에 콜레스테롤이 쌓이게 하여 혈관 벽을 좁게 만들어 혈액 순환의 장애를 가져오며, HDL(고밀도 지단백) 콜레스테롤은 혈관 벽에서 콜레스테롤을 제거하는 이로운 인자다.

콜레스테롤은 보통 남성은 50세까지 증가하고 그 이후부터 감소한다. 그러나 여성은 20세부터 증가하여 남성보다는 낮은 수치로 폐경 전까지 유지된다. 폐경 후에는 남성보다 콜레스테롤 수치가 더 높아지는데, 여성호르몬인 에스트로젠이 감소하면서 HDL이 감소하기 때문이다. 임신과 피임약이 혈중 콜레스테롤 수치를 증가시키기도 한다.

스트레스나 긴장이 필요 없는 지방을 분비하게도 만든다. **서구화된 식습관과 불규칙한 생활 방식, 스트레스 등으로 젊은 층에서도 고지혈증 환자가 늘어나는 추세다.** 고지혈증을 일으키는 데는 여러 가지 원인이 있지만, 대부분 고칠 수 있다. 식이요법만 적절하게 한다면 콜레스테롤 수치를 정상으로 돌릴 수 있다.

고지혈증은 대부분 증상이 없지만, 일부에서 합병증이 발생하면 그와 연관된 증상이 생길 수 있다. 자각 증상은 없지만, 콜레스테롤 수치가 과도하게 높을 경우 손바닥이 노랗게 되는 황색종이 생기고 힘줄이 두꺼워지며 각막에 흰 테가 보이기도 한다.

말초혈관이 막힐 정도로 콜레스테롤 수치가 높아지면 맥박이 만져지지 않기도 한다. 혈액 내에 중성지방이 많이 늘어나면 췌장염이 생길 수 있고 복통이나 피부 종양이 생길 수도 있다.

고지혈증 진단은 피를 채취해 혈액 내의 콜레스테롤과 중성지방 수치를 통해 판별한다. 권장되는 혈중 지질의 적정 수준은 총 콜레스테롤 200mg/dl 미만, 중성지방 150mg/dl 미만, LDL 콜레스테롤 130mg/dl 미만(당뇨병, 심혈관 질환 등이 있는 경우 100mg/dl 미만), HDL 콜레스테롤 40mg/dl 이상으로 유지하는 것이다.

가. 증상부터 알아야 한다

다음은 고지혈증을 자가 진단할 수 있는 내용이다. 본인에게 해당하는 것이 몇 개인지 검사해본다.

자가진단: 고지혈증			
01	조금 걸었는데 종아리가 아프다.	예	아니오
02	아킬레스건이 부었다.	예	아니오
03	2층 계단을 오르내릴 때 숨이 차다.	예	아니오
04	가끔 어지럼증이 있다.	예	아니오
05	이유 없이 짜증이 나고 초조하다.	예	아니오
06	직장에서 중간 관리직이다.	예	아니오
07	야근을 많이 한다.	예	아니오
08	실내에서 앉아서 일한다.	예	아니오
09	평소 스트레스가 많은 편이다.	예	아니오
10	식사 시간이 불규칙한 편이다.	예	아니오
11	야식을 즐긴다.	예	아니오
12	초콜릿이나 케이크와 같은 단 것을 즐긴다.	예	아니오
13	간식을 자주 먹는다.	예	아니오
14	커피를 자주 마신다.	예	아니오
15	담배를 자주 피운다.	예	아니오
16	채소를 잘 안 먹는다.	예	아니오
17	편식이 심하다.	예	아니오
18	달걀 요리를 좋아한다.	예	아니오
19	평소 기름진 음식을 즐겨 먹는다.	예	아니오
20	배가 부를 때까지 먹는다.	예	아니오
21	비만인 편이다.	예	아니오
22	변비가 있다.	예	아니오
23	규칙적으로 하는 운동이 없다.	예	아니오
24	잠이 안 오고 수면 부족이다.	예	아니오
합계			

☞ 검사 결과: 5개 이상은 고지혈증 체질일 가능성이 있다. 10개 이상은 건강에 주의할 필요가 있다. 15개 이상은 고지혈증 위험 체질로 꾸준한 검사와 생활 습관을 개선할 필요가 있다. 해당 항목이 적더라도 1번~4번에 해당하는 사람은 그것만으로도 위험하다. 특히 2번은 의사와 상의하는 것이 좋다.

나. 예방이 중요하다

고지혈증 예방법은 콜레스테롤을 적게 함유한 음식을 섭취하며 운동하는 것이다. 자신에게 이상적인 체중을 유지하고 적절한 식이요법과 운동요법이 반드시 필요하다. 과체중 상태라면 점진적으로 체중을 줄이는 것이 도움이 된다. 다른 심혈관계 위험인자가 있을 때 이에 대한 조절이 필요하다.

식이요법의 1단계로 지방 섭취를 하루 열량 섭취량의 30% 이하로 제한한다. 2단계로 콜레스테롤 수치를 하루 20mg 이하로 제한한다. 콜레스테롤뿐 아니라 중성지방의 섭취를 제한하고 섬유소가 풍부한 식사를 해야 한다. 과다한 염분 섭취에는 주의하는 것이 좋다.

앉아서 일하는 생활 방식과 운동 부족은 동맥경화증에 의한 심혈관 질환의 발생과 사망률을 증가시키므로 규칙적인 유산소 운동이 필요하다.

식이요법과 운동하는 데 한계가 있을 때는 약물을 병행하기도 하는데 고지혈증을 예방하기 위해서는 무엇보다도 발병하기 전에 예방하는 것이 중요하다. 인스턴트 위주의 식습관을 버리고 하루 30분 이상 꾸준히 운동하는 습관을 들여야 한다. 적당한 열량과 적당한 운동, 그리고 저녁을 적게 먹는 것이 고지혈증을 예방하는 데 가장 효과적이다.

내 몸에 맞는 영양소는?

서양인의 고지혈증은 육식과 설탕, 햄버거, 피자 등을 많이 섭취해서 생기고, 한국인의 고지혈증은 흰 쌀밥, 흰 밀가루, 백설탕, 라면, 과자 등의 지나친 탄수화물과 고당분의 음식을 많이 섭취해서 생긴다.

▷ **식이섬유 :** 고지혈증에는 식이섬유가 풍부한 식단이 도움이 된다. 양파, 양상추, 시금치, 고춧잎, 씀바귀, 셀러리 등에 풍부한 섬유소는 콜레스테롤의 흡수를 막아주고 혈압 상승을 억제한다.

▷ **오메가-3 지방산 :** 혈중 지방의 농도를 조절하고 혈압을 조절하며 합병증을 예방한다. 평상시 손발이 저리거나 뒷골이 당기고, 수면 중에도 손발이 저린 혈액순환 장애를 예방하고 치료한다.

▷ **식물성 기름 :** 음식을 조리할 때는 동물성 기름보다는 식물성 기름이 좋다. 참기름, 들기름, 올리브유, 카놀라유, 콩기름, 해바라기유 등의 섭취를 늘린다. 견과류는 단백

질과 지방이 많고, 불포화지방산이 많아 콜레스테롤을 상승시키지 않으며, 심혈관 질환을 예방하는 비타민E 함량이 높아 매일 일정량을 먹으면 좋다.

▷ 비타민C : 혈관의 탄력을 강화해 혈관이 터지는 것을 예방한다. 동맥경화와 뇌졸중으로 진행되는 것을 막아주며 항산화 및 면역력을 향상한다. 그리고 카로틴은 심혈관 질환의 예방과 치료에 효과적이며, 레시틴은 LDL을 통제하고 흡수하여 배출하는 영양소다.

▷ 니아신 : 비타민B3는 LDL, HDL, 중성지방에 모두 효과가 있다. 종합영양제에는 적은 양이 들어 있어서 효과를 기대하기 어렵다. 고지혈증에 효과를 보려면 고 함량이 필요하다.

여기서 잠깐!　　　이거 알아요?

주의해야 할 식품

콜레스테롤이 높은 대표 식품으로는 달걀노른자, 내장류, 명란, 기름기 많은 육류, 오징어, 문어, 새우, 버터, 베이컨, 소시지, 햄 등이다. 단백질은 콜레스테롤이 없는 콩이나 두부로 대체하여 먹는 것도 좋은 식습관이다. 쇠고기, 닭고기, 돼지고기 등은 살코기만 사용하고 눈에 보이는 기름은 제거한다.

포화지방산이 많은 음식에는 삼겹살, 갈비, 족발과 같은 기름기 많은 육류, 쇼트닝, 버터, 치즈, 햄, 베이컨, 커피 크림, 라면, 팝콘, 각종 과자 및 빵 등이 있다. 포화지방산은 혈중 콜레스테롤을 높이므로 섭취를 줄여야 한다. 삼겹살, 갈비, 족발 등은 피하고 닭껍질은 벗겨서 먹는다. 햄, 베이컨, 치즈, 소시지, 핫도그, 어묵 등과 같은 가공된 고기류에는 지방이 많으므로 먹지 않아야 한다.

생선에도 콜레스테롤이 있으나 포화지방산이 적으므로 같은 양이라면 고기류보다 생선을 자주 먹는 것이 좋다. 우유보다는 가능하면 지방 함량이 적은 두유나 저지방 우유, 저지방 요구르트 등으로 바꾸어 먹는다.

코코넛유, 팜유 등으로 만든 과자, 가공식품, 라면, 팝콘, 커피 크림 등에는 포화지방산이 많이 들어 있으므로 피하는 것이 좋다. 튀김이나 전보다는 조림이나 구이, 찜, 전 등의 담백한 조리 방법을 이용한다. 견과류(땅콩, 호두, 잣 등)에는 포화 지방산은 적으나 열량이 많으므로 적절한 양만 먹는다.

트랜스지방이 많은 대표 식품으로는 비스킷, 도넛, 케이크, 스낵류, 팝콘, 감자튀김 등이 있다. 트랜스지방은 혈액 내 나쁜 콜레스테롤의 수치를 높이고, 좋은 콜레스테롤 수치는 오히려 떨어뜨리므로 섭취를 제한해야 한다.

중성지방은 당질의 과다 섭취에 의해서도 증가하므로 사탕, 꿀, 엿, 잼, 과자, 케이크류, 초콜릿, 아이스크림, 시판되는 주스류, 청량음료, 젤리 등과 같은 단당류도 피하는 것이 좋다.

콜레스테롤이 많고 포화지방 함량이 높은 음식은 먹지 말아야 한다. 대체로 달고 맛있는 음식이 이에 속한다. 빵이나 과자, 감자, 꿀, 설탕, 초콜릿, 아이스크림 등이 있으며, 거의 간식에 속하므로 간식을 줄이는 것이 현명하다.

10. 심장 질환

심장은 고대로부터 생명과 동일한 의미였다. 그래서 심장이 뛰지 않으면 곧 사망을 의미했고, 이는 현대에도 변하지 않는 상식이다. 심장은 보통 자기 주먹보다 약간 크고, 근육으로 이루어진 장기다.

주된 역할은 산소와 영양분을 싣고 있는 혈액을 온몸에 흐르게 하는 것이며, 이를 위해 1분에 60~80회 정도 심장근육이 수축한다. 심장은 매분 72회 정도 뛰며 5ℓ의 혈액을 온몸으로 보낸다. 하루에 약 10만 회를 뛰는 셈이다.

심장은 크게 왼쪽 부분과 오른쪽 부분으로 나뉜다. 구체적으로 오른쪽과 왼쪽에는 각각 심방과 심실이 있고(총 4개의 방), 각 부분 사이에는 판막이 있다. 왼쪽 부분은 산소와 영양분을 실은 신선한 혈액을 뿜어내는 역할을 한다. 그리고 오른쪽 부분은 각 장기를 순환하여 심장으로 들어오는 노폐물과 이산화탄소를 실은 혈액을 폐로 순환해 다시 산소를 받아들이는 역할을 한다.

심장 질환은 심장을 구성하는 구조물의 구조나 기능에 이상이 생긴 것을 말한다. 이

중 어머니 뱃속에서 심장이 생기는 과정에서 잘못이 생겨 발생한 경우를 선천성 심장병이라 하며 종류는 매우 다양하다. 선천성 심장병의 극히 일부만 유전되기도 한다.

심장병 중에 선천성 심장병은 드물고 대부분은 정상 심장으로 태어난 후 동맥경화증, 고혈압, 부적절한 식생활습관, 염증 등에 의해 후천적으로 생긴다. 서구화된 식습관은 심장 관련 질환을 크게 증가시켰고 앞으로 더욱 늘어날 추세이며 발병 나이 또한 어려지고 있다.

가. 증상부터 알아야 한다

1) 부정맥

정상적인 심장은 우심방 꼭대기에 있는 '동결절'이라는 지휘 조직에서 만든 전기 자극으로 분당 60~100회의 빠르기로 규칙적으로 뛴다. **'부정맥'이란 심장이 정상적으로 뛰지 않는 것을 말하며 종류가 매우 많다.** 부정맥이 생기면 곧바로 심장 박동이나 맥박이 불규칙해지거나, 분당 60회 미만으로 느려지거나, 분당 100회 이상으로 빨라지는 등의 증상이 생긴다.

심장마비를 일으킬 수 있는 악성 부정맥은 대부분 협심증이나 심근경색증과 같은 관상동맥의 동맥경화증이 원인으로 심장판막증, 심근증, 고혈압 등의 심장 질환에 합병되어 나타난다. 모든 심장병은 부정맥의 원인이다.

부정맥의 종류가 여러 가지로 다양하듯이 부정맥의 증상도 아무 증상이 없는 것에서 실신이나 돌연사에 이르기까지 다양하다. 부정맥의 증상 가운데 가장 흔한 것은 가슴 두근거림이다. 두근거림에는 가슴이 방망이질하듯 계속적으로 빠르게 뛰는 경우와 간헐적으로 심장 박동이 하나씩 건너뛰거나 강하게 느껴지는 경우가 있다.

또 다른 증상으로는 호흡 곤란, 흉통, 현기증, 실신, 돌연사 등이 있다. 그러나 이런 증상이 꼭 부정맥에 의해서만 유발되는 것은 아니므로 이런 증상이 있을 때 부정맥이 있다고 생각해서는 안 된다. 그리고 부정맥이 돌연사를 일으키기는 하지만 모든 부정맥이 다 돌연사를 일으키는 것은 아니므로 부정맥이 있다고 해서 어떤 종류인지 따져보지도 않고 무조건 심각하게 생각해서도 안 된다.

가슴이 이유 없이 두근거리거나, 호흡곤란, 흉통, 현기증, 실신 또는 심장 마비 등

이 발생하였을 경우 부정맥이 원인일 가능성이 많으므로, 심장병 전문의의 진단을
받는 것이 좋다.

2) 심장판막증

심장에는 피가 거꾸로 흘러가는 것을 막아주는 심장판막이 있다. 여기에는 좌심
실과 대동맥 사이에 있는 대동맥판막, 좌심방과 좌심실 사이에 있는 승모판막, 우심
실과 폐동맥 사이에 있는 폐동맥판막, 우심방과 우심실 사이에 있는 삼첨판막 등 4
개의 판막이 있다.

심장판막에 염증이 생기는 경우에 판막이 손상되어 피의 흐름이 막히거나 피가
거꾸로 흘러갈 수 있다. 우리나라 성인에게 많은 판막 질환은 승모판막과 대동맥판
막 질환이다. 승모판막이 좁아진 경우를 승모판막 협착증, 잘 닫히지 않은 경우를 승
모판막 폐쇄부전증, 대동맥판막이 좁아진 경우를 대동맥판막 협착증, 잘 닫히지 않
은 경우를 대동맥판막 폐쇄부전증이라 한다.

심장판막증의 증상은 판막이 손상된 정도에 따라 심하지 않으면 증상이 없다. 그
러나 대부분 안정을 취할 때는 증상이 없다가, 운동하거나 빨리 걸으면 숨이 찬 증
상이 나타난다. 가슴 두근거림, 가슴 통증, 부종 등의 증상을 보이기도 한다. 대동맥
판막이 좁아진 경우에는 온몸으로 나가는 혈액의 흐름에 제약을 받아 현기증, 기절,
운동 중 가슴 통증이 나타난다.

3) 선천성 심장병

온몸에서 돌아온 피는 우심방으로 들어와 삼첨판을 거쳐 우심실로 가서 폐동맥
이라는 혈관을 따라 폐로 가서 산소를 머금고 좌심방으로 들어와 승모판을 거쳐 좌
심실로 가서 대동맥이라는 큰 혈관을 따라 온몸에 공급된다. 이렇게 펌프 역할을 하
는 것이 바로 심장이다. **엄마 뱃속에서 이러한 심장 구조물이 생기는 과정에 결함이
있는 것을 선천성 심장병이라고 한다.**

어떤 경우에는 산전 초음파로 태아기에 이미 발견되는 경우도 있고, 태어나서 증
상이 나타나 진단하는 경우도 있다. 아이들과 달리 특별히 증상이 없거나 경미하여
어른이 되어서야 증상이 나타나거나, 어른이 되어서도 증상이 없어서 발견이 안 되

거나 우연히 알게 되는 경우도 많다.

성인에서 선천성 심장병의 경우는 대부분 증상이 없다. 대개 어릴 때부터 선천성 심장병을 진단받던 사람 중에 심장 기능이 나빠지면 심부전이 되어 펌프 기능이 떨어져 피를 온몸에 원활하게 공급하지 못하니까 점차 피곤해지고 걸으면 숨이 찬다. 또 피가 몸에 정체되어 얼굴이나 다리가 붓고, 어떤 경우는 부정맥이라고 해서 심장의 맥박이 비정상적인 상태로 나타나기도 한다.

대부분 일상생활에 큰 문제는 없지만 치아 관리를 잘해야 한다. 치아에 문제가 생겨 세균 감염이 되거나 치과 치료를 받을 때 입안의 세균이 상처를 통해 몸 안의 피 속으로 들어오면 선천성 심장병 환자의 결손 부위에 세균이 자리 잡아 감염성 심내막염이라는 무서운 병을 초래할 가능성이 있다.

따라서 선천성 심장병 환자는 평소 입안을 청결히 하고 치과 진료를 받을 때 심장병이 있음을 미리 알려서 예방 차원에서 항생제를 투여 받아야 한다. 치과 처치뿐만 아니라, 편도선 수술, 외과적 수술 및 비뇨생식기 수술을 받을 때에도 미리 의사와 상의하여 항생제로 심내막염을 예방해야 한다. 특별한 원인 없이 열이 계속 나거나 심한 기침과 호흡곤란 등이 있으면 즉시 의사의 진찰을 받아야 한다.

4) 심부전증

심장 기능이 약해져서 피를 잘 뿜어내지 못하거나 심장에 피가 잘 들어가지 못해 발생하는 경우로 심근이 약해지는 경우나 심장에 피가 잘 공급되지 않는 관상동맥 질환이나 고혈압, 심근증 혹은 심장판막 질환 등이 원인이다.

운동할 때 호흡곤란이 나타나며, 호흡이 점점 가빠지면 앉아 있어도 숨이 차고, 밤에 잠을 자다가 갑자기 숨이 가빠져 잠에서 깨는 증상을 보인다. 머리가 아프고 잠이 안 오거나 불안감을 느끼거나 정신이 혼미해지는 경우도 있다. 온몸이 붓고 얼굴이 파랗게 되기도 하고 황달이 나타난다. 때로는 심각한 부정맥으로 심장이 불규칙하게 뛰거나 기절하기도 한다.

5) 협심증

심장에 피를 공급하는 관상동맥이 좁아지고 동맥 내에 핏덩어리가 생기거나 동맥이 수축하면 가슴에 통증이 생기는 경우를 일컬어 '심장을 조인다'고 해서 협심증이라고 한다. 가슴 한가운데서 쥐어짜듯이 아프고 왼쪽 어깨 부위로 통증이 퍼지는 증상을 보인다.

처음에는 심한 운동을 할 때만 가슴이 아프다가 점차 가벼운 운동을 할 때도 가슴이 아픈 경우는 안정형 협심증이라고 한다. 안정형 협심증이 진행되면 쉬고 있는 상태에서도 가슴이 아프고 통증의 횟수와 정도가 증가하데 이러한 경우는 불안정형 협심증이라고 한다.

잠잘 때, 특히 새벽에 혈관이 수축하여 통증이 생기는 경우는 이형 협심증이며, 통증이 없는 경우는 무증상 심근허혈이다.

6) 심근경색증

심장의 혈관인 관상동맥이 막혀서 심장이 괴사되어 생기는 질환이다. 사람의 질병 중 가장 사망률이 높아 병원에 도착하기 전에 50% 정도가 사망하고 병원에 도착하여 적극적인 치료를 하여도 사망률이 10%에 이른다.

심한 가슴 통증이 나타나고 식은 땀, 메스꺼움 등이 함께 나타난다. 심근경색증에서 가슴의 통증은 인간이 느낄 수 있는 최고의 통증이라고도 한다. 가슴의 통증은 짓누르고 쥐어짜는 듯한 통증이고 어깨나 팔로 퍼질 수 있다.

가능하면 움직이지 말고, 혀 밑에 넣거나 뿌리는 니트로글리세린이 있으면 즉시 복용해야 한다. 망설이지 말고 119를 불러서 응급실로 가야 한다. 발병 6시간 이내에 병원에 도착해야 심장의 괴사를 막을 수 있고 늦어도 12시간 안에 도착해야 심근을 성공적으로 회복할 수 있다.

7) 돌연사

평상시 아무런 증상이 없던 사람이 심장병 증상이 발생한 지 1시간 이내에 갑자기 사망한 경우를 말한다. 건강했던 사람이 갑자기 죽는 경우는 대부분 심장마비에 의한 돌연사이다. 아무런 심장병 없이 돌연사가 발생하는 경우는 열 명에 하나 정도이고 대부분은 심장병을 가지고 있다.

그중에서 심장의 혈관인 관상동맥의 동맥경화증에 의한 관상동맥 질환이 전체의 75% 이상을 차지하여 가장 중요한 원인이다. 미국에서는 90초당 1명씩 돌연사하고 1,000명당 2명 정도가 돌연사로 사망한다. 우리나라는 발생률이 미국보다 낮으나 최근에 눈에 띄게 증가하는 추세다.

주로 부정맥에 의해 발생하며, 심장 기능이 심하게 떨어져서 피를 제대로 뿜어내지 못하여 발생하는 경우도 있다. 연구에 의하면 돌연사의 90%는 부정맥에 의해 발생하고 10%는 심장 펌프 기능의 이상에 의해서 생긴다.

심한 심근경색증으로 인해 많은 심근이 파괴된 경우에는 심장을 싸고 있는 주머니인 심낭에 물이나 피가 많이 고여서 심장이 압박되는 심낭압전, 몸 안에 가장 큰 혈관인 대동맥이 파열되는 경우에는 다리나 뱃속에 혈액순환이 잘되지 않아서 혈전이 생긴 후 폐로 가서 혈관을 막아버리는 폐동맥혈전색전증, 심장판막의 폐쇄 등에 의해 생긴다.

돌연사는 동맥경화증의 위험이 많은 사람에게 생길 가능성이 많다. 동맥경화증 위험이 많은 원인은 고혈압, 흡연, 고지혈증, 당뇨병, 남성, 비만, 스트레스, 운동 부족, 과음 등이다.

돌연사 환자의 상당수는 발생 수일 또는 수주 전에 이상한 증상을 경험한다. 따라서 난생 처음 다음과 같은 증상을 경험했을 경우에는 지체 없이 심장전문의의 진단을 받아보아야 한다.

가슴 가운데 부분이 수분 이상 지속되거나 일시적으로 갑작스런 압박감 혹은 충만감이나 쥐어짜는 듯한 느낌이나 통증이 있을 때, 가슴 중앙부로부터 어깨·목·팔 등으로 전달되는 가슴의 통증이 있을 때, 머리가 빈 느낌이나 실신·발한·호흡곤란 등을 동반한 가슴의 불쾌감이 있을 때, 육체 활동이나 정신적 흥분 등 스트레스를 심하게 받고 휴식 중에 가슴의 통증이 있을 때, 심장이 매우 빨리 뛰거나 불규칙하게 뛰는 경우다.

자가진단: 심장 질환

다음은 자신이 얼마나 건강한지 진단해 보는 심장 기능에 관한 설문 내용이다. 각 질문지에 해당하는 번호에 체크하고 합산해본다. 0은 전혀 없거나 거의 없다, 1은 일주일에 1~2회, 2는 일주일에 3~6회, 3은 매일.

01	신경과민이다.	0	1	2	3
02	가슴의 통증이 왼쪽으로 퍼진다.	0	1	2	3
03	어지럽다.	0	1	2	3
04	기도가 막히는 느낌이 든다.	0	1	2	3
05	아침에 가슴에 통증이 있다.	0	1	2	3
06	심장이 곧잘 두근거린다.	0	1	2	3
07	땀이 많이 난다.	0	1	2	3
08	사소한 육체 활동에도 금방 지친다.	0	1	2	3
09	마른기침을 한다.	0	1	2	3
10	가슴에 통증이 있다.	0	1	2	3
11	운동하면 호흡이 곤란하다.	0	1	2	3
12	심장 박동이 불규칙하다.	0	1	2	3
13	종아리, 발, 발목이 붓는다.	0	1	2	3
14	목에 파란 정맥선이 뚜렷하다.	0	1	2	3

합계

☞ 합계가 6점 이하는 생활 속에서 심장 건강에 신경 쓴다. 7점 이상은 심장에 문제가 보이므로 즉시 전문가의 진단과 치료를 받아야 한다.

나. 예방이 중요하다

갑자기 심장이 쥐어짜듯 아프다가 돌연사하는 경우가 많다. 대개 뚱뚱하고 담배를 즐기는 중년 남성들에게서 많이 보인다. 이러한 질환은 점차 늘고 있는데, 서구화된 생활습관에서 비롯되었다. 미국의 경우 심장병이 확고부동한 사망 원인 제1위다.

심장병 발생률이 비만 인구의 증가와 비례하는 것도 이러한 이유에서다. 많이 먹고 적게 움직이는 이른바 편리하고 안락한 생활은 필연적으로 콜레스테롤로 상징되는 잉여 영양물질을 만들어낸다. 이것은 피부 아래뿐 아니라 심장의 혈관에도 끼게 된다.

관상동맥에 기름이 끼게 되면 심장근육에 산소와 영양이 제대로 공급되지 않아 그렇지 않아도 많은 일을 해야 하는 심장에 큰 부담이 된다. 여기에 현대인 특유의 스트레스와 흡연은 맥박과 혈압을 올려 엎친 데 덮친 격으로 심장에 탈을 일으킨다.

다행인 것은 부위별로 원인이 달라 예방이 어려운 암과 달리 심장병은 평소 생활 습관만 개선하면 최소 60%는 예방이 가능하다.

첫째, 가장 중요하고 확실한 예방법은 금연이다. 금연 한 가지만으로 관상동맥 질환을 최대 40%까지 예방할 수 있다. 흔히 담배 연기는 폐에 나쁜 것으로 알려졌지만, 사망원인으로 따져보면 심장에 훨씬 더 해롭다. 담배 연기는 심장의 혈관을 수축하고 동맥 경화를 유발하기 때문이다.

둘째, 혈압을 관리해야 한다. 고혈압을 치료하면 관상동맥 질환을 20%까지 막을 수 있다. 고혈압이 해로운 이유는 혈압이 높을수록 심장이 펌프질하는 데 많은 힘이 들기 때문이다. 흔히 저혈압이 고혈압보다 해롭다고 알려졌지만, 이는 사실과 다르다. 의학적으로 '저혈압'이란 병명은 존재하지 않는다. 저혈압은 오히려 심장과 혈관에 압력을 적게 주므로 정상 혈압을 가진 사람보다 평균수명이 5년이나 길다는 연구 결과도 있다. 혈압은 무조건 낮게 유지하는 것이 정답이다.

셋째, 콜레스테롤을 줄여야 한다. 콜레스테롤이 심장에 산소와 영양분을 공급하는 관상동맥에 축적되면서 혈관을 막거나 터지게 하기 때문이다. 콜레스테롤을 줄이려면 기름진 음식을 줄이고 운동해야 한다. 이러한 생활 습관의 개선만으로도 수치가 좋아지지 않을 때엔 따로 알약의 형태로 섭취하여서라도 혈압이나 콜레스테롤 수치를 강제로 떨어뜨려 주는 것이 바람직하다.

넷째, 스트레스 관리가 중요하다. 가슴 한가운데를 움켜쥐며 쓰러지는 심장마비는 휘발유에 성냥불을 그어대듯 대부분 스트레스로 촉발하기 때문이다.

마지막으로 음식을 싱겁게 먹어야 한다. 통조림, 젓갈, 짠 김치, 저린 생선 및 고기 등을 삼가고 식사할 때 따로 소금이나 간장을 사용하지 않는다. 무리한 운동을 삼가고 숨이 가쁘거나 몸이 붓는 경우에는 충분한 휴식을 취해야 한다.

내 몸에 맞는 영양소는?

▷ **식물섬유** : 변비를 막고 콜레스테롤을 흡수한다. 변비는 혈압을 높이고 심장 발작을 일으킨다. 식물섬유는 장벽을 자극해 위장운동과 소화액 분비를 활성화한다. 담즙산의 배출량을 늘려 심장 발작의 원인인 동맥 경화를 개선한다.

▷ **마그네슘** : 세포 내 칼슘이 지나치게 많으면 심장 수축이 잘되지 않아 심장병을 야기한다. 고기나 가공식품, 청량음료를 많이 먹으면 마그네슘의 섭취를 방해한다. 스트레스와 알코올도 마그네슘 결핍의 원인이다. 마그네슘은 아몬드, 시금치, 다시마, 톳, 생메밀, 땅콩 등에 많다.

▷ **타우린** : 교감신경을 억제하고 염분의 과다 섭취로 인해 발생하는 고혈압을 예방한다. 담즙산의 분비를 촉진하여 콜레스테롤을 배출하여 심장병을 예방한다.

▷ **리놀산** : 혈중 콜레스테롤 저하 효과가 있다. 동맥경화와 심근경색을 예방한다. 호두, 해바라기유, 땅콩, 대두유 등에 많다. 그러나 과다 섭취하면 암이나 알레르기를 초래한다.

▷ **베타카로틴** : 해로운 콜레스테롤을 억제한다. 지용성이므로 기름에 조리해서 먹으면 흡수율이 높아진다. 녹황색 채소에 견과류를 갈아서 같이 조리하면 효과적이다.

▷ **비타민C와 E** : 항산화 작용으로 심장을 보호하는 효과가 있다. 비타민C는 혈관 벽을 강화하고 변비를 예방하며 콜레스테롤을 흡수하여 체외로 배출한다. 비타민 E는 혈액의 흐름을 좋게 하여 혈관을 젊게 유지한다. C와 E를 함께 먹으면 효과가 상승한다.

▷ **DHA와 EPA** : 혈액의 흐름을 원활하게 하고 콜레스테롤과 중성 지방을 줄이는 작용을 하여 심장 질환 예방과 치료에 효과가 있다.

11. 뇌 질환

뇌는 인체에서 2~2.5%의 크기에 불과하지만, 인체의 모든 기능을 조절하는 중앙통제기관으로 신체에서 가장 중요한 부분 중 하나다. 척수와 더불어 중추신경계를 이루는 머리뼈 내부의 기관으로 신경계 최고위 중추로서, 주로 신경세포와 신경섬유로 이루어졌으며 수많은 혈관조직들과 경막, 지주막, 연막이라는 세 겹의 뇌막으로 둘러싸여 있다.

뇌는 형태와 기능에 따라 대뇌, 소뇌, 뇌줄기로 분류하며, 뇌줄기를 더 세분하면 중간뇌, 다리뇌, 숨뇌로 나눈다. 아래로 척수와 연결되고, 뇌척수액이 뇌와 척수의 안팎으로 순환한다.

뇌혈관은 혈액뇌장벽이라는 구조로 독성물질로부터 뇌를 보호한다. 운동, 감각, 언어, 기억 및 고위 정신 기능을 수행하며, 각성, 항상성의 유지, 신진대사의 조절 등 생존에 필요한 환경을 유지한다.

그래서 뇌가 병이 들면 신체적 문제뿐 아니라 정신적 능력과 사회적 능력까지 문제가 될 수 있다. 뇌 질환은 우리나라에서 사망률 1위의 질병으로 뇌 질환에 대해 평소 정확하게 숙지하여 예방하고, 조기에 치료하는 것이 좋다.

뇌출혈은 크게 정맥에 의한 뇌출혈과 뇌동맥에 의한 뇌출혈로 나뉘며 정맥에 의한 뇌출혈은 위급한 상태가 오지 않는다. 그러나 뇌동맥에 의한 뇌출혈의 경우 좁은 뇌 속의 동맥혈관에서 피가 분수처럼 솟아 나와 뇌압을 높이고 뇌부종을 일으켜 순간적으로 뇌사에 빠져 돌연사할 수 있다.

뇌는 아직 미지의 세계로, 뇌에 발생하는 병의 종류는 너무나 많다. 각각의 병이 왜 발생하는 지도 아직 정확하게 밝혀지지 않았다. 그러나 뇌 질환을 유발할 수 있는 인자를 미리 발견하고 예방적으로 치료할 수는 있다. 뇌 질환 유발을 방지하고 조기 검진을 통해 지속해서 관리하는 것이 중요하다.

가. 증상부터 알아야 한다

1) 뇌졸중

뇌졸중은 뇌 기능의 부분적 또는 전체적으로 급속히 발생한 장애가 상당 기간 이상 지속되는 것으로, 뇌혈관의 병 이외에는 다른 원인을 찾을 수 없는 상태를 일컫는다. 한의학계에서는 뇌졸중을 중풍으로 지칭하나, 서양의학에서 뇌졸중으로 분류하지 않는 질환도 포함하므로 서로 구분하여 사용해야 한다.

날씨가 쌀쌀해질 때 특히 갑자기 추워지거나 일교차가 심할수록 뇌졸중 발생률은 높아진다. 뇌졸중은 한국에서는 증가 추세인 것과 달리 서구나 일본에서는 현저하게 감소하는 추세다.

고령, 고혈압, 당뇨, 심장 질환, 흡연, 과음 등이 중요한 위험인자다. 그 밖에도 고지혈증, 비만, 운동 부족 등이 있다. 이 중 고혈압은 혈관이 막히거나 터지는 뇌졸중의 가장 중요한 위험인자로 혈압을 조절하면 그 위험은 크게 낮아진다.

뇌졸중을 예방하려면 콜레스테롤이 높은 음식을 피하고 규칙적인 운동해야 한다. 흡연하는 경우 무조건 금연해야 한다. 당뇨병과 심장 질환도 뇌졸중의 중요한 위험인자다. 따라서 정기적인 검진으로 뇌졸중의 위험인자를 찾아서 가능한 한 빨리 이를 조절하면 뇌졸중을 예방할 수 있다.

뇌혈관 질환에 문제가 발생하면 언어나 발음에 장애가 온다. 치매 증상을 일으키고 어지럼증을 느낀다. 시력에 장애를 입어 시야의 일부분이나 한쪽 눈이 안 보이게 된다. 뇌출혈 시에는 고통스러운 두통을 느끼기도 한다.

이러한 증상은 갑자기 나타나는 것 같지만, 발병 전에 여러 번의 뇌졸중 전조 증상이 있었는데도 무심코 넘겼을 경우가 대부분이다.

2) 뇌경색

뇌경색이란 갑작스럽게 뇌혈관이 막히면서 신경학적인 장애가 나타나는 것을 말한다. 뇌경색은 동맥경화나 심장병, 뇌혈관 기형, 혈관박리 등이 원인이다. 60세 이상 고령이거나, 당뇨병, 고혈압, 고지혈증, 흡연, 음주, 비만 등은 동맥경화의 원인이므로 뇌경색의 위험인자가 된다.

또 심장 질환(심근경색, 부정맥, 판막질환)으로 인하여 색전성의 뇌경색이 생길 수 있다. 잦은 피임약 복용도 뇌경색의 위험인자로 작용하여 뇌혈관이 막힐 수 있다.

뇌경색은 신경학적인 증상들이 갑작스럽게 나타나는 것이 특징이다. 잠을 자기 전에 멀쩡했다가 이튿날 아침에 일어나보니 밤새 발병해 있는 경우도 많다. 주요 증상은 팔다리의 마비, 감각 이상, 언어 장애, 의식의 변화, 실신, 경련, 보행 장애, 배뇨 장애, 두통, 시력 장애, 안면 신경 마비, 음식물을 잘 못 삼킴, 치매, 구토, 어지러움, 운동 실조 등이 있다.

3) 뇌출혈

뇌출혈은 뇌혈관이 터지는 질환으로, 뇌경색(허혈성 뇌졸중)과 뇌출혈(출혈성 뇌졸중)을 합쳐 뇌졸중이라고 한다. 뇌출혈은 두개 내에 출혈이 있어 생기는 모든 변화를 말하는 것으로 출혈성 뇌졸중이라고도 한다. 뇌출혈은 여러 가지 방법으로 구분하고 있으나 크게 외상에 의한 출혈과 자발성 출혈로 구분할 수 있다.

외상에 의한 출혈은 급성 경막하 출혈, 만성 경막하 출혈, 경막외 출혈 등 두부 외상과 직간접적으로 연관이 있는 출혈을 말한다. 자발성 뇌출혈이란 고혈압성 뇌출혈, 뇌동맥류, 뇌동정맥 기형, 모야모야병, 뇌종양 출혈, 전신 질환 가운데 출혈성 경향이 있는 경우와 같은 질환 중에 뇌출혈을 일으킨 것을 말한다. 이 중 고혈압성 뇌출혈은 뇌출혈 발병률 60%로 만성 고혈압과 관련 있는 경우가 많으며, 혈압 상승의 정도 및 기간과 관련이 있다.

뇌출혈 증상은 머리가 무겁고 귀가 울리며, 잠이 잘 오지 않고, 어깨 통증 등이며 고혈압 증세와 비슷하다. 건강해보이는 사람에게도 갑자기 일어나는 것이 특징으로, 발작을 일으키면 갑자기 의식을 잃고 혼수상태에 빠지기도 한다.

4) 뇌종양

뇌, 뇌막, 뇌혈관 또는 신경 등에 일어나는 모든 종양을 말한다. 결핵, 매독 또는 암이나 내종으로 나타난다. 일반적으로 두통, 구토, 시력 감퇴, 난청, 이명, 눈이 보이지 않는 증상이 나타난다.

뇌종양의 정확한 원인은 밝혀지지 않았다. 다만 1900년대 초, 기계충을 없애려고 머리에 방사선을 조사하였는데 뇌종양이 발생하여 뇌종양과 방사선과의 연관성이 보고된 정도다. 신경섬유종증과 같은 일부 뇌종양에서 유전성 경향을 보이기는 하나, 대부분은 유전되지 않고 전염되지도 않는 병이다.

뇌종양은 발생 부위에 따라 여러 가지 증상을 나타낸다.

뇌간은 감각신경 신호와 운동신경 신호가 뇌로 가는 경로로 뇌간에 생긴 종양은 안구 운동, 운동마비, 감각마비 같은 뇌 신경증후군을 일으킨다. 또한 뇌간은 심장 박동, 호흡, 혈관운동 기능에도 관여한다.

소뇌는 운동 조정을 담당하는데 이 부위에 생긴 종양은 오심, 구토, 균형감각 소실, 복시(1개의 물체가 2개로 보이거나 그림자가 생겨 이중으로 보이는 것), 보행 장애, 미세한 운동 장애 등을 유발한다.

전두엽은 판단과 감정, 운동 능력 같은 한 단계 높은 차원의 인지적 기능을 담당하며 이 부위에 생긴 종양은 성격 변화, 우울증이나 조울증 등을 유발한다. 다른 증상으로는 편마비, 보행 장애, 운동력 저하 등을 들 수 있다.

후두엽은 시야를 담당하며, 이 부위의 종양은 부분 또는 완전 시야결손을 유발한다.

두정엽은 감각, 지각, 언어력을 담당하는 부위로 이 부위의 종양은 빛, 감각, 압력에 대한 인지력을 떨어뜨린다. 다른 증상으로는 좌우 구별의 손상, 시공간 파악능력의 손상을 가져오기도 한다.

측두엽은 언어, 청각, 감정 변화 등을 담당하며 이 부위의 종양은 공격적인 행동, 언어표현의 어려움, 기억장애 등을 유발한다.

뇌종양은 증상이 매우 다양하여 치매나 정신병으로 오진 받아 정신과에서 오랜 시간을 허비하기도 하고, 시력 저하가 주 증상으로 나타나면 안과에서 시간을 허비하기도 한다. 또 배뇨장애가 주 증상이면 비뇨기과에서, 구토 및 소화불량 등이 주 증상이면 소화기내과에서 불필요한 검사를 하면서 오랜 시간을 허비하여 치료시기를 놓치는 경우가 많다.

뇌종양의 원인은 명확하게 밝혀진 것이 없으므로 뇌종양을 예방할 수 있는 특별한 방법은 없다. 조기진단만이 최선이다.

나. 예방이 중요하다

모든 질환이 그렇듯 뇌 질환도 규칙적으로 운동해야 한다. 1주일에 4회 이상, 1회당 30분 이상 약간 땀이 날 정도로 하는 것이 좋다. 환절기와 수은주가 급속히 떨어진 날에는 몸의 보온에 각별한 신경을 써야 한다.

첫째, 음식은 과식하지 않으며 짜게 먹지 않는다. 특히 기름진 음식은 피해야 한다. 반드시 금연하고 술은 삼가는 것이 원칙이지만, 부득이 한 경우는 한두 잔 정도가 좋다. 고혈압, 심장병, 당뇨병, 동맥경화증, 고지혈증 등 때문에 의사가 처방한 약

자가진단: 뇌, 신경학 기능

다음은 자신이 얼마나 건강한지 진단해 보는 뇌, 신경학 기능에 관한 설문 내용이다. 각 질문지에 해당하는 번호에 점검하고 합산한다.

0은 전혀 없거나 거의 없다, 1은 일주일에 1~2회, 2는 일주일에 3~6회, 3은 매일.

01	머리가 무겁게 느껴진다.	0	1	2	3
02	두통이 있다.	0	1	2	3
03	귀에서 윙윙거리는 소리가 난다.	0	1	2	3
04	손이 떨린다.	0	1	2	3
05	팔다리가 무겁게 느껴진다.	0	1	2	3
06	손발의 감각이 떨어졌다.	0	1	2	3
07	손발이 저리다가 다른 쪽으로 퍼져 나간다.	0	1	2	3
08	균형을 잃어버린다.	0	1	2	3
09	근육에 힘이 없다.	0	1	2	3
10	물건을 쥐기가 힘들다.	0	1	2	3
11	조금만 일을 해도 힘들다.	0	1	2	3
12	10시간 이상 잠을 잔다.	0	1	2	3
13	다리에 힘이 없다.	0	1	2	3
14	손 조작이 느려지고 움직이는 데 힘이 든다.	0	1	2	3
15	불안하고 근심이 많다.	0	1	2	3
16	정신이 혼란하고 기억력이 없다.	0	1	2	3
17	말투가 느려졌다.	0	1	2	3
18	호흡이 곤란하다.	0	1	2	3
19	사물이 희미하게 보인다.	0	1	2	3
20	눈꺼풀이 내려온다.	0	1	2	3
21	잘 넘어지고 안정감이 없다.	0	1	2	3
22	시각, 청각, 미각이 떨어졌다.	0	1	2	3
23	몸에 경련이 일어난다.	0	1	2	3
	합계				

☞ 검사 결과: 합계가 5점 이하면 정상의 범주에 든다. 6~15점은 적지 않은 위험요인이 있으니 건강관리에 힘써야 한다. 16점 이상은 뇌, 신경학 기능에 큰 위험을 안고 있으니 전문의의 상담과 치료가 필요하다.

은 마음대로 중단해서는 안 된다.

둘째, 스트레스를 최대한 빨리 건전한 방법으로 푼다. 갑작스런 마비, 발음이 부정확해지거나 다른 사람의 말을 못 알아들을 경우, 어지럼증으로 비틀거림, 한쪽 또는 양쪽 눈이 갑자기 침침해지거나 시력이 떨어지는 경우, 전과 다른 두통 등의 뇌졸중 증상이 나타났을 때에는 지체 없이 뇌졸중 전문의가 있는 병원으로 가야 한다. 아무리 늦어도 발병 후 3시간 이내에 병원에 도착하는 것이 좋다.

셋째, 채소나 과일을 통해 단백질과 철을 섭취하고 호두, 씨앗류, 카놀라유를 이용해 콜레스테롤을 방지한다. 또 비타민 보호막을 만들어주는 브로콜리, 시금치, 고구마, 견과류를 많이 먹는다.

넷째, 뇌를 강화하는 두뇌 운동을 꾸준히 하는 것도 도움이 된다. 정신운동으로는 신문이 책 읽기, 퍼즐, 십자말풀이, 카드놀이가 좋다.

마지막으로, 뇌를 위협하는 최대의 요인은 불면이다. 잠을 제대로 못자면 기억력은 엉망이 된다. 또 우울증 치료제, 수면제, 진통제 등의 약품도 피하는 것이 좋다.

내 몸에 맞는 영양소는?

▷ **콜린** : 콜린은 체내에서 지질, 인산 등과 함께 레시틴을 만든다. 레시틴은 콜레스테롤을 유화해 동맥에 쌓이지 않게 하여 동맥경화를 예방하고 뇌혈관성 치매로 발전될 위험을 경감한다. 콜린은 기억력을 높여주므로 최근 건망증이 심해졌다면 콜린의 결핍을 의심해본다. 콜린은 돼지 간, 달걀, 소의 간, 콩, 땅콩, 고구마 등에 많이 함유되어 있다.

▷ **오메가-3 지방산** : 혈액순환의 장애를 개선하고 혈중 콜레스테롤의 수치를 조절한다. 불포화 지방산으로 혈전 용해, 혈관 확장에 의한 흐름을 개선하여 뇌혈관 장애를 예방하고 재발을 막는다. 마비된 손에 힘이 생긴다.

▷ **DHA** : EPA처럼 불포화 지방산으로 체내에서 합성된다. 뇌혈관 장애를 예방하고 개선하는 효과가 있음이 인정되었다. 특히 우리 몸에 해로운 콜레스테롤을 줄이고 유용한 콜레스테롤을 늘리는 작용을 한다. 생선의 지방을 섭취한 후 간장에서 혈장 속의 콜레스테롤 분비가 줄어드는 것이 확인되었다.

▷ **비타민c** : 탄력 있는 혈관으로 만들어주고 터지는 것을 막는다. 면역력을 키운다. 결핍되면 뇌졸중에 걸릴 위험이 2배로 늘어난다.

▷ **감마리놀렌산** : 혈전을 예방하고 개선하며 심근경색, 뇌경색, 폐경색 예방과 치료에 효과가 있다.

▷ **코큐텐** : 혈액의 흐름을 촉진하기 위해 산소와 에너지를 공급한다.

▷ **식이섬유** : 높아진 혈중 콜레스테롤의 수치를 억제한다. 나트륨과 결합하여 체외로 배출한다. 뇌혈관 장애를 예방하며 재발을 방지한다.

▷ **레시틴** : 뇌 기능 활성화에 탁월한 효과를 보인다.

▷ **식이섬유** : 수용성 식이섬유 중에서 해조류의 식이섬유에는 알긴산이라는 성분이 있는데, 나트륨과 결합하여 배설을 촉진한다. 식염 섭취로 인한 고혈압을 개선하고 뇌혈관 장애를 예방하며 재발을 방지한다. 물에 녹지 않는 식이섬유는 고혈압을 악화하는 변비를 개선한다.

▷ **타우린** : 타우린의 교감신경 억제작용은 식염의 과잉 섭취로 생기는 고혈압을 개선한다. 혈중 콜레스테롤 수치를 내리고 혈전 생성을 억제한다. 뇌혈관 장애를 예방하고 재발 방지가 있다. 타우린은 조개류와 오징어, 문어와 같은 검붉은 살에 많이 함유되어 있다.

12. 비만

정확한 비만 진단법은 체중보다 체지방 수치로 판단한다. 보디빌더는 체중이 많이 나가지만, 거의 근육으로 체내 지방이 적다. 올바른 비만 탈출 방법은 체중을 떠나 과다하게 쌓인 체지방을 줄이는 것이다. 체중이 많이 나가지 않는데도 체질량 지수가 높은 사람들이 많다. 이런 사람들은 마른 비만으로 당뇨, 고혈압, 이상지질혈증 등 성인병에 노출될 위험이 크다.

비만을 질환으로 판단하게 하는 체지방은 피부 아래 존재하는 피하 지방과 체내에 있는 내부 지방으로 구분된다. 내부 지방은 복부나 흉부, 골반 내부 장기 주위에 쌓인 지방과 장기에 직접 쌓인 지방이 있다.

복부 내장을 둘러싼 지방을 '내장지방'이라고 하는데, 내장지방이 많으면 질병

위험도가 높아진다. 근육, 간, 심장처럼 장기에 직접 쌓인 지방이 많으면 당뇨뿐 아니라 심장병, 뇌졸중, 고혈압 등의 발병 우려가 커진다.

남성은 여분의 지방을 복부에 저장한다. 여성은 호르몬의 영향을 받아 폐경 전에는 엉덩이나 허벅지, 아랫배, 유방에 저장되다가, 폐경 이후 남성처럼 복부에 주로 저장된다.

비만의 원인은 다양하다. 의식주가 서구화되다 보니 기름진 식사를 많이 하고, 현대화된 생활양식에 맞춰 활동량이 줄어든 것이 주된 원인이다. 또한 수면 시간이 부족하면 체내 렙틴이나 그렐린 같은 식욕을 조절하는 호르몬 분비에 변화가 생긴다.

체중 감량을 위해 '담배를 피우면 살이 찌지 않는다'는 생각으로 흡연하는 사람들도 있는데, 흡연은 지방을 복부에 축적해 복부 비만이 될 위험을 높인다. 대사증후군 위험도 커져 체중 조절을 위해 담배를 피우면 오히려 비만을 악화시킬 수 있다.

술을 마시는 것도 비만 위험을 높인다. 알코올은 지방이 풍부한 음식에 대한 식욕을 자극하고 간에서 알코올 분해를 먼저 해 지방 분해를 방해하게 한다.

우울증과 스트레스는 복부 비만과 내장지방 축적에 영향을 미친다. 심리적 영향은 몸의 에너지 균형을 무너트려 비만을 일으킬 수 있다. 과체중인 사람은 스트레스, 우울, 외로움, 분노 등으로 먹는 것을 조절하지 못한다는 연구결과도 있다.

가. 증상부터 알아야 한다

내장 비만은 쉽게 자가진단으로 알 수 있다. 남성은 허리둘레가 35인치(90cm) 이상인 경우, 여성은 허리둘레가 33인치(85cm) 이상인 경우 내장 비만으로 본다.

다음 질문지를 보고 자신에게 해당하는 문항을 세어 본다.

나. 예방이 중요하다

지방을 없애 감량된 체중을 유지하기 위한 효과적인 방법으로 에너지를 제한하여 식사하는 방법이 있다. 체중 감량과 유지 측면에서는 식사를 무리하게 절제하는 것보다 적절한 섭취를 하면서 생활습관에 변화를 주는 것이 좋다

자가진단: 내장지방			
01	변비가 오랫동안 유지되고 있다.	예	아니오
02	콜레스테롤 수치가 높은 편이다.	예	아니오
03	하루 3잔 이상 설탕과 크림을 넣은 커피를 마신다.	예	아니오
04	오후 8시 이후 야식을 먹는다.	예	아니오
05	달거나 짠 자극적인 음식을 좋아한다.	예	아니오
06	빨리 먹는 편이다.	예	아니오
07	스트레스를 받으면 폭식한다.	예	아니오
08	저녁 식사 후 바로 잠자리에 든다.	예	아니오
09	아침을 안 먹는다.	예	아니오
10	집에서 밥을 먹는 횟수가 일주일에 5회 미만이다.	예	아니오
11	하루에 걷는 시간이 한 시간이 채 안 된다.	예	아니오
12	허기가 지면 기운이 없어진다.	예	아니오
13	똑바로 섰을 때 엄지발가락이 안 보인다.	예	아니오
	합계		

☞ 검사 결과: 아래 문항 중 5개~9개에 해당하면 내장 비만으로 진행될 가능성이 높다. 10개 이상이면 내장에 지방이 쌓인 상태이므로 체계적인 관리가 필요하다.

저열량 식사는 하루 800~1,500kcal를 먹는 것이다. **평소 먹던 양에서 하루 500kcal를 줄이면 일주일에 0.5kg의 체중 감량 효과가 있다. 하루 섭취량의 25% 수준을 감소한다고 생각하면 쉽다.** 저열량 식사를 꾸준히 하면 초기 체중의 15~20%가량 감량할 수 있고 심혈관 질환, 수면 무호흡증, 위·식도 역류 질환 같은 질병 증세가 좋아진다.

다이어트에는 운동이 빠질 수 없다. 운동에는 유산소운동과 근력 운동이 있는데, 체지방을 줄이기 위해서는 유산소운동이 효과적이다. 자신의 최대 운동능력의 70% 이내로 운동 강도를 유지하면서 걷기, 조깅, 자전거 타기, 에어로빅 등을 한다. 점차 숨이 가쁘면서 땀이 나는 운동을 장시간 지속하면 에너지원으로 당분뿐 아니라 지방이 연소하여 체지방이 줄어든다.

자가진단: 탄수화물 중독

탄수화물은 인체를 구성하는 데 필요한 3대 영양소 중 하나로 활동 에너지를 만든다. 하지만 에너지로 쓰이고 남은 탄수화물은 모두 지방으로 전환된다. 과도한 탄수화물 섭취는 비만의 원인이 되므로 주의해야 한다.

하루에 운동으로 소모되는 에너지보다 탄수화물 섭취가 더 많다면 운동을 하더라도 효과가 없다. 과자, 빵, 피자, 햄버거를 손쉽게 사먹을 수 있게 되면서 탄수화물의 섭취가 늘어났고 탄수화물 중독이 의심되는 사람들이 늘어났다.

아래 문항은 탄수화물 중독에 걸린 사람의 증상이다. 다수의 증상이 자신의 모습과 일치한다면 탄수화물 중독을 의심해야 한다.

01	아침을 배불리 먹었는데도 점심시간 전에 배가 고프다.	예	아니오
02	밥, 빵, 과자 등의 음식을 먹기 시작하면 끝이 없다.	예	아니오
03	음식을 금방 먹은 후에도 만족하지 못하고 더 먹는다.	예	아니오
04	저녁을 먹고 간식을 먹지 않으면 잠이 오지 않는다.	예	아니오
05	배가 안 고파도 먹는다.	예	아니오
06	스트레스를 받으면 먹고 싶어진다.	예	아니오
07	주변에 항상 과자나 군것질거리가 있다.	예	아니오
08	오후 5시가 되면 배고파서 일이 손에 안 잡힌다.	예	아니오
09	빵, 과자, 초콜릿 등 단 음식을 상상해도 먹고 싶다는 자극을 많이 받는다.	예	아니오
10	다이어트 결심이 3일을 못 간다.	예	아니오
	합계		

☞ 검사 결과: 위 문항 중 3개 이상은 탄수화물 중독 가능성이 있다. 6개 이하는 중독될 위험성에 노출되어 있으며, 7개 이상은 탄수화물 중독에 걸린 상태로 자신의 상태를 점검하고 식이요법을 시작해야 한다.

내 몸에 맞는 영양소는?

▷ **식이섬유 :** 식이섬유를 충분히 먹으면 탄수화물의 섭취를 줄이고 지방으로 저장되는 것을 막는다. 위에 머무는 시간이 길어 포만감을 주어 식사할 때 많이 먹으면 식사량을 줄여준다. 콜레스테롤의 흡수를 막고 혈당 상승을 억제하며 혈압을 낮춘다.

▷ **녹차 추출물 :** 녹차에 있는 폴리페놀 성분은 에너지 소비를 촉진하고 지방 흡수를 억제하여 다이어트에 효과적이다.

▷ **칼슘과 비타민D :** 칼슘 섭취가 많은 사람은 적은 사람보다 체중 감량에 효과가 있다고 밝혀졌다. 칼슘과 비타민D는 혈관, 체액, 근육, 세포, 내장, 신경 등에 존재하여 신경 기능, 생리 기능, 생명 기능에 작용한다. 칼슘은 체내 흡수율이 낮아 신체에서 가장 부

족하기 쉬운 영양소다. 비타민D가 부족하면 칼슘의 흡수가 방해되고 함께 섭취했을 때 칼슘의 흡수율을 80%까지 올릴 수 있다.

▷ **키토산** : 동물성 식이섬유로 장내 환경을 개선한다. 숙변을 제거하는 정장 작용에도 효과적이다. 유해균의 증식을 억제하고 비피더스균과 유산균과 같은 유익한 균이 증식하도록 돕는다. 혈중 지방질을 흡착하여 체외로 배출해 체중을 줄이는 역할도 한다. 콜레스테롤의 수치를 떨어트리며 당분이 흡수되지 않도록 억제한다. 섭취한 총 지방의 40% 가까이 흡수되지 않도록 억제하는 기능도 있다.

▷ **마그네슘** : 대사에 관여하는 효소의 활성화를 돕고 탄수화물을 포도당이 아닌 에너지로 바꾸는 없어서는 안 되는 미네랄 중 하나다.

▷ **칼륨** : 비만의 합병증 중 고혈압의 원인인 염분을 배출하는 작용을 한다.

▷ **비타민C** : 콜레스테롤 대사 및 콜레스테롤 수치의 상승을 막는다.

▷ **비타민E** : 불포화 지방산의 산화를 막고 고콜레스테롤, 고혈압, 고혈당 등의 증상을 예방하고 개선한다.

▷ **오메가-3 지방산** : 비만이나 과체중인 사람이 먹으면 체중 감량에 효과가 있다. 내장지방이 많아 중성지방 수치가 높은 사람이 먹으면 수치가 낮아진다.

13. 암

한국인 3명 중 1명이 암에 걸리는 시대다. 암은 남녀노소를 불문하고 찾아오며 남의 이야기로 치부하기엔 우리 삶 속 깊숙이 자리 잡고 있다.

인간의 몸을 구성하는 가장 작은 단위는 세포다. 정상적으로 세포는 세포 내 조절기능에 의해 분열하며 성장하고 죽어 없어지기도 하며 세포 수의 균형을 유지한다. 어떤 원인으로 세포가 손상을 받으면, 치료를 받아 회복하여 정상적인 세포로 다시 역할을 하며, 회복이 안 되면 스스로 사멸한다.

그러나 여러 가지 이유로 인해 세포의 유전자에 변화가 일어나면 비정상적으로 세포가 변하여 불완전하게 성숙하고, 과다하게 증식한다. 몸속에서 비정상적으로 자라난 덩어리를 '종양'이라고 한다.

종양에는 양성 종양과 악성 종양이 있다. 양성 종양은 비교적 서서히 성장하며 신체 여러 부위에 확산하고 전이하지 않으며 제거하여 치유할 수 있는 종양이다. 특이한 경우를 제외하고 대개의 양성 종양은 생명에 위협을 초래하지는 않는다.

이와 달리 **악성 종양은 빠른 성장과 침윤성, 성장 및 체내 각 부위에 확산, 전이하여 생명에 위험을 초래한다. 결국, 암은 바로 악성 종양과 같은 말이다.**

암으로 인해 나타나는 징후와 증상은 암의 종류, 크기와 위치에 따라 다양하다. 암으로 인한 증상과 징후는 암 조직 자체의 영향, 주위의 장기와 구조물에 영향을 줄 때 생긴다. 또한 암이 몸의 다른 부위로 전이된다면 징후와 증상은 매우 다양하게 나타날 수 있다.

암의 초기 단계에는 특별한 증상이 없는 경우가 많다. 또 증상에 특이한 점이 없으므로 다른 질환과 구분하기도 어렵다. 암이 자라면서 주위의 기관, 구조물, 혈관, 신경을 압박하게 되면서 비로소 여러 징후와 증상이 나타난다.

예를 들어, 좁은 공간에 있으며 주위에 복잡한 기관이 많은 뇌하수체에 생긴 암 같은 경우는 작은 경우라도 그 증세와 징후가 빨리 나타난다. 또 암이 피부 가까이에서 커진다면 덩어리로 만져지기도 한다. 그러나 췌장처럼 넓은 복강에 있으며 주위에 복잡한 장기나 기관이 없는 곳에서 생긴 암은 상당히 큰 크기로 자랄 때까지 특별한 증세와 징후가 나타나지 않기도 한다.

폐암 등은 기관지를 자극하여 기침을 유발한다. 또 암이 신경, 혈관을 누르거나, 뼈 등으로 전이된 경우는 통증을 일으킬 수도 있다. 위암과 대장암처럼 암이 성장하여 조직에서 출혈하는 경우 혈변과 빈혈을 일으키고, 폐암은 객혈, 방광암에서는 혈뇨 등이 생긴다.

암은 체중 감소, 발열, 피로, 전신 쇠약, 식욕 저하, 면역력 저하 등의 전신적인 증세를 보인다. 이는 암세포에서 만들어진 물질이 혈관을 통해 전신으로 퍼지며 신진대사에 영향을 주기 때문이다.

가. 증상부터 알아야 한다

무심코 지나친 작은 증상이 사실은 내 몸을 살리려는 작은 신호였다면? 암은 한 국인 사망률 1위로 현대인이 가장 무서워하는 병이다. 그러나 암은 초기에 발견하여 치료한다면 완치할 수 있으므로 작은 신호도 놓쳐서는 안 된다.

1) 대장암 초기 증상

대장에 생긴 암세포로 이루어진 악성 종양이다. 대장은 소화기관의 마지막 부위로 수분과 전해질을 흡수한다. 대장은 파이프 모양의 관으로 안쪽에서부터 점막층, 점막 하층, 근육층, 장막층으로 이루어졌다. 대부분 대장암은 대장의 점막에서 생긴다.

- 혈변 : 검은색의 혈변을 본다.
- 복통 : 배를 잡아당기는 통증이 있다.
- 소화 장애 : 가장 기본적인 증상이다. 소화불량, 헛배, 더부룩함을 느낀다.
- 기타 : 두통, 불면증, 현기증, 신경과민, 기억력 및 집중력 감퇴, 성 기능·방광· 자궁·전립선 약화, 고혈압, 고지혈증, 편도선, 천식 등.

모든 병의 근원은 장이 건강하지 못해 생겨난다. 대장암에 걸렸을 때는 대변이 묽게 나오면서 혈흔이 묻어나기도 한다. 체중과 근력이 감소하며 설사와 변비가 반 복되다 혈변이 자주 나온다. 복부가 팽창하는 느낌이 들며 통증이 심해진다.

자가진단: 대장암

아래 사항 중 한두 가지 증상이 2주일 이상 지속하면 대장암 검진을 받아봐야 한다.

01	잦은 설사와 변비를 번갈아가며 한다.	예	아니오
02	혈변, 점액변, 지방변으로 배변의 형태가 좋지 않다.	예	아니오
03	가늘어진 변, 검붉은 변을 눈다.	예	아니오
04	배변 시 복통이 느껴진다.	예	아니오
05	배변 후에도 잔변감이 느껴진다.	예	아니오

06	이유 없이 어지럽다.	예	아니오
07	위경련 및 위장의 포만감을 느낀다.	예	아니오
08	체중이나 근력이 줄었다.	예	아니오
09	입맛이 없고 소화불량이 잦다.	예	아니오
10	구토하거나 구역질이 난다.	예	아니오
	합계		

2) 위암 초기 증상

위암은 대부분 위 점막의 분비선을 구성하는 세포에서 기원하는 선암으로, 보통 위암이라고 하면 위의 선암을 지칭한다. 위벽은 점막층, 점막하층, 근육층, 장막층의 네 부분으로 구성돼 있으며 위암은 위 점막에서 발생해 시간이 지나면서 위암세포가 위벽을 파고들어 점막하층, 근육층, 장막층을 지나 위 밖으로 퍼지고 위 주변의 림프샘으로도 퍼진다.

위암은 조기 위암과 진행성 위암으로 구분된다. 조기 위암은 위의 점막층과 점막하층에만 국한된 위암을 의미하는 것으로, 수술 후 5년 생존율이 95~100%에 이른다. 하지만 위의 어느 부위까지 침범했느냐를 기준으로 하는 것이므로 위의 병변 외에 위 주변으로 림프샘으로의 전이나 혈관 침범이 있을 수 있고, 이런 경우에는 예후가 나쁠 수 있다.

위암은 증상이 없는 경우가 흔하다. 하지만 소화불량, 속 쓰림, 상복부 통증이나 불편함, 체중감소, 식욕 감퇴, 피로 등이 있을 수 있고 위암이 진행된 경우, 위에서 십이지장으로 넘어가는 부분이 막혀 구토가 생길 수 있다.

특히 조기 위암의 경우 80% 이상에서 특별한 증상이 없이 우연히 발견된다. 따라서 증상만으로 조기 위암을 진단하는 것은 거의 불가능하다. 결국, 1~2년마다 정기적으로 내시경 검사를 받아야 한다.

– 딸꾹질 : 횡격막이 수축하면서 발생하지만, 위암 초기 증상이기도 하다. 딸꾹질을 자주 하는 편이라면 의심해봐야 한다.
– 소화불량 : 속이 이유 없이 더부룩하거나 쓰리다.

– 체중 감소 : 입맛이 없고 소화가 안 돼 먹는 음식이 줄어 체중이 감소한다.

– 구토 : 이유 없는 메슥거림과 구역질, 구토가 가장 흔한 증상이다.

– 복부 통증 : 상복부에 불쾌감이 느껴지며, 조금 먹었는데 식후 팽만감이 느껴진다.

자가진단: 위암

위암은 초기 발견이 중요하다. 아래 사항은 위암 조기 증상으로 한 가지라도 자주 반복되거나 지속적인 증상이 있다면 반드시 전문의를 찾아 건강검진을 받아야 한다.

01	음식을 많이 섭취하지 않아도 속이 더부룩하고 잘 체한다.	예	아니오
02	메스껍고 구역질이 난다.	예	아니오
03	음식을 먹지 않아도 트림을 자주 한다.	예	아니오
04	공복감이 심한데, 음식을 넘기기가 힘들다.	예	아니오
05	피를 토하거나 혈변을 본다.	예	아니오
06	체중이 급격히 줄었다.	예	아니오
07	가만히 있어도 피곤하고 머리가 자주 어지럽다.	예	아니오
08	배가 유독 튀어나오거나 혹 같은 것이 만져진다.	예	아니오
09	구토가 잦고 입에서 역한 냄새가 난다.	예	아니오
10	명치 끝이 자주 아프다.	예	아니오
	합계		

3) 간암 초기 증상

간은 복부의 오른쪽 위쪽에 위치하는 가장 큰 내장기관으로 입을 통해 섭취돼 위장관에서 소화, 흡수되는 물질 대부분을 일차적으로 걸러내는 수문장 역할을 한다. 그뿐만 아니라 영양분의 대사와 저장, 단백질과 지질의 합성, 면역 조절 등 정상적인 신체 기능 유지에 필수적인 생화학적 대사기능을 대부분 담당하고 있다.

급성간염, 만성간염, 간경변증, 간암 등의 간 질환을 앓는 사람은 병의 진행 단계에 따라 여러 가지 간 기능이 저하되는 증상이 동반된다. **간암은 주로 만성 바이러스 간염(B형·C형간염)이나, 과도한 음주 습관 등의 위험요소를 가지고 있는 사람들에서 발생하며, 위험요소를 가지고 있지 않은 일반인에게서는 거의 생기지 않는 특징**

'침묵의 장기'라 불리는 간은 암 진행 초기에는 아무런 증상이 없다가, 어느 정도 진행된 후부터 여러 가지 증상을 나타내는 것으로 유명하다. 간암 초기증상은 위장병 증상과 비슷하다.

다음은 간 질환 자가 검진표이다. 아래 18가지 사항 중 3가지 이상에 해당하면 전문의에게 간 질환 유무를 확인하는 것이 좋다.

01	가족 중 간 질환 환자가 있거나 간 질환으로 숨진 사람이 있다.	예	아니오
02	과도한 음주를 지속하고 있다.	예	아니오
03	수혈을 받은 적이 있다.	예	아니오
04	당뇨, 비만, 고혈압이 있다.	예	아니오
05	배에 가스가 자주 찬다.	예	아니오
06	입에서 역한 냄새가 계속 난다.	예	아니오
07	눈의 흰자위와 피부가 노랗게 변한다.	예	아니오
08	뚜렷한 이유 없이 피로감이 지속된다.	예	아니오
09	나이에 맞지 않게 여드름이 난다.	예	아니오
10	목이나 가슴, 배에 붉은 혈관이 보인다.	예	아니오
11	우측 상복부에 통증이 느껴진다.	예	아니오
12	소화가 잘 안 되고 구역질이 자주 나타난다.	예	아니오
13	약한 자극에도 잇몸에 출혈이 생긴다.	예	아니오
14	이유 없이 체중이 감소한다.	예	아니오
15	다리가 붓는다.	예	아니오
16	오른쪽 어깨가 불편해서 돌아누워 잔다.	예	아니오
17	여성은 털이 많아진다.	예	아니오
18	남성은 성 기능이 떨어지고 유두가 커진다.	예	아니오
	합계		

이 있다. 간암 환자의 약 70% 정도는 B형간염, 약 10% 정도는 C형간염 바이러스와 연관이 있으므로 간염 환자라면 정기적인 검진이 필요하다.

- 소화불량 : 소화가 안 되고 가스가 차고 설사와 변비 증세가 번갈아 나타난다.
- 감기 : 열이 나고 오한이 난다.

- 피로 : 성욕 감퇴, 식욕부진, 의욕 상실, 권태감, 피로감이 나타난다.

- 복부 압박 : 배가 부르거나 복통이 동반되며 낯빛이 창백해진다.

- 눈 피로 : 간과 눈은 관계가 깊어서 간이 안 좋으면 눈이 피곤해진다. 황달 증상이 심해진다.

- 대소변 색 변화 : 대변은 하얗게, 소변은 짙은 갈색으로 변한다.

- 오른쪽 어깨 통증 : 이유 없이 오른쪽 어깨에 극심한 통증이 느껴진다. 횡격막 주위의 간 표면에서 암이 발생하는 경우는 오른쪽 어깨 부위에 통증을 일으킨다.

- 오른쪽 상복부 통증 : 암세포가 커지며 신경을 자극하여 오른쪽 상복부 또는 명치 부위에 지속적이고 둔한 통증이 느껴진다.

4) 폐암 초기 증상

폐에 생긴 악성 종양으로 암세포가 폐를 구성하는 조직에서 발생한 원발성 폐암과 암세포가 다른 기관에서 생겨나 혈관이나 림프관을 따라 폐로 이동해 증식하는 전이성 폐암으로 나뉜다.

암으로 인한 사망률이 가장 높으며 흡연이 보편화하면서 급격히 늘기 시작하여 오늘날 가장 치명적으로 건강을 위협하는 질병이다. 흡연자는 비흡연자보다 폐암에 걸릴 위험이 크게는 80배까지 증가한다. 비흡연자도 폐암에서 벗어날 수는 없다. 간접흡연과 석면, 라돈가스, 가족력 등도 폐암의 원인으로 밝혀졌다.

폐암의 증상이 겉으로 나타났다고 하면 이미 암이 상당히 진행된 것으로 폐암은 초기증상을 거의 느낄 수 없다. 어느 정도 폐암이 진행한 후에도 기침, 가래 등 일반 감기 증세와 비슷한 증상만 나타나는 경우가 많다.

- 기침 : 잦은 기침을 한다. 감기약을 먹어도 낫지 않는다. 가장 흔한 증상으로 무심코 지나치기 쉽다.

- 가래, 객혈 : 피가 섞인 가래가 나오고, 기침할 때 피가 나온다.

- 호흡 곤란 : 가만히 있어도 숨이 차고, 호흡곤란이 일어난다.

- 흉부 통증 : 폐암 환자 3분의 1이 가슴에 통증을 느낀다.

- 목이 쉰 소리 : 성대 신경은 폐와 기관 사이의 공간을 지나는데 폐암이 침범하

면서 성대가 마비되고 쉰 목소리로 변한다.

 - 상대정맥 증후군 : 암이 상대정맥 주위에서 생겨 상대정맥을 압박하여 혈액순환에 장애가 생긴다. 몸이 심하게 부으며 얼굴 부종, 호흡곤란, 머리의 압박감이 나타난다.

자가진단: 폐암

다음 폐암 자가진단 사항 중 2가지 이상에 해당한다면 폐암을 의심해봐야 하며, 전문의의 정확한 진단을 받아봐야 한다.

01	감기처럼 기침과 가래가 2주 이상 지속된다.	예	아니오
02	목이 자주 쉬고 좀처럼 낫지 않는다.	예	아니오
03	기침을 할 때 가래와 피가 나온다.	예	아니오
04	숨이 차고 숨 쉴 때 쌕쌕거리는 소리가 난다.	예	아니오
05	피부가 검게 변하고 얼굴과 목이 자주 부어오른다.	예	아니오
06	가슴에 통증이 느껴지고 두통, 요통 증상이 있다.	예	아니오
07	어깨 결림이 심해졌다.	예	아니오
08	식욕이 없고 체중이 줄었다.	예	아니오
09	헛구역질을 하거나 구토 증상이 있다.	예	아니오
10	온몸의 피부색이 검게 변했다.	예	아니오
11	이유 없이 갈비뼈가 부러졌다.	예	아니오
12	얼굴이나 목이 심하게 부었다.	예	아니오
	합계		

5) 갑상샘 암 초기 증상

갑상샘은 목 앞쪽에 자리하며 날개를 활짝 편 나비와 비슷한 모양을 가지고 있다. 갑상샘은 인체에 중요한 갑상샘 호르몬을 만들어 이를 갑상샘에 저장하고, 필요한 기관에 갑상샘 호르몬을 혈액 내에 내보내는 기능을 한다.

갑상샘에 어떠한 원인으로 인해 결절(맺힌 마디 또는 혹)이 생기는 갑상샘 결절은 비교적 흔한 질환으로 결절의 종류에 따라 양성, 악성(암), 낭종 등으로 나뉘는데, 이 중 악성 종양은 갑상샘 결절의 약 5%를 차지한다.

한국중앙암등록본부가 2010년 발표한 자료를 보면 **우리나라에서 갑상샘암은 위**

암에 이어 두 번째로 많은 암 발생 비율을 차지하고 있다. 갑상샘암은 남성보다 여성에게서 3배 정도 많이 발생하며 유방암과 위암을 제치고 여성암 중 가장 많이 발생하고 있다.

갑상샘암 발병률이 이처럼 빠르게 증가한 가장 큰 이유는 갑상샘에 관한 관심이 높아지면서 초음파검사나 혈액검사로 갑상샘 검진을 받는 횟수가 늘어 초기에 암을 발견하는 경우가 많아졌기 때문이다.

갑상샘암의 예후는 일반적으로 흔히 위암, 간암, 폐암 등보다 월등히 좋아 다른 장기에 퍼질 경우에도 장기 생존하는 경우가 많다. 뚜렷한 발병 원인은 아직 밝혀지지 않았으며, 방사선을 쐬지 말라는 것 외에는 특별한 예방책도 없다. 결국, 꾸준히 검사하면서 초기에 예방하는 것이 중요하다.

- 후두 불편 : 음식을 넘길 때 목에 뭔가 걸려있는 느낌이 든다.
- 목소리 변화 : 목에서 쉰 소리가 나면서 목소리가 변하고 침을 삼키기 힘들다.
- 호흡 곤란 : 숨이 턱까지 차오르면서 숨이 차다.
- 목 통증 : 목을 졸리는 듯 압박감이 있다.

자가진단: 갑상샘암

아래 사항 중 2가지 이상에 해당하면 전문의를 찾아가 검사를 받아보는 것이 좋다.

01	목 앞이나 옆에 혹이 만져진다.	예	아니오
02	기도나 식도를 눌려 호흡하기 곤란하다.	예	아니오
03	침과 음식물을 삼키기 힘들다.	예	아니오
04	목소리가 변했다.	예	아니오
05	갑상샘이 조직과 붙어 있어 잘 움직이지 않는다.	예	아니오
06	결절이 매우 딱딱하게 만져진다.	예	아니오
07	결절과 같은 쪽에서 림프샘이 만져진다.	예	아니오
08	가족 중에 갑상샘암 환자가 있다.	예	아니오
09	나이가 20세 이하이거나 60세 이상이다.	예	아니오
10	과거 머리와 목 부위에 방사선 조사를 받은 적이 있다.	예	아니오
	합계		

자가진단: 갑상샘기능항진증

갑상샘 질환은 방사성 물질 노출, 요오드화 음식 과다 섭취, 가족력이 원인인 경우가 많다. 갑상샘기능항진증은 갑상샘 호르몬이 과다 분비하여 중독 증상을 나타내는 질환이다. 호르몬이 과다 분비되면 신진대사와 에너지 소비를 증가하고 내버려두면 심장 질환, 골다공증이 유발된다.
갑상샘 항진증과 저하증은 서로 반대의 질환이므로 적절한 식이요법과 조기진단을 통해 갑상샘암을 예방하는 것이 좋다.

01	맥박이 빨라지고 가슴이 두근거린다.	예	아니오
02	앉아 있기만 해도 땀이 많이 난다.	예	아니오
03	수전증 환자처럼 손이 떨린다.	예	아니오
04	체중이 갑자기 줄었다.	예	아니오
05	하루에 대변을 3번 이상 보고 설사를 하는 등 배변 횟수가 늘었다.	예	아니오
06	월경이 불규칙하고 양이 줄었다.	예	아니오
07	눈꺼풀이 붓고 이물감이 느껴진다.	예	아니오
08	안구가 돌출했다.	예	아니오
09	가슴이 아프고 숨이 차다.	예	아니오
10	쉽게 피곤하고 신경이 예민해졌다.	예	아니오
	합계		

자가진단: 갑상샘기능저하증

갑상샘기능저하증은 갑상샘에서 분비되는 호르몬 양이 부족하여 갑상샘이 정상 기능을 하지 못하여 일상생활에 어려움을 느끼는 질환이다. 인체의 신진대사 조절, 체온 유지가 어려워지고 심장과 자율신경계 조절에도 영향을 미친다.

01	맥박이 느려지고 신경이 둔해졌다.	예	아니오
02	항상 피곤하고 목소리가 자주 쉰다.	예	아니오
03	손발과 얼굴이 잘 붓는다.	예	아니오
04	식욕이 없는데 체중이 늘었다.	예	아니오
05	변비가 생겼다.	예	아니오
06	추위를 잘 타 여름에도 이불을 찾는다.	예	아니오
07	생리 양이 많아졌다.	예	아니오
08	피부가 건조하고 색깔이 노래졌다.	예	아니오
09	손발이 저리고 근육통이 있다.	예	아니오
10	기억력이 감퇴하고 건망증이 심해졌다.	예	아니오
	합계		

6) 유방암 초기 증상

유방암은 유방 조직 안에 악성 세포가 모여 생기는 암을 말한다. 암세포는 대부분 유관(모유가 지나는 통로)을 둘러싼 상피세포에서 처음 생성된다. 정상 세포라면 세포 자체의 조절기능에 의해 분열하고 성장하다 스스로 사멸하지만, 암세포는 정상적으로 사멸하지 않고 과다 증식해 유방에 덩어리를 형성한다.

유방암세포는 유방 조직을 파괴하고 변형하는 한편 림프관이나 혈액을 타고 다른 기관으로 이동하기도 한다. 특히 유방에는 많은 림프관이 광범위하게 뻗어있으므로 암세포가 겨드랑이의 림프샘으로 쉽게 퍼진다. 그러므로 유방암은 전이되기 전에 조기 발견하여 치료하는 것이 중요하다.

유방암을 예방하기 위해서라도 모유를 수유하는 것이 권장된다. 수유 외에도 금주와 금연, 적당한 운동과 적절한 영양 상태를 유지하고, 30세 이전에 출산하는 것 등이 유방암 예방에 도움을 주는 것으로 밝혀졌다. 40세 이상의 여성일 경우 2년에 한 번 유방 촬영을 무료로 받을 수 있으므로 이를 적극적으로 활용하는 것이 좋다.

- 유방 종괴 : 멍울이 만져지거나 피부가 두꺼워진다.
- 유방 변형 : 한쪽 가슴이 커지거나 늘어졌다.
- 유두 변형 : 유두에서 피가 나거나 갑자기 유두가 함몰된다.
- 피부 변형 : 가슴이나 주변 피부가 비늘처럼 벗겨지거나 분비물이 있다.

자가진단: 유방암

유방암은 직접 자신의 유방을 만져보며 검진해보는 것이 좋다. 초기 유방암 크기는 2cm 이하이므로 손으로 감지할 수 있는 종양의 크기는 대략 1cm로 웬만한 유방암은 자가진단으로 잡아낼 수 있다. 자가진단으로 딱딱한 멍울이 만져지면 유방암을 의심해야 한다.
유방암은 촉감이 딱딱하고 손으로 흔들어도 잘 움직이지 않는다. 또 유두가 전과 달리 함몰되거나 유방 표면이 돌출되거나 유방 굴곡에 변형이 있을 때도 유방암을 의심하고 검사를 받아야 한다.

01	거울 앞에서 유방의 전체적인 윤곽, 좌우대칭 여부, 유두와 피부 함몰 여부 등을 살핀다.
02	양손을 올려 유방의 피부를 팽팽하게 한 뒤 피부 함몰 여부를 관찰한다.
03	왼손을 어깨 위로 올린 뒤 오른쪽 가운데 세 손가락의 끝을 모아 유방 바깥에서 시계 방향으로 원형을 그리며 유두를 향해 천천히 들어오면서 만져본다.

04	유두를 짜면서 분비물이 있는지 만져본다.
05	겨드랑이에 멍울이 있는지 만져본다.
06	반대쪽 유방도 같은 방법으로 검사한다.

7) 자궁경부암 초기 증상

자궁경부암은 여성에게 발병하는 암 중 두 번째로 흔한 질환으로 우리나라에서 발생하는 전체 암 중 4위를 차지하고 있다. 가장 큰 원인으로 알려진 것이 바로 인유두종 바이러스(Human Papilloma Virus, HPV)다. 현재까지 약 130여 종의 변종이 발견됐으며, 이 중 자궁경부암 환자의 99.7% 이상에서 고위험군 인유두종 바이러스 감염이 발견됐다.

자궁경부암과 인유두종 바이러스는 흡연과 폐암, 간염과 간암의 관계보다 훨씬 더 밀접하게 관련돼 있다고 볼 수 있다. 인유두종 바이러스는 증상이 거의 없어 일반인이 증세를 알아차리고 조기에 발견하기는 쉽지 않다. 인유두종 바이러스에 감염된 채 생활을 하다 질에서 출혈, 분비물 등이 나오며 소변에서 피가 섞여 나오는 등의 증상이 나타났을 땐 이미 자궁경부 질환으로 진행된 경우가 많다.

인유두종 바이러스는 대부분 인체의 면역체계에 의해 제거된다. 평균 감염 기간은 1년 정도며 감염자의 80~90%가 2년 이내 특별한 치료 없이 자연적으로 치유된다. 그러나 여러 위험인자에 의해 지속해서 고위험군 인유두종 바이러스에 노출되면 자궁경부암으로 진행될 가능성이 매우 크다.

특히 자궁경부 상피세포가 발달하는 사춘기 시기의 성 경험, 흡연, 다산, 면역력 저하상태 등일 때 자궁경부암으로 진행될 가능성이 크다. 일각에서는 안전하지 못한 성 접촉을 그 원인으로 보기도 하나, 성 경험이 전혀 없는 여성에게도 감염이 보고되고 있는 만큼 성행위만을 원인으로 보긴 어렵다.

자궁경부암은 특별한 초기 증상이 없어서 자가진단하기 어렵다. 암이 진행되는 경우 주요 자각 증세로 질 출혈 및 성관계 후 출혈, 냉대하, 요통 및 복통 등을 호소할 수 있다. 유방암과 마찬가지로 자궁경부암은 여성성과 깊은 관계가 있어서 암 환자들은 완치 후에도 우울증, 외상 후 스트레스 장애, 재발에 대한 두려움 등 정서적 고통을 호소한다.

– 질 출혈 : 팬티에 피가 묻어난다.

– 질 분비물 증가 : 2차 감염이 생기면서 악취와 함께 분비물이 늘어난다.

– 요통과 골반통 : 암세포가 주위 장기에 침윤하여 신장과 허리, 골반에 통증이 생긴다.

– 혈뇨와 배뇨 곤란 : 배뇨를 하는 것이 어렵고 소변에서 피가 섞여 나온다.

자가진단: 월경 전 증후군

다음 이어지는 질문지는 여성의 전반적인 자궁 건강 상태를 알아보기 위한 검사 내용이다. 일반적인 검사에서는 아무런 이상이 발견되지 않았더라도 아래 기능성 검사로 여러 가지 질환의 증상과 원인을 찾아낼 수 있다. 각 질문에 해당하는 사항에 점검하고 합산한다.

0은 전혀 없거나 거의 없다, 1은 일주일에 1~2회, 2는 일주일에 3~6회, 3은 매일.

01	불면증이 있다.	0	1	2	3
02	위가 더부룩하다.	0	1	2	3
03	젖꼭지가 시리거나 붓는다.	0	1	2	3
04	심장이 두근거린다.	0	1	2	3
05	땀이 나고 피부가 화끈거린다.	0	1	2	3
06	우울하거나 신경이 예민해진다.	0	1	2	3
07	쉽게 화가 난다.	0	1	2	3
08	쉽게 당황한다.	0	1	2	3
09	속이 메스껍고 구토가 난다.	0	1	2	3
10	설사나 변비가 있다.	0	1	2	3
11	두통이 있다.	0	1	2	3
12	과식을 하고 싶을 때가 있다.	0	1	2	3
13	허리 통증이 있다.	0	1	2	3
14	손발의 감각이 떨어지거나 따끔거린다.	0	1	2	3
15	행동이 서투르다.	0	1	2	3
16	슬픈 감정이 든다.	0	1	2	3
17	살이 찐다.	예 (3)		아니오	
18	젖 부근에 몽우리가 진다.	예 (3)		아니오	
19	자살 충동이 든다.	예 (10)		아니오	
	합계				

☞ 검사 결과: 합계가 5점 이하이면 정상의 범주에 드나 건강관리에 신경 써야 한다. 6~11점은 적지 않은 위험 요인이 있으니 건강에 대해 주의해야 한다. 12점 이상은 큰 위험인자가 있으므로 전문의를 찾아가 치료받아야 한다.

자가진단: 난소 기능 이상

01	질이 건조하고 아프다.	0	1	2	3
02	성교 시 통증이 있다.	0	1	2	3
03	젖가슴이 단단하다.	0	1	2	3
04	성적 욕구가 없다.	0	1	2	3
05	눈이 침침하다.	0	1	2	3
06	두통이 있다.	0	1	2	3
07	여드름이 생기거나 피부에 기름기가 많다.	0	1	2	3
08	감정이 격해진다.	0	1	2	3
09	성적 욕구가 강해진다.	0	1	2	3
10	6개월 이상 월경이 없다.	예 (20)		아니오	
11	이따금 월경을 안 한다.	예 (5)		아니오	
12	16세 이후에 월경을 시작했다.	예 (3)		아니오	
13	젖가슴이 줄어들었다.	예 (5)		아니오	
14	생식기나 겨드랑이털이 얇아졌다.	예 (5)		아니오	
15	임신이 힘들다.	예 (10)		아니오	
16	유산 경험이 있다.	예 (3)		아니오	
17	얼굴에 털이 많다.	예 (5)		아니오	
18	냄새를 잘 맡지 못한다.	예 (3)		아니오	
19	주기적으로 복통이 있다.	예 (5)		아니오	
20	임신하지 않았는데 모유가 나온다.	예 (10)		아니오	

합계

☞ 합계가 3점 이하면 정상이다. 4~9점은 적지 않은 위험요인이 있으니 건강에 대해 주의해야 한다. 10점 이상은 큰 위험인자가 있으므로 전문의를 찾아가 치료받아야 한다.

자가진단: 이상형성증, 섬유낭성 질환

01	갈색이나 노란색의 분비물이 나온다.	0	1	2	3
02	생식기 주변이 가렵거나 따갑다.	0	1	2	3
03	소변을 볼 때 통증이 있다.	0	1	2	3
04	허리나 배에 통증이 있다.	0	1	2	3
05	피가 섞인 분비물이 나온다.	0	1	2	3
06	골반에 통증이 있다.	0	1	2	3
07	하얀 분비물이 나온다.	0	1	2	3

08	냄새가 심한 녹색이나 노란색의 분비물이 나온다.	0	1	2	3
09	치즈 같은 분비물이 나온다.	0	1	2	3
10	유방에 몽우리가 잡히거나 붓는다.	예 (10)		아니오	
11	월경 전에 아픈 몽우리가 생긴다.	예 (5)		아니오	
12	겨드랑이 밑이 붓는다.	예 (5)		아니오	
13	유방의 모양과 크기에 변화가 있다.	예 (5)		아니오	
14	월경 일주일 전에 피가 섞인 분비물이 나온다.	예 (10)		아니오	
15	월경 양이 많다.	예 (3)		아니오	
16	월경 기간 외에 성교하면 출혈이 있다.	예 (5)		아니오	
	합계				

☞ **합계가 9점 이하면 정상이다. 10~15점은 적지 않은 위험요인이 있으니 건강에 대해 주의해야 한다. 16점 이상은 큰 위험인자가 있으므로 전문의를 찾아가 치료받아야 한다.**

자가진단: 폐경기 증후군					
01	몸이 전체적으로 건조하다.	0	1	2	3
02	성적 욕구가 없다.	0	1	2	3
03	기분이 자주 변한다.	0	1	2	3
04	우울하거나 불안하다.	0	1	2	3
05	갑자기 단 음식이 먹고 싶다.	0	1	2	3
06	두통이나 현기증이 있다.	0	1	2	3
07	성교 시 통증이 있다.	0	1	2	3
08	갑자기 얼굴이 화끈거린다.	0	1	2	3
09	땀이 많이 난다.	0	1	2	3
10	심장이 두근거리고 숨이 찬다.	0	1	2	3
11	하혈이 있다.	0	1	2	3
12	소변을 참기가 힘들다.	0	1	2	3
13	불면증이 있다.	0	1	2	3
14	정신이 없다.	0	1	2	3
15	생식기가 가렵거나 통증이 있다.	0	1	2	3
16	하얀 분비물이 나온다.	0	1	2	3
17	허리나 골반에 통증이 있다.	0	1	2	3
18	유방이 아프거나 따끔거린다.	0	1	2	3
19	몸의 털이 얇아진다.	예 (5)		아니오	

20	월경이 멈췄다.	예 (20)	아니오
21	유방이 늘어지거나 크기가 줄었다.	예 (10)	아니오
22	콧수염이 생긴다.	예 (3)	아니오
23	피부에 탄력이 없어지고 멍이 잘 든다.	예 (5)	아니오
24	월경이 불규칙하다.	예 (3)	아니오
	합계		

☞ 합계가 2점 이하면 정상이다. 3~9점은 적지 않은 위험요인이 있으니 건강에 대해 주의해야 한다. 10점 이상은 큰 위험인자가 있으므로 전문의를 찾아가 치료받아야 한다.

나. 예방이 중요하다

암은 조기에 발견할 경우 완치율이 현저히 높아진다. 고령층에서 암이 발병해도 조기에 발견하면 완치될 수 있다. 하지만 암은 남의 얘기로만 치부하고 검진을 하지 않는 사람들이 많다. 시간과 비용 문제로 사람들이 정기검진을 꺼리기 때문이다.

국립암센터가 지난해 암 검진을 받지 않은 환자 1,200명을 대상으로 그 이유를 물은 결과, 23%가 '시간 여유가 없다'고 답했고, 10%가 '경제 형편 때문'이라고 응답했다.

유방암은 간단하게 자가 검진이 가능하다. 유방 주위에 멍울이나 함몰된 부분이 있거나 유두에서 핏빛 분비물이 나오면 병원을 방문하는 것이 좋다. 실제 유방암 환자의 60%가 자가 검진으로 유방암을 조기 발견해 높은 완치율을 기록하고 있다.

자궁경부암은 자궁경부암 백신으로 70% 정도 예방할 수 있으며, 성생활을 시작한 여성이라면 1년에 한 번씩 암 검진을 받아야 한다. 간암은 30세부터 1년에 한 번씩, 위암은 40세부터 1~2년 간격으로 검사하는 것이 좋다. 대장암은 50대부터 3~5년 주기로 대장내시경 검사를 받으면 조기에 발견할 수 있다.

암은 가족력이 있거나 의심 증상이 보이면 40대부터 1년에 한 번씩 정기적인 대장내시경, 유방 촬영술, 위내시경, 저선량 CT 촬영, 유전자·암표지자 검사를 시행해 자신의 몸 상태를 정확히 파악해야 한다.

흡연과 과음, 지나친 동물성 지방 섭취는 암을 응원하는 것과 같다. 지나친 육류 섭취와 짜게 먹는 식습관, 과식은 각각 대장암과 위암, 전립선암과 상관관계가 있다.

과음은 간암과 췌장암을 유발한다. 흡연은 폐암의 위험도를 15배가량 높이며 구강 암과 식도암의 직접적인 원인이 된다.

또한 흡연은 위산으로부터 위를 보호하는 성분 분비를 억제해 위염과 위궤양을 일으키는데 이것이 반복되면 위암으로 이어질 수 있다. 장의 운동을 저해해 '대장암 의 씨앗'으로 불리는 대장용종을 만드는 것은 물론 췌장암의 원인이 되기도 하므로 암을 예방하고 싶다면 반드시 담배를 끊어야 한다.

많은 기관에서 암을 예방하려면 패스트푸드와 설탕이 많은 청량음료를 피하 고, 채소와 과일을 충분히 섭취하며, 붉은색 고기는 일주일에 500g 이하로 제한 하고, 소금은 하루에 6g을 넘지 말고, 보충제에 의존하지 말고 건강한 식단을 유 지하라고 권장한다.

채소와 과일은 대표적인 암 예방 음식으로 꼽힌다. 가지, 양파 등 비전분 채소류는 구강암, 식도암, 위암을 예방하고 파는 위암을, 마늘은 결장직장암을 예방하는 것으로 알려졌다. 하지만 암 예방에 좋다고 몇 가지 음식만 편식하는 것은 바람직하지 않다.

규칙적인 운동은 체온을 올려주고 면역력을 키워주므로 암 예방에 특효약이다. **세계보건기구(WHO)도 규칙적인 운동이 대장암, 유방암뿐만 아니라 심혈관계 질환 과 당뇨병과 같은 만성질환을 예방하는 데 효과가 있으므로 매일 30분 이상의 적당 한 운동을 권고하고 있다. 운동은 암 예방, 암 치료 중, 암 치료 후의 삶에도 도움을 주는 중요한 항목이다.**

대장암을 예로 들어보자. 대장암과 관련된 운동은 예방을 위한 것이 대부분이다. 이는 운동에 따른 장 활동과 관계가 깊다. 신체를 움직이면 몸속 장(腸)의 활동까지 증가해 변이 장을 전부 통과하기까지의 시간이 단축된다. 이에 따라 장점막이 변에 포함된 발암물질에 노출되는 시간이 짧아져 대장암 위험성을 감소한다는 논리다.

암은 치료보다 예방이 더 절실하다. 우리나라를 비롯하여 세계 여러 나라에서는 암 예방에 앞장서고 있다.

내 몸에 맞는 영양소는?

과식과 편식하지 않고 골고루 적당히 먹으면 암이 예방된다. 암을 3기로 나눌 때 2기까지는 음식으로 암을 고칠 수 있다.

▷ **베타카로틴** : 베타카로틴은 대표적인 카로티노이드로 체내에서 필요한 양만큼 비타민A로 전환되며, 나머지는 체외로 배출된다. 베타카로틴이 풍부한 음식을 먹으면 유방암, 뇌종양, 폐암이 예방된다. 베타카로틴은 녹황색 채소에 많이 함유되어 있다.

▷ **비타민A** : 비타민A는 점막을 정상으로 유지하고 암세포를 정상 세포로 되돌리는 작용을 하여 식도암, 위암, 폐암 등 점막암의 예방과 치료에 효과가 있다. 동물의 간, 장어 등의 동물성 식품에 많이 함유된 비타민A와 녹황색 채소에 함유된 베타카로틴을 균형 있게 먹는 것이 좋다.

▷ **커큐민** : 커큐민은 카레의 황색 색소로 향신료로 쓰는 심황의 뿌리 부분이 주성분이다. 강력한 항산화 물질로 세포가 암세포로 전이되는 것을 막는다. 암세포의 증식을 돕는 효소의 작용을 억제한다. 간장 세포를 활성화하여 체내에서 강력한 항산화 물질인 테트라히드로커큐민으로 변환되어 대장암과 폐암을 억제한다. 카레 가루를 먹으면 항산화 작용으로 암이 예방된다.

▷ **비타민C** : 비타민C가 풍부한 채소와 과일을 먹으면 암이 예방된다. 매일 여러 가지 종류의 채소와 과일을 섭취한다. 하루 5회 이상, 5가지 이상을 먹으면 좋다. 항산화 작용을 하고 신체 기능을 활성화하며 독소를 해독한다. 비타민C는 물에 잘 녹고 열이나 공기 중의 산소에 쉽게 파괴되므로 채소를 조리할 때는 가능한 한 물에 담그는 시간과 가열 시간을 짧게 한다.

▷ **식이섬유** : 식이섬유를 충분히 섭취하고 지방을 적게 먹으면 유방암, 대장암의 발병률을 낮춘다. 섬유소가 풍부한 현미, 통밀, 보리, 콩, 감자, 조, 수수, 옥수수 등과 해조류와 과일이 식이섬유의 보고다.

▷ **비피더스균** : 비피더스균은 유익한 유산균의 하나로 장에서 산다. 스트레스나 알코올의 과다 섭취로 비피더스균이 감소하면 위장 장애나 간 장애를 일으켜 암을 유발하기도 한다. 비피더스균은 장내 부패균을 억제하며 유해 물질의 생성을 막는다. 비피더스균은 장내 증식과 사멸을 반복하면서 일주일이 지나면 체외로 배출되므로 요구르트나 유산균 음료를 매일 먹는 것이 좋다.

▷ **알리신** : 알리신은 마늘의 특이하고도 강렬한 향 성분이다. 알리신은 발암물질을 해독하는 효소의 작용을 돕는다. 활성산소를 제거하는 강력한 항산화 작용으로 항암 효

과가 크다. 마늘은 자극이 강하므로 공복 시에 먹으면 위장의 점막에 염증을 일으킬 수 있다. 마늘, 파, 양파, 부추 등에 함유되어 있다.

▷ **철분과 엽산** : 면역력을 높여 저항력을 키운다. 약물에 대해 해독작용을 한다. 엽산은 염색체의 핵산에 생긴 이상 반응을 회복시키며 암 발생률을 낮추는 효과가 있다. 음식 중의 엽산은 단백질이나 당과 결합하여 몸에 잘 흡수되지 않으므로 영양제로 보충하는 것이 권장된다.

▷ **오메가-3 지방산** : 암세포의 증식을 억제하며 유해산소를 없애 항산화 작용을 한다.

▷ **칼슘과 비타민D** : 암세포는 영양을 흡수하려고 계속 새로운 혈관을 만들어내는데, 체내 비타민D 농도가 높으면 이 신생 혈관의 생성이 억제된다. 특히, 대장암 발생을 억제하는 효과가 있으며, 대장암 사망률도 감소한다.

▷ **세사미놀** : 세사미놀은 참깨의 씨에 함유된 천연 항산화 물질이다. 이 항산화 물질은 과산화지질을 분해하는 데 큰 역할을 하는데, 과산화지질은 몸을 구성하는 세포막에 함유된 불포화지방산이 산화되어 생기며 암세포를 만든다. 세사미놀은 과산화지질의 생성을 막아 세포가 암세포로 전이되는 것을 막는다. 참깨를 그대로 먹거나, 참기름으로 먹을 때는 요리의 마지막에 넣어 먹는다.

여기서 잠깐!　　　**이거 알아요?**

주의해야 할 식품

암 발생 원인 중 유전적인 요소는 10%에 불과하고 나머지가 후천적인 환경이라는 주장들이 제기되고 있다. 짜고 맵고 자극적인 음식을 선호하며, 과음과 흡연, 스트레스, 육식 위주의 식단, 고지방식, 저섬유질 식사, 고열량 간식을 즐겨 먹으면서 암이 발병되고 있다는 것이다.

유전적 혹은 환경적 요인이 불리하다고 모두 암에 걸리는 것은 아니다. 불리한 환경을 이겨내고 절제되고 규칙적인 식습관을 가지면 암이 예방된다. 정제된 흰쌀, 흰 밀가루, 백설탕과 같은 삼백(三白) 식품을 피한다. 너무 짜고 맵고 뜨겁고 자극적인 음식, 불꽃 위에서 바로 조리하거나 기름에 튀긴 음식은 피한다. 소금에 절인 음식을 피하고, 소금 대신 향신료로 맛을 내어 싱겁게 먹는다.

적당한 알코올은 건강에 좋다. 남성은 두 잔까지, 여성은 한 잔까지 유익하다. 담배는 반드시 끊는 것이 좋다. 지방 섭취를 줄이고 동물성 기름보다는 식물성 기름을 이용한다. 붉은 육류를 제한하고 가공된 육류를 피한다. 곰팡이가 피거나 세균에 오염된 음식, 오래 저장한 곡식이나 땅콩은 부패하면 발암물질이 생기기 쉬우므로 유통기한과 보관에 유의한다. 식품첨가물, 인공색소와 감미료가 많이 들어 있거나 환경호르몬, 중금속의 잔류가 의심되는 가공식품과 수입식품은 피한다.

14. 관절염

사람의 몸은 200개가 넘는 뼈로 구성되어 있다. 뼈의 크기와 상관없이 뼈와 뼈가 이어지는 곳엔 어디나 관절이 존재한다. 엉덩이, 무릎, 발, 어깨, 팔꿈치, 손, 목, 척추 등에 관절이 있으며, 심지어 두개골이나 갈비뼈에도 관절이 있다.

이러한 관절의 도움으로 사람은 매우 부드러운 곡선을 그리며 움직일 수 있다. 관절이 손상되거나 제 역할을 못한다면 마치 로봇처럼 각이 지고 부자연스러울 것이다. 관절은 또 뼈와 뼈 사이 완충역할을 함으로써 뼈가 마모되거나 손상되지 않도록 돕는다.

뼈와 뼈가 맞닿는 곳, 즉 뼈의 제일 끝 부분은 충격을 최소화하기 위해 매끄러운 연골인 물렁뼈가 있다. 70~80%가 물인 연골은 충격을 흡수할 뿐 아니라, 뼈와 뼈가 서로 맞닿아 마찰을 일으키지 않고 부드럽게 움직일 수 있도록 한다. 뼈에는 질기고 단단한 인대가 붙어 있어 서로 떨어진 뼈와 뼈를 연결한다. 만약 인대가 손상을 입으면 뼈와 뼈를 고정하는 힘이 약해져 뼈가 흔들리고 만다.

관절낭은 뼈와 인대를 둘러싸고 있는 아주 질긴 주머니다. 관절낭 안에는 마치 자동차의 윤활유처럼 아주 미끈거리는 관절액(활액)이 가득 차 있는데, 관절액은 관절낭 속 활막이란 조직에서 생성된다.

관절낭 밖은 근육이 감싸고 있는데 근육은 관절 주변의 충격을 흡수하고, 관절을 움직일 수 있도록 힘을 제공한다. 근육 끝에는 힘줄이 붙어 있어 근육과 관절을 단단히 고정하는 역할을 한다. 관절낭과 근육 사이에는 점액낭이란 작은 주머니가 있는데, 여기서도 일종의 윤활유가 분비돼 관절과 근육의 마찰을 방지하는 역할을 한다. 단순한 것 같지만, 관절 하나가 움직이기 위해서는 이처럼 많은 조직이 서로 힘을 합하고 있다.

관절염의 종류에는 퇴행성 관절염과 류머티스성 관절염, 화농성 관절염, 통풍성 관절염 등이 있다. 염증이란 생체조직이 외상, 화상, 세균 침입 등으로 인한 손상을 입었을 때 체내에서 일어나는 방어적 반응으로 충혈, 부종, 발열, 통증 등의 증상이 나타난다. 관절염의 경우 관절이 뻣뻣해지는 증상이 추가된다. 흔히 염증이라면 고름을 먼저 떠올리지만, 고름이 있는 관절염은 화농성 관절염뿐이며, 나머지 관절염은 고름 없이 염증 현상만 나타난다.

1) 퇴행성 관절염

먼저 퇴행성 관절염은 글자 그대로 노화 때문에 생기는 관절염이다. 차를 오래 타면 타이어가 마모되는 것처럼 관절을 많이 사용하면 연골이 마모돼 관절염을 유발한다. 물론 젊었을 때도 마라톤과 같은 과격한 운동을 하면 연골이 마모되지만, 이때는 웬만큼 닳아도 금방 재생되므로 그다지 문제가 되지 않는다.

골관절염 혹은 변형성관절증이라고도 불리는 퇴행성 관절염은 주로 중년, 노년에 발생하며 척추 및 하지의 관절(넓적다리관절, 무릎, 발관절)을 침범하는 관절염을 말한다. 퇴행성 관절염은 관절을 보호하는 연골의 손상이나 노화로 인해 관절을 이루는 뼈와 인대 등에 염증과 통증이 발생하는 질환이다.

나중에는 관절의 변형이 오고 일상생활에도 지장을 가져오는 무서운 병인데, 이 골관절염이 가장 흔하게 오는 부위는 무릎 안쪽이다. 걷거나 서 있을 때 체중의 75~90%가 무릎 안쪽으로 쏠리기 때문이다.

골관절염의 증상은 다음과 같다. 무릎이 아프고, 움직일 수 있는 범위가 줄어들며, 삐걱거리는 소리가 들리기도 한다. 초기에는 증상이 없다가 조금 지나 체중이 실릴 때는 아프다. 쉬면 좋아지기도 하는데, 병이 더 경과되면 쉬어도 통증이 있다. 비가 온다든지 습기가 많은 날에는 통증이 더 심해진다. "곧 비가 내릴 테니 창문 닫아라"하고 말씀하시는 시어머니의 예지력은 바로 골관절염에서 비롯된 것으로, 날이 흐려 기압이 낮아지면 상대적으로 관절강 내 압력이 증가해 신경이 자극받는다.

한번 손상된 연골은 회복이 어려우므로 무릎에 이러한 이상 증상을 발견하면 최대한 빨리 병원을 찾는 것이 좋다. 특히 젊은 사람들은 무릎을 다쳐도 며칠 후 통증이 사라지면 그대로 내버려두는 경우가 많다. 단순 타박상이 아닌 인대나 연골 손상을 내버려두면 골관절염의 원인이 될 수 있으므로 주의해야 한다.

2) 류머티스성 관절염

골관절염과 많이 혼동되는 류머티스성 관절염은 증상이 많이 다른데, 주로 관절을 싸고 있는 윤활막이라는 막에 발생하는 전신성 염증성 질환이다. 염증 반응은 류머티스성에 관여하는 유전적인 인자를 가진 사람에서 발생하며, 질환을 직접 유발하는 외부 인자는 아직 확인되지 않았다.

일반적으로 자고 일어난 아침에 1시간 이상 관절이 뻣뻣해지는 증상이 있으며, 처음에는 주로 양쪽 손, 특히 손가락 마디 관절에 대칭적으로 나타난다. 손목, 팔꿈치 관절 등에 이어 점차 무릎, 엉덩이에도 증상이 나타난다. 보통 여러 주간에 거쳐서 증상이 서서히 증가하는 경과를 보이며, 며칠에 거쳐 갑자기 여러 관절에 증상이 폭발적으로 시작하면서 생길 수도 있다. 적절히 치료하지 않으면 관절 연골이나 주위 조직이 손상돼 관절 마디가 휘어지거나 굳어지게 된다.

골관절염이 40대나 50대 이후에 주로 나타나는 데 비해, 류머티스성 관절염은 30세 전후의 비교적 젊은 여성에게 많이 나타난다. 골관절염이 몸의 한쪽 관절에서 시작되는 데 비해, 류머티스성 관절염은 대칭되는 몸의 양쪽 관절에서 동시에 나타나는 경우가 많다. 또 류머티스성 관절염은 손가락, 발가락, 어깨 등 온몸 관절에 대부분 영향을 미치며, 붉은 반점이나 열, 체중 감소, 피로감 등의 증상이 동반되는 게 특징이다. 따라서 **아침에 일어났을 때 몸 곳곳의 관절이 뻣뻣해지면서 1시간 이상 아프고, 손이나 발가락 마디가 붓고 아픈 증세가 6주 이상 지속되며, 피로감, 미열, 체중 감소 등의 증세가 있으면 빨리 류머티스성 검사를 받아보는 게 좋다.**

3) 화농성, 통풍성, 결핵성 관절염

화농성 관절염이란 수술이나 부상 등 피부의 상처를 통해 세균이 관절 안으로 침투하고 증식해서 관절조직을 파괴하는 병이다. 이때는 염증이 심해 고름이 생긴다. 주로 어린이에게 많이 발생하며, 부상 등 사고 후유증으로 생기는 경우도 많다. 무릎 관절에 가장 많이 나타나며 엉덩이 관절, 어깨 관절에 나타나는 경우도 비교적 흔하다.

이 병은 뼈와 뼈 사이의 공간인 관절강에 염증이 생기는 질환으로, 상처 부위나 음식물을 통해 침투한 세균이 원인이다. 이 병에 걸린 어린이들은 다리를 쭉 펴지 못하거나 걷기 힘들어하고 엉덩이뼈나 무릎에 통증을 호소한다. 고열과 부종을 동반하고, 식욕 감퇴나 권태감이 나타나기도 한다.

화농성 관절염을 내버려두면 성장판이 망가져 다리가 짧아지거나 관절이 심하게 변형될 뿐 아니라 세균이 뿜어내는 독소가 피돌기를 따라 폐나 뇌 속으로 들어가 생명을 위협할 수도 있다. 화농성 관절염을 적절하게 치료하지 못하면 관절은 물론 뼈까지 완전히 망가지므로, 이 병으로 진단되면 응급수술로 고름을 빼내고 항생제 치료를 해야 한다.

결핵성 관절염이란 결핵균이 관절에 침범해 염증을 일으키는 것으로, 다른 관절염과 달리 증상이 매우 서서히 진행되므로 퇴행성 관절염으로 오진하는 경우가 많다. 이때는 결핵약으로 치료한다.

가. 증상부터 알아야 한다

다음 질문지를 보고 자신에게 해당하는 문항을 세어보고 합산해본다.

	자가진단: 퇴행성 관절염		
01	걷기 시작하면 무릎이 아프다가 좀 걷다 보면 아픈 게 줄어든다.	예	아니오
02	계단을 오르내릴 때 무릎에 통증이 있다.	예	아니오
03	통증 때문에 버스 한 정거장 거리밖에 못 걷는다.	예	아니오
04	오래 앉았다가 걷기 시작하면 엉덩이 관절이 아프다.	예	아니오
05	걷거나 움직일 때 통증이 있다가 약을 먹으면 괜찮다.	예	아니오
06	다리를 모으고 차렷 자세를 취하면 무릎 사이에 주먹 하나 이상의 공간이 생긴다.	예	아니오

07	날씨가 추울 때나 저기압일 때 팔다리 관절이 쑤신다.	예	아니오
08	앉았다가 일어날 때 무릎에 통증이 온다.	예	아니오
09	손가락 마디 끝이 옆으로 틀어지며 아프다.	예	아니오
10	관절이 부어오르며 아프고 뼈가 돌출된 것 같다.	예	아니오
11	아침마다 관절이 뻣뻣하지만, 5분 정도 지나면 풀어진다.	예	아니오
12	가끔 무릎이 부어오른다.	예	아니오
13	무릎에 통증이 있으면서 10도 이상 안쪽으로 휜다.	예	아니오
14	무릎을 움직이면 소리가 난다.	예	아니오
15	무릎이 잘 펴지지 않는다.	예	아니오
	합계		

☞ **합계가 6개 항목 이상에 해당하면 퇴행성 관절염이 의심되므로 전문가의 진단을 받아야 한다.**

자가진단: 류머티스성 관절염

01	아침에 일어나면 몸이 뻣뻣하다.	예	아니오
02	관절통이 원인불명의 고열과 함께 온다.	예	아니오
03	관절통이 심하지 않더라도 2주 이상 계속된다.	예	아니오
04	입안이 자주 헌다.	예	아니오
05	입이 자주 마르고 눈이 건조하다.	예	아니오
06	원인을 모르는 피부 반점이 생긴다.	예	아니오
07	추위에 접하거나 찬물에 손을 담그면 창백해지거나 붉거나 파랗게 변한다.	예	아니오
08	눈이 자주 충혈되고 결막염, 홍체염, 각막염, 포도막염이 자주 생긴다.	예	아니오
09	계단을 오르거나 머리 위로 팔을 드는 게 힘들어졌다.	예	아니오
10	요즘 들어 갑자기 너무 피곤하다.	예	아니오
11	원인을 알 수 없는 열이 난다.	예	아니오
12	햇빛을 받으면 피부에 반점이 나며, 통증이 생긴다.	예	아니오
13	체중이 갑자기 줄었다.	예	아니오
14	전신이 피곤하고 쇠약해졌다.	예	아니오
	합계		

☞ **합계가 6개 항목 이상에 해당하면 류머티스성 관절염이 의심되므로 전문가의 진단을 받아야 한다.**

퇴행성 관절염은 지속해서 관절을 사용해야 하므로 예방하기 어렵다. 하지만 평소에 무릎을 관리하고 관절에 무리가 가지 않는 운동을 꾸준히 한다면 관절염을 충분히 예방할 수 있다.

많은 환자가 운동하면 관절염이 더 악화할 것으로 생각하는데 오히려 운동하지 않으면 관절이 더 뻣뻣해지고 경직되면서 통증이 심해진다. 특히 겨울에는 날씨가 추워져 활동량이 점점 줄어들게 되는데 활동량이 줄어들면 근육이 줄고 관절을 지탱하는 힘이 약해져 오히려 관절염을 더 악화할 수 있다.

퇴행성 관절염 환자에게는 관절에 무리를 주지 않으면서 관절을 튼튼하게 해 주는 가볍게 걷기나 실내에서 자전거 타기, 수중 운동을 추천한다. 조깅이나 농구, 에어로빅 등 관절에 부담을 줄 수 있는 과격한 운동은 피하는 것이 좋다.

신발을 잘 선택하는 것도 관절염 치료에 도움이 된다. 맨발로 걷는 것보다 신발을 신으면 관절염의 위험성이 증대된다는 결과가 있지만, 사회생활을 하려면 신발을 신을 수밖에 없다. 이럴 때 바깥쪽이 높은 깔창을 사용하면 도움이 되는데, 원리는 이렇다. 경골이 수직으로 서 있는 데 반해 넓적다리뼈는 바깥쪽에서 안쪽으로 기울어져 있고, 이게 무릎관절 안쪽에 하중이 실리는 원인이다. 일어서서 신발 바깥쪽에 쐐기가 있다고 생각하고 발 바깥쪽을 들어보자. 무릎 안쪽에 걸리던 하중이 분산되는 느낌이 든다. 이 때문에 관절염의 치료에 도움이 될 수 있다. 같은 이유로 굽이 높은 힐은 골관절염 환자는 신으면 안 된다.

그 외에도 항상 표준 체중을 유지해서 관절에 가해지는 하중을 줄여야 하며, 쪼그려 앉거나 엎드려 걸레질하는 것처럼 관절에 부담을 주는 나쁜 자세를 고쳐야 한다. 차렷 자세처럼 고정된 자세를 오랫동안 취하는 것은 관절에 부담되므로 자주 자세를 바꿔주는 게 좋다. 또 관절은 추울 때 손상을 더 쉽게 받으므로 몸을 항상 따뜻하게 유지하는 것도 관절을 아끼는 방법 중의 하나다.

내 몸에 맞는 영양소는?

▷ **글루코사민** : 연골의 주요 성분이다. 연골, 뼈, 힘줄, 결합조직을 생성하여 관절액을 유지한다. 관절염의 통증과 염증을 줄이고, 관절의 기능과 운동성을 높이며, 관절 퇴행을 중단한다. 뼈와 뼈 사이에서 완충작용을 한다. 글루코사민 중에서 황산 글루코사민을 섭취했을 때 효과가 높은 것으로 밝혀졌다.

▷ **오메가-3 지방산** : 관절의 염증 치료에 효과가 있다.

▷ **비타민C와 E** : 비타민C는 관절염의 진행을 멈추고 연골이 감소되는 것을 억제한다. 또한 골격과 조직의 노화를 예방한다. 비타민E는 모세혈관을 열어 관절 주위의 혈액을 원활하게 하며 통증을 완화한다. 비타민C는 E와 결합하여 항산화 작용을 한다.

▷ **베타카로틴** : 관절염 예방 효과보다는 진행을 늦추는 데 효과가 있다.

▷ **키토산** : 캡사이신 성분이 신경을 마비시켜 관절염의 통증을 경감해준다.

▷ **단백질** : 골밀도를 높이고 골 손실을 낮춰 퇴행성관절염의 진행을 예방해준다.

▷ **비타민B6** : 단백질 대사에 작용하는 비타민으로 면역계 이상인 류머티스성 관절염에 교화가 있다.

▷ **카로틴** : 녹황색 채소와 과일은 류머티스성 관절염에 효과가 있다. 항산화 영양소로 연골 손상을 예방하고 치료한다.

▷ **칼슘과 비타민D** : 골격을 형성하고 근육과 신경의 정상적인 작용을 유지한다.

| 여기서 잠깐! | 이거 알아요? |

주의해야 할 식품

지금은 다소 줄었지만, 수년 전만 해도 관절염 환자는 십중팔구 고양이나 지네, 박쥐를 고아 먹었다. 관절이 좋을 것 같은 동물을 먹으면 관절염이 낫는다는 '동종요법' 믿음 때문이다. 또 한때 자기 오줌을 먹는 것과 포도를 줄기차게 먹는 방법이 유행했으며, 그 뒤에도 홍화씨, 오가피, 식물 뿌리, 구리 팔찌, 좌석 매트, 벌침, 뜸 등이 관절염 특효약으로 변신해 가난한 환자의 돈을 긁어가고 있다.

특히 주의해야 할 것은 스테로이드 성분이 들어간 정체불명의 특효약이다. 스테로이드 성분은 관절염 증상을 일시에 없애주는 마법과 같은 약이다. 이 약만 먹으면 욱신거리는 관절의 통증이 거짓말처럼 사라진다. 그러나 이 성분을 부적절하게 먹으면 백내장, 골다공증, 고혈압, 당뇨, 비만, 얇아지는 피부, 출혈 등과 같은 심각한 부작용이 초래된다. 약효가 뛰어난데도 의사들이 매우 조심스럽게 스테로이드를 처방하는 이유는 바로 이러한 부작용 때문이다.

또한 짠 음식은 수분의 배출을 막아 관절을 붓게 하여 활동성을 떨어뜨리므로 좀 싱겁게 먹어야 한다. 관절염 치료제인 스테로이드 호르몬제나 소염진통제 등은 수분과 염분의 배설을 억제하는 기능을 하여 몸에 부종을 유발하므로 짜고 매운 음식을 피해야 한다.

15. 골다공증

골다공증은 '소리 없이 찾아오는 도둑과 같다'고 표현한다. 정상적인 활동을 유지하는 데 필요한 뼈의 칼슘 양이 줄어들면서 골량이 감소하여 가벼운 충격에도 골절이 유발되는 질환이다. 골다공증은 골밀도가 감소하기까지 아무런 증상을 보이지 않는 경우가 많아, 골절된 후에야 병명을 알게 되는 경우가 대부분이다.

골의 소실은 뼈를 만드는 활동과 흡수되는 과정의 불균형에서 생긴다. 보통은 골 흡수가 먼저 시작되고 그 자리에 다시 뼈가 만들어져 균형이 이루어지는데, 이 조화가 깨져 골 흡수가 더 많아지면 골밀도가 감소한다. 이러한 골밀도는 유전의 영향에서 벗어나지 못한다. 예컨대 부모 중 한쪽의 골밀도가 낮은 경우 자녀도 골밀도가 낮을 확률이 일반인보다 4.3배가 높고, 부모가 모두 낮은 경우에는 8.6배나 높아진다.

갑상샘 근처에 있는 부갑상샘에서는 부갑상샘 호르몬을 분비하는데, 뼈의 흡수를 담당하는 파골세포를 더 많이 만들어내 뼈 흡수를 증가하고, 칼슘을 밖으로 빠져나가도록 함으로써 골밀도가 감소한다. 나이가 들면 부갑상샘 호르몬이 증가하는데, 골다공증의 위험이 커질 수밖에 없다.

여성호르몬인 에스트로젠은 파골세포를 억제하는 기능이 있는데, 폐경 후 에스트로젠이 감소하면 파골세포가 더 많이 만들어짐으로써 골밀도가 감소한다. 그래서 폐경 이후에는 척추 골절로 인해 허리 통증이 발생하고, 외견상 허리가 굽고 키가 줄어든다. 이때 허리가 굽어져 소화불량이나 숨이 차는 등의 증상을 동반한다.

알코올 중독은 골다공증의 발병률을 증가하고, 위절제술을 받은 환자는 비타민 D와 칼슘을 잘 흡수하지 못하게 돼 골다공증의 위험이 커진다. 그 밖에도 여러 가지 약물이 골 소실에 이바지하는데, 스테로이드의 일종인 당질코르티코이드는 골 흡수를 증가하고 골 형성을 줄이는 대표적인 약제다.

운동하는지의 여부도 중요하다. 우리 뼈는 힘을 좀 받아야 단단해지는데 역기같이 무거운 걸 드는 운동을 하면 뼈가 더 많이 만들어져 골밀도가 증가한다. 그래서 운동을 안 하고 집에만 있거나 체중이 덜 나가 뼈에 하중을 실어주지 못하면 골밀도가 감소한다.

골다공증은 별다른 증상이 없다. 그래서 방심하기 쉬운데, 자칫 잘못하면 뼈가 부러지는 치명적인 사건이 초래되는 게 문제다. 가장 문제가 되는 부위는 척추다. 정상적인 척추는 몸무게의 다섯 배에 해당하는 하중을 견딜 수 있지만, 골다공증 환자는 단순히 몸을 앞으로 구부리기만 해도 척추가 부러질 수 있다. 골다공증 환자는 바닥에 있는 건 웬만하면 다른 사람을 시켜서 줍게 하고, 주위에 아무도 없다면 반드시 무릎을 구부리고 앉아 물건을 몸에 가까이해서 들어올려야 한다.

척추가 부러지는 경우 외에 넓적다리뼈가 부러지는 것도 골다공증의 중요한 합병증으로, 특히 넓적다리뼈의 목 부분이 잘 부러진다. 나이가 들어 골밀도가 감소하였다면 넘어질 때 넓적다리뼈 목이 부러지는 경우가 흔한데, 이 경우 수술을 해도 계속 누워 있어야 하고, 혈전증을 비롯해 다른 치명적인 증상이 수반될 수 있다. 이 밖에 손목이나 갈비뼈 등도 골다공증으로 인해 뼈가 부러지기 쉬운 부위다.

가. 증상부터 알아야 한다

	자가진단: 골다공증(여성용)		
01	부모님 중에 골다공증을 진단받았거나 가벼운 외상에 뼈가 부러지신 분이 계신다.	예	아니오
02	별다른 사고 없이 가벼운 외상에 뼈가 부러진 적이 있다.	예	아니오
03	스테로이드를 3개월 이상 사용한 적이 있다.	예	아니오
04	만성 장 질환으로 자주 설사를 한다.	예	아니오
05	술을 많이 마시는 편이다.	예	아니오
06	하루에 한 갑 이상 흡연한다.	예	아니오
07	비교적 마른 편이다.	예	아니오
08	45세 이전에 폐경되었다.	예	아니오
09	임신이 아닌데 12개월 이상 무월경인 적이 있다.	예	아니오
10	현재 키가 3cm 이상 줄었다.	예	아니오
11	최근 등이나 허리가 굽은 느낌이다.	예	아니오
12	강한 충격이 없는데도 뼈가 상했다.	예	아니오
13	평소 유제품을 먹지 않거나 먹기 힘들다.	예	아니오
14	운동을 거의 하지 않는다.	예	아니오
15	당뇨병이 있거나 위장 절제술을 받았다.	예	아니오
	합계		

☞ 합계가 4개 이상이면 생활 속에서 뼈 건강에 신경을 써야 한다. 단, 10~12번 중 하나라도 해당한다면 골다공증이 의심된다. 6개 항목 이상에 해당하면 골다공증이 의심되므로 전문가의 진단을 받아야 한다. 위험인자가 없다면 65세 이상부터 골밀도 검사를 하는 것이 좋다. 위험인자가 있다면 좀 더 이른 시기부터 골밀도 검사를 통해 뼈 건강을 확인해 본다.

	자가진단: 골다공증(남성용)		
01	부모님 중에 골다공증을 진단받았거나 가벼운 외상에 뼈가 부러지신 분이 계신다.	예	아니오
02	별다른 사고 없이 가벼운 외상에 뼈가 부러진 적이 있다.	예	아니오
03	스테로이드를 3개월 이상 사용한 적이 있다.	예	아니오
04	만성 장 질환으로 자주 설사를 한다.	예	아니오
05	술을 많이 마시는 편이다.	예	아니오
06	하루에 한 갑 이상 흡연한다.	예	아니오

07	비교적 마른 편이다.	예	아니오
08	성욕이 감퇴하였다.	예	아니오
09	발기가 잘되지 않는다.	예	아니오
10	현재 키가 3cm 이상 줄었다.	예	아니오
11	최근 등이나 허리가 굽은 느낌이다.	예	아니오
12	강한 충격이 없는데도 뼈가 상했다.	예	아니오
13	평소 유제품을 먹지 않거나 먹기 힘들다.	예	아니오
14	운동을 거의 하지 않는다.	예	아니오
15	당뇨병이 있거나 위장 절제술을 받았다.	예	아니오
	합계		

☞ 합계가 4개 이상이면 생활 속에서 뼈 건강에 신경을 써야 한다. 단, 10~12번 중 하나라도 해당한다면 골다공증이 의심된다. 6개 항목 이상에 해당하면 골다공증이 의심되므로 전문가의 진단을 받아야 한다. 위험인자가 없다면 70세 이상부터 골밀도 검사를 하는 것이 좋다. 위험인자가 있다면 좀 더 이른 시기부터 골밀도 검사를 통해 뼈 건강을 확인해 본다.

나. 예방이 중요하다

골다공증은 한번 진행되면 정상으로 돌아가기 힘들므로 미리 예방하는 것이 최선의 방법이다. 골다공증 초기에는 약물요법과 식이요법, 운동요법 등을 통해 충분히 개선할 수 있다. 생활 속 작은 습관만으로도 골다공증을 예방할 수 있는데, 우선 칼슘과 비타민D가 풍부한 음식을 섭취하고, 걷기나 계단 오르기 등과 같은 규칙적인 운동을 병행하는 것이 필요하다.

여성은 호르몬 변화가 있는 임신기, 수유기, 폐경기 등의 시기에 특별히 주의를 기울여야 하고, 규칙적으로 월경하는지 여부도 확인하는 것도 중요하다.

골다공증으로 인한 골절을 방지하기 위해서는 뼈를 튼튼하게 만들어야 하는데 규칙적인 운동이 좋다. 뼈는 외부에서 가해지는 힘에 반응하여 뼈 내부에 저항하는 힘이 생기므로 운동을 통해 뼈에 자극을 주면 골밀도가 증가하고 뼈가 튼튼해질 수 있다. 그중에서도 체중이 실리는 운동이나 근력 강화 운동이 좋으며, 관절이 약한 경우 완만한 정도의 산책을 규칙적으로 하는 것도 도움이 된다.

골다공증의 식이요법은 다음과 같다. 우선 소금을 적게 먹어야 하고, 고기, 생선 같은 단백질과 채소를 가능한 한 매끼 먹어야 한다. 저지방 우유, 요구르트, 생선, 해조류, 콩, 두부, 달래, 무청, 귤 등이 권장 음식이고, 인스턴트식품이나 시금치나 땅콩, 음주, 흡연, 탄산음료, 커피 등은 피해야 할 음식이다.

중국인을 대상으로 한 연구에 따르면 골밀도가 높은 사람 중에는 10년 이상 차를 마신 사람이 많았다고 한다. 차를 마신 기간이 길수록 골밀도가 높았는데, 이에 대해 조사를 해보니 차에는 불소와 식물성 에스트로젠, 망간 등이 함유되어 있었고, 이 성분이 골밀도를 높이는 데 이바지한 것으로 추측되었다.

질병관리본부와 대한가정의학회에서 발간한 〈골다공증 예방관리를 위한 7대 생활 수칙〉에는

첫째, 하루 30분 이상 운동하기.

둘째, 적정량의 칼슘과 비타민D 섭취하기.

셋째, 금연하기.

넷째, 절주하기.

다섯째, 카페인 및 나트륨 섭취 줄이기.

여섯째, 낙상 방지.

일곱째, 골밀도 검사가 필요한지에 대해 의사와 상의하기.

 내 몸에 맞는 영양소는?

▷ **칼슘** : 하루 1,000~1,200㎎이 권장량이다. 체내 칼슘 중 99%는 인, 단백질과 함께 뼈와 치아를 형성하고 유지하며, 나머지 1%는 혈액, 혈관과 체액, 근육, 내장, 신경, 세포 등에 존재한다. 혈액에서 칼슘이 부족하면 뼈와 치아에 있는 칼슘을 가져온다. 그래서 단 1%만 부족해도 골다공증이 온다. 칼슘과 비타민D가 충분해야 골밀도가 증가하여 골다공증이 예방되고 개선된다.

▷ **비타민D** : 장관에서 칼슘의 흡수를 촉진한다. 뼈는 매일 새로 만들어지는데 이 과정에 비타민D가 관여한다. 건강한 뼈를 유지하려면 평생 비타민D가 결핍되지 않게 해야 한다. 어패류, 버섯, 달걀에 많으며 특히 말린 표고버섯에 풍부하게 함유되어 있다.

▷ **비타민K** : 골다공증을 예방한다. 뼈의 건강을 유지하고 골절을 개선하는 데 사용된

다. 뼈를 단단하게 결합하는 접착제 같은 역할을 한다. 결핍되면 뼈에 충분한 칼슘이 공급되지 못해 뼈가 약해진다. 청국장, 시금치, 쑥갓 등에 많이 함유되어 있다.

▷ **비타민C :** 콜라겐은 뼈에 탄력을 주어 부러지지 않게 하는데, 비타민C는 콜라겐 생성에 작용하여 뼈의 탄력성을 좋게 한다. 결핍되면 쉽게 골절되므로 반드시 충분한 양을 먹어야 한다. 채소로 섭취할 때는 비타민C가 파괴되지 않도록 오래 삶지 않는다.

▷ **마그네슘 :** 칼슘, 인과 함께 뼈의 구성성분으로 골조직을 유지하며 골격과 치아를 구성한다. 비타민D를 활성형으로 변형해 칼슘의 흡수율 증가에 도움을 준다. 생선, 견과류, 해조류, 콩류에 많이 들어 있다.

여기서 잠깐! 　　　　　이거 알아요?

주의해야 할 식품

짜게 먹으면 소금의 나트륨이 칼슘 흡수를 방해한다. 저산증, 무산증으로 위산 분비가 원활하지 않으면 칼슘 흡수율이 형편없이 낮아진다. 짜고 맵고 자극적으로 먹는 음식 습관을 고쳐야 한다.

카페인 섭취, 지나친 음주, 흡연, 단백질과 지방질이 많은 음식을 먹으면 칼슘을 비롯하여 무기질까지 배출시키므로 자제한다. 흡연은 골밀도를 저하하므로 반드시 금연한다.

지나친 채식으로 섬유소, 피틴산, 옥살산 등을 많이 섭취하면 칼슘 흡수가 저해된다. 피틴산은 곡류, 두류, 견과류, 핵과류 등에, 옥살산은 시금치, 땅콩 등에 다량 존재한다.

인스턴트식품, 청량음료를 자주 먹거나 노년층이 육류, 흰쌀밥 위주로 먹으면 인의 섭취가 과도해져 칼슘 흡수가 불량해진다. 칼슘과 인의 이상적인 비율이 2대 1일 때, 장에서 칼슘 흡수가 잘된다.

16. 시력 저하

눈은 신체기관 가운데 매우 중요한 부위임에도 불구하고 평소에는 그 소중함을 잘 느끼지 못한다. 나이가 들면 각종 안과 질환에 취약해진다. 더불어 요즘 현대인은 스마트폰을 손에서 거의 떼지 않는 잘못된 생활 습관과 기름진 음식을 즐기는 나쁜 식습관으로 눈 건강을 위협하고 있다. 눈 건강은 정기적인 검진을 통한 사전 발견 및 적절한 치료가 가장 중요하다.

1) 약시, 사시, 결막염이 우려되는 유아기

키는 스무 살까지 자라지만, 시력은 만 6세에 완성된다. 따라서 출생 후 만 6세까지가 일생 중 눈 관리에 가장 중요한 시기다. 숫자를 읽지 못하더라도 만 3세만 되면 일반 시력검사가 가능하다. 미숙아로 출생했거나 부모의 시력이 나쁘거나 눈 맞춤이 또래보다 늦는 등의 특수한 경우에는 1세 이전에도 '소아 시력검사'를 받을 수 있다.

이 시기에 눈 관리가 중요한 이유는 약시와 사시 때문이다. 특히 한쪽 눈에 원시, 난시 등이 있을 때 조기에 시력을 교정해주지 않으면, 안경을 써도 1.0의 시력이 나오지 않는 약시가 될 확률이 높으므로 조기 발견이 가장 중요하다.

2~3세경에 대부분 발병하는 사시 또한 초등학교 입학 전후에 교정해야 정상적인 시력 발달을 기대할 수 있다. 사시 치료가 늦어지면 이 때문에 학교 생활이나 교우 관계에 문제를 일으킬 수도 있다. 특히 영아내사시는 여러 가지 검사와 약시 치료를 거친 후 가능한 한 빨리 수술해야 한다.

결막염 환자 가운데 10세 미만 환자가 차지하는 비율은 약 18%다. 주로 면역력이 약한 유·아동에게서 빈번히 생긴다. 결막염은 눈이 가렵고 붉어지고 눈에서 끈끈한 분비물이 나오는 증상이 있다가 눈 속에 모래알이 들어간 것처럼 이물감과 통증이 심해진다. 또 눈을 비벼 각막에 상처가 생기면 시력에 장애를 입을 수 있다. 외출 후에는 꼭 손을 깨끗이 씻고 눈 주변을 만지거나 비비지 않는 습관을 길러 주는 것이 중요하다.

2) 정기적인 휴식이 필요한 10대

일생에서 가장 눈이 건강한 시기는 바로 10대다. 그러나 교통사고나 교내 폭력 등으로 눈을 다치는 경우가 많고, 과중한 공부로 눈이 쉽게 피로해진다. 책을 보거나 컴퓨터를 이용할 때는 50분 공부하고 10분 정도 눈을 쉬게 해 주는 동시에 조명도 밝아야 눈의 피로를 덜 수 있다. 안경을 쓰기 시작한 아이들은 1년에 두 번 시력검사를 통해 안경 도수를 조정해야 한다.

또 청소년기에는 학교 등 공동생활을 통해 또래끼리의 접촉이 많은 시기로 다래 끼 발생 빈도가 전체 연령층 중에서 가장 높다. 저절로 없어지기도 하지만 같은 부위에 재발하거나 만성적으로 생기면 악성 종양을 의심해봐야 한다. 눈꺼풀 일부를 절제해야 할 수도 있다.

3) 안구건조증이 심한 20~30대

10대에 안경을 쓰던 사람들은 20대에 편리함과 미용의 이유로 콘택트렌즈로 바꾸기 시작한다. 콘택트렌즈는 사용법을 잘 지켜야 부작용을 최소화할 수 있다. 특히 착용감이나 가격보다는 눈 건강에 미치는 영향을 선택의 최우선 기준으로 삼아야 한다. 소프트렌즈보다는 처음에 적응이 조금 어렵더라도 산소투과성 하드렌즈가 눈 건강에 훨씬 좋다.

20~30대 학생이나 직장인은 건조한 실내에 있는 시간이 길고 시력교정수술을 하는 비율도 높아 안구건조증을 호소하는 경우가 많다. 안구건조증이 심하면 안구 표면에 상처가 생기고 이물질이 쉽게 달라붙어 각막염 등 각막 손상을 일으킬 수도 있다. 각막염이 심하면 시력 저하를 초래한다. 적절한 안과 진료를 받지 않은 채 스테로이드가 함유된 안약을 임의로 사용하면 녹내장을 일으킬 수도 있다.

4) 노안이 시작되는 40~50대

40대가 되면 개인차가 있지만, 대부분 노안이 온다. 약간의 근시가 있던 사람들은 좀 늦게 오지만, 시력이 좋았던 사람들은 노안이 시작되면 심리적으로 많이 불안해한다. 시기를 미루지 말고 돋보기 안경을 써야 하며, 최근에는 노안도 수술로 해결하는 경우가 늘고 있다.

이 연령대에는 몸의 다른 장기에도 성인병 발병률이 높아지는 것처럼 눈에도 녹내장, 백내장, 망막 질환 등이 올 수 있다. 특히 녹내장은 증상이 나타나면 이미 치료가 어려운 경우가 많다. 따라서 40세 이후에는 반드시 1년에 한 번씩 안과를 방문해 정밀검사를 받아야 한다. 특히 당뇨병이나 고혈압 등 만성 질환을 앓고 있는 사람은 특별히 눈 건강에 신경을 써야 한다.

이 시기에는 눈물기관에 문제가 쉽게 생긴다. 눈물길이 좁아지거나 막히면서 눈물주머니에 고여 염증이 생기는 눈물길협착증이 가장 흔한 형태다. 특히 노년층은 피부가 약해 밖으로 흐르는 눈물을 계속 닦아내다 보면 눈 주위가 짓무르거나 2차 감염이 생길 수도 있다. 눈물이 장시간 나온다면 그냥 지나치지 말고 안과의 진료를 받아보는 것이 좋다. 눈물길협착증은 눈물길을 뚫어주는 수술을 해야만 완치된다.

5) 백내장, 녹내장 위험이 큰 60대 이상

이 시기에 가장 흔히 발생하는 안과 질환은 당뇨망막병증, 황반변성과 같은 망막 질환과 백내장, 녹내장이다. 망막장애 전체 진료 인원 중 60대 이상이 약 54%를 차지하며, 백내장 환자 중 60대 이상이 83%에 이른다. 나이가 많아지면서 이들 질환의 발병률이 증가하는 이유는 노화에 따른 것이며, 성인병이 안과 질환을 촉진한다.

백내장은 초기에 노안과 혼동하는 경우가 많다. 노안이 심해지는 시기와 맞물려 백내장이 서서히 진행되므로 노안이 심해졌다고 착각하게 된다. 노안은 수정체가 노화해 멀리 있는 사물은 잘 보이고, 가까이 있는 사물은 잘 안 보이게 되는 상태다.

반면, 백내장은 수정체가 투명성을 잃어 혼탁해진다. 사물을 볼 때 안개 낀 것처럼 뿌옇게 보이면 백내장일 가능성이 크다. 햇빛이 있는 낮에 굉장히 불편하여 밤보다 낮에 잘 안 보이는 현상이 나타난다. 수정체 전체가 혼탁해지면서 시력이 저하된다. 백내장을 노안으로 오해해 계속 내버려두면 합병증이 동반돼 심한 통증이나 충혈 등이 생길 수 있다.

백내장의 치료법은 하나다. 즉 혼탁한 수정체를 제거하고 깨끗한 인공수정체를 넣는다. 수술은 대개 30분에서 1시간 정도 걸린다. 백내장을 예방하려면 햇빛이 강한 시간에는 선글라스를 착용하여 자외선을 차단한다. 녹황색 채소와 비타민A 성분이 많은 음식을 자주 챙겨먹어야 한다.

녹내장은 눈이 무겁고 통증이 느껴지는 질환이다. 시야가 좁아져서 고개를 돌려야 사물이 보이는데, 마치 터널 속에서 보는 것과 같다. 불빛을 보면 달무리 현상이 나타난다. 눈의 압력이 높아져 시신경과 시신경에 영양분을 공급하는 혈관을 압박해 생긴다. 이외에도 고도근시, 시신경 이상 가족력, 당뇨병, 고혈압 등이 녹내장에 영향을 준다.

급성으로 발생하는 녹내장은 48~72시간 이내에 실명할 수 있으므로 신속하게 병원으로 가야 한다. 눈에 통증과 두통이 심하고, 눈이 충혈되면서 갑자기 시야가 좁아지고 안압이 높아지면 급성녹내장을 의심해봐야 한다. 흔히 뇌졸중으로 착각할 수도 있다. 비만과 근시, 당뇨병 환자, 6개월에서 1년 이상 스테로이드 안약을 투여한 사람들은 정기적으로 검진이 필요하다.

가. 증상부터 알아야 한다

자가진단: 백내장과 녹내장

다음 항목 중 자신에게 해당하는 것이 있는지 확인해본다.

01	사물이 겹쳐 보이는 현상이 나타난다.	예	아니오
02	안경이나 돋보기를 껴도 사물이 선명하게 보이지 않는다.	예	아니오
03	시야가 뿌옇고 답답한 느낌이다.	예	아니오
04	갑자기 눈이 침침해진 느낌이다.	예	아니오
05	밝은 곳에서 몹시 불편하고 특히 근거리 시력이 저하됐다.	예	아니오
06	돋보기를 착용하지 않았는데 갑자기 근거리 시력이 좋아졌다.	예	아니오
07	밝은 곳에서는 시력이 감소하지만, 실내나 어두운 곳에서는 오히려 시력이 좋아졌다.	예	아니오
08	시력이 떨어졌고 눈이 흐리다.	예	아니오
09	머리와 어깨가 아프다.	예	아니오
10	기분이 안 좋고 오심 및 구토 증세가 있다.	예	아니오
11	계단을 내려가기 힘들다.	예	아니오
12	불빛을 보면 그 주위에 무지개 같은 것이 보인다.	예	아니오
13	눈이 무겁고 쉽게 피로를 느낀다.	예	아니오

14	눈에 이물질이 들어간 느낌이 있다.	예	아니오
15	사시처럼 보인다.	예	아니오
	합계		

☞ 1~7번 중 하나라도 해당하면 백내장, 8~15번 중 시력이 떨어지면서 증상이 2개 이상이라면 녹내장이 의심되니 안과를 찾아 검진을 받는다.

나. 예방이 중요하다

눈은 나빠질 대로 나빠지기 전에 예방해야 한다. 앞뒤로 길어진 안구를 다시 줄어들게 하지 않는 한 근시를 예전으로 돌리기는 힘들다. 하지만 이미 저하된 시력이라도 이를 더 나빠지지 않게 하는 예방법이 있다.

첫째, 근거리 작업을 장시간 하지 않는다. 컴퓨터 사용과 장시간 TV 시청 등 근거리 작업은 시력 저하의 주요 원인으로 꼽힌다. 컴퓨터나 책은 항상 30cm 이상 떨어져서 봐야 한다. 엎드리거나 누워서 책을 보는 자세도 좋지 않다. 누워서 책을 보면 눈 근육에 3배 정도의 힘이 들어가 눈이 쉽게 피로해진다.

둘째, 충분한 수면을 취해서 눈에 휴식시간을 줘야 한다. 안경을 착용하는 사람 중 평균 수면 시간이 8시간 이하인 사람들이 9시간 이상 수면을 취하는 사람들보다 눈이 나쁘다는 연구결과가 나왔다. 또 야외활동이나 운동하는 사람일수록 눈 건강이 좋다고 밝혀졌다.

셋째, 안경을 쓰는 사람들은 안경을 자주 벗으면 안 된다. 정확한 시력을 맞추지 않은 채 사물에 집중하면 눈이 쉽게 피로해진다. 눈의 피로를 줄이려면 창밖을 멀리 보는 것이 좋으며, 눈을 자주 깜빡이거나 잠시 감고 있는 것도 좋다. 특히 오랜 시간 컴퓨터 작업을 하면 눈 깜빡임이 덜해져 안구건조증이 올 수 있으니 눈에 감고 잠깐씩 휴식하는 것이 좋다.

내 몸에 맞는 영양소는?

▷ **칼륨** : 칼륨은 부드러운 눈의 조직을 보호해 결막염 등 눈 조직과 관련된 질병을 보호하는 데 효과가 있다. 칼륨 성분이 함유된 대표 음식은 바나나로, 중간 크기의 바나나 하나에는 성인들이 하루에 필요한 칼륨 4,700㎎의 약 11%에 해당하는 422㎎이 포함돼 있다. 사탕이나 아이스크림 같은 단 음식들은 칼륨을 없애는 역할을 하므로 가급적 피한다.

▷ **안토시아닌** : 망막과 동공의 작용을 좋게 해 자주 눈에 피로를 느끼는 사람에게 좋고 시력 저하나 망막 질환을 예방하는 데 효과가 있는 영양소다. 블루베리, 포도, 가지와 같은 보라색 과일에 많이 함유되어 있다.

▷ **비타민A** : 눈 건강을 지켜주는 영양소로 모세혈관을 튼튼히 하고 점막을 생성한다. 망막, 결막, 각막을 건강한 상태로 유지한다. 빛의 명암을 느끼는 로돕신의 주성분으로 야맹증이 예방된다. 시력장애에 효과가 있어서 비타민A를 많이 먹으면 고령자의 황반변성증 발병이 감소한다. 비타민A가 결핍되면 시력을 상실할 수 있다. 사과, 당근, 시금치와 같은 녹황색 채소에 많이 있고, 지용성 비타민이므로 기름에 볶거나 살짝 데쳐서 먹으면 더욱 좋다. 베타카로틴과 함께 먹는 것도 좋다.

▷ **루테인** : 노안을 방지한다. 루테인은 활성산소를 제거하고 시력 회복을 돕는다. 루테인은 키위나 오렌지 같은 과일이나 양배추와 브로콜리 같은 채소에 많이 포함되어 있다.

▷ **비타민C** : 점막을 생성하고 상처의 회복력을 높인다. 세포를 결합하는 콜라겐의 합성작용을 하고 안구 출혈과 노화를 막는다. 유해산소를 막는 항산화 작용으로 백내장을 예방한다.

▷ **카로틴** : '눈의 비타민'이라고도 한다. 망막을 구성하는 주된 영양소로 눈을 건강하게 하고 점막을 촉촉하게 하며 눈의 피로, 회복에 효과적이다. 안구건조증과 시력 퇴화를 예방한다.

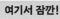 **여기서 잠깐!** **이거 알아요?**

주의해야 할 식품

시력 저하가 우려되는 것 중 하나로 스테로이드가 손꼽힌다. 스테로이드는 천식 증세를 예방하기 위해 사용하는데 오랫동안 흡입하면 백내장 발병 위험이 커진다고 밝혀졌다. 스테로이드 성분의 약을 사용하는 아토피 피부병 환자들도 백내장이나 녹내장을 일으킬 수 있다는 부작용을 인식해야 한다. 어린아이들은 성장 장애, 비만 등 각종 장애와 더불어 백내장이나 녹내장으로 시력을 잃을 수 있으므로 각별한 주의가 필요하다.

또 다량의 카페인도 시력을 떨어뜨리는 주범이 된다. 하루 한 잔의 커피는 신경조직과 심장근육을 흥분시켜 피로 해소에 도움을 주지만, 다량의 카페인을 마실 경우 안압이 상승하여 녹내장이 유발될 가능성이 있다. 또 카페인은 이뇨작용을 활발하게 촉진해 안구 건조증을 불러오고, 근시의 원인이 되는 칼슘과 마그네슘의 흡수를 방해해 눈 건강을 해칠 수 있다. 간혹 눈 떨림 증세를 겪는 사람이라면 카페인을 과다하게 섭취한 것이 아닌지 돌아봐야 하며, 하루 한 잔 이상의 커피를 섭취하지 않도록 노력해야 한다.

졸음을 깨기 위해 마시는 커피와 잦은 흡연, 음주는 눈 건강을 해치는 주범이다. 설탕이 많이 들어간 커피, 사탕, 콜라 등을 먹은 다음 날 눈을 관찰해보면, 설탕이 시신경에서 비타민 복합체를 지나치게 많이 빼앗아간 것을 확인할 수 있다. 이러한 과정이 반복되다 보면 눈 건강을 해쳐 시력이 저하된다.

성인은 신체 성장이 멈추고 시력이 어느 정도 완성된 상태이므로 평소 눈 관리를 어떻게 하느냐에 따라 앞으로의 눈 건강이 좌우될 수 있다. 무의식적으로 길든 잘못된 생활 습관을 개선하지 않고 반복할 경우 각종 안질환에 노출될 수 있으니 특별히 주의해야 한다.

17. 간 질환

간은 인체에서 가장 큰 장기이며 무게는 1.2~1.5 kg 정도다. 간은 우상 복부에 갈비뼈로 보호되어 있으며 상단은 대개 젖꼭지 높이까지 올라와 있다. 간은 해부학적으로 2개의 엽(葉)으로 나뉘는데, 각각 우엽(右葉)과 좌엽(左葉)이라고 하며, 우엽의 크기가 더 커서 좌엽 크기의 6배 정도다.

인체의 거의 모든 장기는 동맥으로부터 혈류를 공급받고, 정맥으로 혈류가 나간다. 그러나 간은 예외적으로 혈류 공급을 이중으로 받고 있는데, 다른 장기처럼 간동맥이라는 동맥을 통하여 혈류를 공급받는 일 외에 문맥이라는 정맥을 통하여도 혈류 공급을 받고 있다. 간동맥을 통해서 산소가 풍부한 동맥혈이 유입되고, 문맥을 통해서 위나 장에서 흡수된 영양분을 잔뜩 실은 정맥혈이 유입된다. 간이 이처럼 독특한 혈류 공급 체계를 가진 것은 간의 고유한 기능에 기인하는 것으로 흡수된 영양분은 일단 인체의 화학공장인 간에서 가공, 처리 또는 저장해야 하기 때문이다.

간의 주요 기능은 체외에서 유입되거나 체내에서 생성한 각종 물질을 가공 처리하고 중요한 물질을 합성하고 공급하는 것이다. 간은 마치 에너지 및 화학공장이 밀집된 종합화학단지에 비유할 수 있다. 이 외에도 혈액을 저장하는 역할, 면역 기관의 역할 등을 한다. 간은 다양하고 중요한 기능을 수행하므로 간 기능이 심하게 저하되면 여러 가지 문제가 발생하게 된다.

간의 기능을 열거해 보면, 흡수된 영양소를 신체의 요구에 맞추어 필요한 물질이나 영양소로 가공 처리한다. 몸에서 필요로 하는 중요한 단백질이나 화합물을 합성한다. 몸에 들어온 각종 약물을 대사하여 배출될 수 있게 한다. 몸에 축적된 해로운 물질을 해독한다. 당 대사를 조절하여 신체에 필요한 에너지를 공급한다. 담즙을 만들어 배출하고, 체내 호르몬의 균형을 유지한다. 비타민, 철분 등을 저장한다.

따라서 비타민 공급이 없어도 비타민A는 10개월, 비타민D는 3~4개월, B12는 1년 이상 지탱할 수 있다. 혈액의 저장고 역할을 한다. 마지막으로 인체의 방어선 중 하나다. 대장에는 수많은 세균이 살고 있는데 간으로 유입되는 혈류에는 이러한 세균이 포함될 수 있다. 그러나 간에서 걸러진다.

가. 증상부터 알아야 한다

간은 500여 가지의 일을 하는 화학공장과 같다. 또한 '침묵의 장기'로 70% 이상 손상되어야 비로소 증상을 드러낸다. 간 질환은 예방하는 것만이 최선이다.

간 질환 종류에는 지방간, 급성간염, 만성감염, 간경변 등이 있으며 심하면 암으로 발전된다. 지방간은 간세포 손상 정도에 따라 여러 단계로 나눌 수 있는데, 지방간만 끼어 있는 가벼운 단순 지방간, 간세포 손상이 심하고 지속되는 지방간염, 복수나 황달을 동반하는 간경변증까지 정도가 다양하다.

간염은 지속 기간에 따라 급성과 만성으로 나뉘며 간염이 6개월 이상 진행되면 만성간염이다. 간경변증은 만성간염에 의해 장기간에 걸쳐 간세포가 파괴되고 재생하는 과정이 반복되면서 유발된다. 간경변증은 간의 합성 및 해독 기능이 저하되는 간부전으로 진행되기도 한다.

1) 알코올성 지방간

정상 간의 경우 지방이 차지하는 비율은 5% 정도인데, 이보다 많은 지방이 축적된 상태를 지방간이라고 한다. 최근 영양 상태가 좋아지고 성인병이 늘어감에 따라 지방간 환자가 늘어나는 추세에 있다.

지방간은 크게 과음으로 인한 알코올성 지방간과 비만, 당뇨병, 고지혈증, 약물 등으로 인한 비알코올성 지방간으로 나눌 수 있다.

알코올성 지방간은 알코올을 많이 섭취하면 간에서 지방 합성이 촉진되고 정상적인 에너지 대사가 이루어지지 않아 발생한다. 그대로 내버려두면 간 기능이 급격히 악화되어 간세포가 괴사하거나 간경변으로 심각하게 악화할 수 있다. 반드시 금주하고 식이요법으로 간 기능을 회복해야 한다. 알코올은 간장에서만 분해되는데 마시면 마실수록 간에 부담만 준다.

지방간은 증상이 없는 경우부터 피로감과 전신 권태감, 또는 오른쪽 상복부의 통증을 호소하는 사람까지 증상이 다양하다. 지방간의 증상은 지방의 축적 정도와 축적 기간, 그리고 다른 질환의 동반 여부에 따라 달라질 수 있다.

2) 급성간염

원인은 급성바이러스로 A형, B형, C형간염과 독성 간염, 알코올성 간염 등의 증상으로 나타난다. 급성간염은 위험하므로 병원에 입원하여 철저한 치료를 받아야 한다. 충분한 영양 섭취와 안정이 필요하며 반드시 금주해야 한다.

최근에는 20~30대 젊은 나이를 중심으로 A형간염 발생률이 급속도로 증가하는 추세다. 비교적 위생상태가 좋은 환경에서 자란 젊은 나이일수록 항체 보유율이 낮아 면역력이 없는 경우가 많기 때문이다. A형간염의 증상은 일반적으로 감기 몸살과 비슷하므로 초기 진단이 어렵다. 따라서 감기 몸살 증상이 지속될 경우 병원을 찾아 전문의의 진단을 받는 것이 중요하다.

B형간염은 주로 혈액이나 체액, 감염된 사람과의 성적 접촉, 주사기와 바늘의 공동 사용 등을 통해 감염되므로 면도기, 칫솔, 손톱깎이를 타인과 같이 사용하지 말고 어른이 어린이에게 음식물을 씹어서 주는 것도 피해야 한다.

국내 인구의 약 1%가 C형간염 보유자인 것으로 추정되지만, 급성간염 후 자연 회복이 되지 않아 만성간염으로 진행되는 비율이 80% 가까이 된다. 이 중 20~30%는 간경변증으로 진행되며, 만성 C형간염 환자가 간암에 걸릴 확률은 일반인보다 150배나 높다.

A, B형간염 예방을 위해서는 예방백신을 미리 맞는 것이 중요하며, 초기에 별다른 증상이 없는 간염은 관심을 두고 꾸준히 관리해 나가거나 치료를 받는 것이 좋다. A형간염은 주로 오염된 음식이나 식수를 통해 전염되는 질환으로, 급성으로 발병하는 경우가 많으며 특별한 치료법이 없는 대신 백신 접종을 통해 예방할 수 있다.

B형간염은 치명적인 간 질환을 부르는 주요 요인으로, 국내 간 질환 및 간암으로 사망하는 환자 중 약 70%가 만성 B형간염이 원인이라는 보고도 있다. 그러나 예방백신뿐만 아니라 항바이러스 효과와 낮은 내성 발현율, 안전성 등이 입증된 치료제가 있어서 의사의 처방에 따라 꾸준히 복용한다면 건강한 생활을 영위할 수 있다.

C형간염은 주로 혈액을 통해 전염되는 바이러스 간염으로, 백신이 없어 간 질환의 새로운 복병으로 지목되고 있다. 그러나 항바이러스제로 완치할 수 있으므로 조기 진단과 치료가 반드시 필요하다.

3) 만성간염

만성간염 환자, 간경변증 환자는 간암이 생기기 쉬운 고위험군이다. 만일 이러한 고위험군에 속해있다면 간암의 조기 발견을 위해서 정기적인 검사를 비롯해 철저한 관리가 필요하다.

만성간염의 원인은 매우 다양하지만, 우리나라에서는 바이러스 간염이 주원인이다. 임상적으로 문제가 되는 간염 바이러스는 A, B, C, E형 간염 바이러스가 있는데 그중 B형과 C형 바이러스가 감염 후 간세포에 정착해 만성간염을 일으킨다.

A형과 E형간염은 주로 간염 바이러스에 오염된 물과 음식 등을 통해 체내로 들어오므로 무엇보다 손 씻기 등 철저한 개인위생관리가 일차적인 예방법이다. 증상은 구역질, 복통, 황달, 발열과 같은 급성 간염의 형태로 나타난다. A형간염은 휴식과 대증요법으로 자연 회복되고 면역도 생기지만, 드물게 간부전을 일으킬 수 있어 입원 치료가 원칙이다.

B형과 C형간염 바이러스는 아직 명백한 감염 경로가 알려지지 않았지만, 주로 환자의 혈액과 체액을 통해 감염되는 것으로 알려졌다. 그래서 감염자와 면도기, 칫솔 등을 함께 쓴다든지, 보호기구 없이 성관계를 하는 것은 감염의 위험을 높일 수 있다. 별다른 자각 증상이 없이 혈액검사로 발견되는 경우가 대부분이다. 치료 목표는 장기적으로 간경변증이나 간암의 진행을 줄이는 데 있다.

4) 간경변

간경변은 음주나 비만, 당뇨, 바이러스 등 여러 가지 원인으로 발병한다. 간경변은 만성적인 염증으로 정상적인 간 조직에 작은 덩어리가 만들어지고 섬유화 조직으로 간이 바뀌면서 간 기능이 저하되는 질환이다.

간 질환이 문제가 되는 이유는 만성간염이 간경변으로 진행될 수 있기 때문이며, 간경변으로 진행된 이후에는 합병증이 생기거나 간암으로 진행될 위험성이 크기 때문이다. 간세포가 파괴되면 세포가 콜라겐을 만들어 파괴된 자리를 메우려고 한다. 피부에 상처가 나면 아무는 과정과 비슷하다. 그런데 지속해서 간 기능이 소실되고 파괴되면 콜라겐이 많이 쌓여 간 전체에 큰 흉터가 남는다. 흉터가 남는 부분은 간의 기능을 제대로 수행하지 못하게 되고, 나머지 간의 일부가 모여 재생시키려고 하는데 이렇게 모여 있는 간세포들이 마치 작은 혹처럼 결절을 만든다.

이러한 재생 결절에서 간세포는 계속 증식하려고 하지만 주변에 흉터가 옥죄고 있어서 제대로 증식할 수가 없어서 스스로 세포에 변형을 일으켜 과도하게 자랄 수 있는 이상결절을 형성한다. 이 상태에서 간세포가 계속 변형되어 간암이 되면 주변에 흉터가 있어도 무시하고 계속 커진다. 이렇게 정상적인 간의 구조가 없어지고 재생결절, 이상결절 및 흉터가 있는 상태를 간경변이라고 한다.

모든 간 질환처럼 간경변도 합병증이 생기기 전까지는 약간의 전신피로를 느낄 뿐 별다른 증상이 없다. 간경변이 진행되면서 식욕이 떨어지고, 헛배, 구토, 설사, 변비 등의 증상을 보이며 복수가 차고 황달, 손바닥이 유난히 빨개진다거나 가슴 윗부분의 피부 혈관이 확장되면서 거미 모양의 반점이 보인다. 여성은 무월경, 남성은 유방이 커지거나 성욕이 떨어지고 고환이 위축되는 등의 증상을 보인다.

5) 간암

간암은 간을 이루고 있는 간세포에서 생겨난 악성 종양을 말한다. 우리나라 연간 간암 환자의 발생 수는 매우 높은 수준이다. 인구 10만 명당 남자는 28명, 여자는 8명 정도로 새로운 간암 환자가 매년 증가한다.

간암 사망률은 위암에 이어 암 중에서 두 번째로 높다. 40~50대는 간암 사망률이 위암보다 높다. 간암 발생의 원인 중 중요한 것이 B형과 C형 간염이다. 또한 간경변증 있는 사람, 남자, 술을 많이 마시는 사람, 담배 피우는 사람은 간암 발생 확률이 더 높다.

간암 환자의 상당수는 특별한 증상이 없으며, 기존 질환의 증상과 혼동되어 간암이 생겨도 잘 모르는 경우가 많다. 배꼽에서 오른쪽 위쪽 복부 통증과 (조직이나 장기 일부에 생긴 경계가 분명한 종기)가 만져지는 것이 가장 흔한 증상이며, 기존 간 질환이 갑자기 악화되거나 피로, 쇠약감, 체중 감소 등이 있다.

조건 없는 예방이 최우선으로 40세 이후 1년마다 정기검사가 필요하다. 간염, 간암의 가족력이 있다면 6개월에 한 번씩 검사를 받는 것이 좋다.

6) 담석증

쓸개는 간 아래에 있으며 간에서 만들어진 담즙을 저장하고 분비하는 역할을 하는 기관으로 이곳에 생긴 돌을 '담석'이라고 한다. 담석은 그 구성성분에 따라서 나뉘는데, 가장 흔한 것은 콜레스테롤이 주성분인 콜레스테롤석이다. 콜레스테롤의 과잉 섭취가 콜레스테롤 결석의 원인이 되므로 지방분이 제거된 식사로 발작을 예방해야 한다.

담석증의 증상은 산통으로 비유되는 통증이다. 명치와 오른쪽 위쪽 배에 발생하는 지속적이고 심한 통증, 중압감과 오른쪽 날개 뼈나 어깨 쪽의 통증이 갑자기 시

자가진단: 간과 쓸개

다음 이어지는 질문지는 간과 쓸개의 건강 상태를 알아보기 위한 검사 내용이다. 일반적인 검사에서는 아무런 이상이 발견되지 않았더라도 아래 기능성 검사로 여러 가지 질환의 증상과 원인을 찾아낼 수 있다. 각 질문에 해당하는 사항에 체크하고 합산해본다.

0은 '전혀 없거나 거의 없다', 1은 '일주일에 1~2회', 2는 '일주일에 3~6회', 3은 '매일'.

01	오른쪽 갈비뼈 아래쪽에 통증이 느껴진다.	0	1	2	3
02	숨을 들이마시면 복통이 심해진다.	0	1	2	3
03	식사 후 신물이 넘어온다.	0	1	2	3
04	속이 답답하다.	0	1	2	3
05	트림이 나오거나 가스가 자주 찬다.	0	1	2	3
06	기름진 음식은 소화가 안 된다.	0	1	2	3
07	속이 메스껍다.	0	1	2	3
08	화를 잘 내고 흥분을 잘한다.	0	1	2	3
09	밤에 이유 없이 피부가 가렵다.	0	1	2	3
10	피부나 눈동자가 노래졌다.	0	1	2	3
11	변이 노랗거나 갈색이다.	0	1	2	3
12	건강이 안 좋아졌다고 느낀다.	0	1	2	3
13	항상 피곤하고 매사 의욕이 없다.	0	1	2	3
14	집중력과 사고력이 떨어진다.	0	1	2	3
15	근육통이 있다.	0	1	2	3
16	손이 떨린다.	0	1	2	3
17	손발이 붓는다.	0	1	2	3
18	몸이 무거워진다.	0	1	2	3
19	잇몸에서 피가 난다.	0	1	2	3
20	겨드랑이털이 빠진다.	0	1	2	3
21	손바닥이 붉어진다.	0	1	2	3
22	소변이 거무스름해지고 양이 줄었다.	0	1	2	3
23	피부나 머리카락이 건조해진다.	예 (3)		아니오	
24	식욕이 없고 살이 빠진다.	예 (3)		아니오	
25	멍이 잘 든다.	예 (3)		아니오	
26	생식기 주위의 음모가 얇아졌다.	예 (3)		아니오	
27	몸이 건조하게 느껴진다.	예 (3)		아니오	
28	피부의 탄력성이 줄었다.	예 (3)		아니오	

29	구토를 자주 한다.	예 (5)	아니오
	합계		

☞ 합계가 3점 이하이면 정상이다. 4점에서 12점 사이는 건강에 유의해야 하며 전문의를 찾아가 상담을 받아보는 것이 좋다. 13점 이상은 치료를 필요로 하는 수준으로 전문의의 진단과 검사가 필요하다.

작되어 30분에서 5시간까지 몹시 심해지다가 서서히 혹은 급격히 사라진다. 오한, 발열, 구토 등이 동반된다면 급성 쓸개염을 의심해야 한다.

나. 예방이 중요하다

최근에는 식생활이 서구화되고 잘 먹게 되면서 지방간 환자들도 늘어나고 있다. 비만, 당뇨병, 고지혈증을 가진 사람들은 지방간을 동반하는 경우가 많다. 특히 우리나라는 탄수화물의 섭취량이 많아 주의해야 한다. 간은 탄수화물 등 당과 지방, 단백질, 비타민, 미량원소 등의 대사에 관여한다. 또 약이나 독성물질이 들어오면 물에 녹는 물질로 성질을 변화한다.

지방간 환자의 경우 과당이 간의 섬유화를 증가하는 것으로 나타났다. 간에 좋지 않은 음식은 고과당이 들어간 물엿, 탄산음료, 캔 주스, 젤리 등과 포화지방산이 들어 있는 유제품, 기름진 고기와 트랜스지방산이 함유된 쇼트닝, 마가린, 비스킷, 새우튀김, 닭튀김 등이 있다. 간 건강을 위해서는 오메가-3 지방산이 많은 생선, 견과류와 땅콩, 올리브, 식이섬유와 비타민이 풍부한 채소류 등이 좋다.

무엇보다 알코올은 간에 매우 좋지 않다. 맥주, 포도주, 소주, 폭탄주 등 여러 종류의 술은 각 잔에 한 잔 정도가 건강한 음주 습관이다. 여성과 65세 이상 남성은 일주일에 최대 맥주 7캔, 소주 1병 정도가 적당한 주량이고 65세 이하 남성은 일주일에 최대 소주 2병 정도가 적정한 수준이다.

B형간염은 B형간염 바이러스에 의해 감염된다. 주로 혈액이나 체액 등을 통해 전파되는데, 어머니와 신생아의 수직감염, 성관계를 통한 전염, B형 간염 바이러스에 감염된 혈액에 손상된 피부나 점막이 노출되어 감염되기도 한다. 하지만 바이러스 보유자와의 가벼운 포옹, 입맞춤, 식사 등 일상생활을 통해 감염되지는 않는다. 보통 3회의 예방접종을 하면 항체가 생긴다. A형 간염도 2번의 예방접종을 통해

95% 이상 감염을 막을 수 있다.

지나친 음주와 흡연을 삼가고 정기적인 건강검진을 통해 간 기능을 점검하며, 이상 징후가 발견되면 의사와 상의한다. 특히 만성 간 질환자로 판명되면 간암의 조기 발견을 위한 정기적인 초음파검사와 혈액검사를 받는다.

내 몸에 맞는 영양소는?

▷ **오메가-3 지방산** : DHA가 간세포의 기능을 활성화하며 간염과 지방간을 예방한다.

▷ **비타민C** : 간 기능을 활성화해 간을 해독하고 알코올을 해소한다. 면역력을 높여 바이러스 증식을 억제한다. 충분히 먹으면 바이러스 간염을 예방하고 회복하는 데 효과가 있다.

▷ **키토산** : 지방을 흡착하여 배설하며, 지방이 장관 내부로 흡수되는 것을 막아 지방간을 예방한다. 알코올에 흡착하여 체외로 배출한다.

▷ **비타민B군** : 에너지 대사를 촉진하며 간의 피로와 간 기능을 향상한다.

▷ **카로틴** : 면역력을 키우고 강력한 항산화 효과가 있어 간 질환에 좋다.

▷ **셀레늄과 비타민E** : 염증으로 인한 공격으로부터 간세포를 보호한다. 간염의 발생률을 낮춘다. 항암효과로 간경화에서 간암으로 진행되는 것을 막아준다.

▷ **타우린** : 오징어, 문어, 새우, 조개류 등에 풍부하게 함유된 아미노산의 일종으로 혈중 콜레스테롤의 수치를 낮추고 담석 형성을 억제한다.

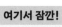
여기서 잠깐!　　　　**이거 알아요?**

주의해야 할 식품
신선한 과일과 채소는 몸에 좋지만, 농약이 묻은 과일은 해롭다. 특히 대부분 과일 껍질에는 농약 성분이 있는데, 이 성분이 간의 해독을 방해한다. 유기농 과일을 먹거나 세척에 유의하며 먹어야 간에 무리를 주지 않는다.

또 튀기거나 기름진 음식, 설탕이 많이 들어간 음식, 흰 쌀, 흰 밀가루 위주의 식단을 피한다. 가공식품은 좋지 않다. 첨가제를 해독하느라 간이 무리해야 하기 때문이다.

과음, 과식, 과로, 스트레스는 간에 좋지 않을 뿐 아니라, 전반적인 몸 건강을 위해서도 좋지 않다. 관절신경통약, 두통약 등과 피로 해소를 위해 많이 먹는 간장약은 간을 피로하게 하며 부담을 준다.

마지막으로 중요한 것은 단백질 섭취량이다. 양질의 단백질은 간세포의 재생을 촉진하지만, 너무 많이 섭취한 단백질은 간에서 대사되므로 간의 피로를 늘린다. 아직 대사되지 않은 단백질의 중간 대사물인 암모니아가 간세포에 부담을 주기 때문이다.

18. 폐 질환

폐는 기관지와 허파꽈리로 구성돼 있다. 이곳에 문제가 생기면 폐기종, 만성기관지염, 기관지 천식이 나타나기 쉽다. 여러 가지 원인으로 기관지나 폐에 염증이 생기고, 결과적으로 기침이나 가래, 심할 때는 호흡곤란이 생긴다.

흔히 숨차고 기침 나고 가래가 끓으면 해소나 천식이라고 부르며 만성 폐 질환이라고 일컬었는데, 이는 올바른 의학 용어가 아니다. 의학적으로는 '만성폐쇄성 폐 질환'이라고 하며, 여기에 만성기관지염, 폐기종 그리고 기관지 천식 일부가 포함된다.

만성폐쇄성 폐 질환의 가장 큰 원인은 흡연이다. 담배를 오랫동안 많이 피우면 기관지와 허파꽈리 벽에 염증이 생겨서 기침, 가래가 생기고 숨이 찬 증세가 나타난다. 질환 자체로 사망의 원인이 되기도 하지만 폐렴 등 다른 합병증을 동반하기도 한다.

폐 질환이 무서운 이유는 몇 년에 걸쳐서 조금씩 진행되므로 폐 기능이 점점 떨어지고 있음에도 어느 정도의 한계에 도달하기 전까지는 모르고 내버려두는 경우가 많다는 것이다. 한 달 이상 숨이 차고, 기침과 가래 증상이 나타나는 사람은 병원을 찾아야 한다. 특히, 40세 이후에는 1년마다 건강검진을 통해 폐 기능을 검사해야 한다.

가. 증상부터 알아야 한다

1) 폐렴

세균성 폐렴은 세균 감염에 의한 급성 기관지 염증이 폐 속으로 침범하면서 생기는 병이다. 급성 폐 질환 증상으로 오한, 가슴 통증, 호흡곤란 등의 증상을 보인다.

흡인성 폐렴은 음식물을 기관지 쪽으로 잘못 삼키면 걸리는 질환으로 숨을 쉴 때 악취가 나며 오한을 느끼고 가슴 통증을 느낀다.

바이러스성 폐렴은 각종 바이러스가 폐 속에 침범하여 생기며 고열, 기침, 가슴 통증, 호흡곤란과 같은 증상이 있다.

알레르기성 폐렴은 알레르기 체질인 사람이 과민반응을 나타내는 물질을 흡입했을 때에 나타나며 기침, 호흡곤란, 기관지 천식과 같은 증상을 보인다.

2) 폐결핵

폐결핵은 결핵균에 의해 발생하는 폐 감염증으로, BCG 백신을 접종하는 것이 예방책이다. 결핵은 결핵균의 감염으로 육아종이란 이상세포가 형성되어 발생하는 병이다. 결핵균에 감염되었다고 모든 사람이 발병하는 것은 아니다.

균의 힘이 강하거나 몸의 면역력이 떨어졌을 때 걸린다. 비위생적인 환경에 인구가 밀집되어 살면서 영양 상태가 좋지 않을 때 발병률이 높아진다. 호흡기를 통하여 공기로 전염되고 결핵 환자와 가까이 접촉하거나 식기, 수건, 소지품으로부터 전염된다.

초기에는 전신 권태감, 미열, 식욕부진, 식은땀이 나는 증상을 보인다. 빈혈, 어깨 부위의 통증, 가래, 기침 등의 증상이 동반되어 감기 몸살로 잘못 아는 경우도 많다. 가래에 피가 섞여 나오면 바로 병원으로 가야 한다. 아침에는 열이 없다가 오후와 밤에 고열이 난다.

비정형 항산균증은 항상균이라는 세균으로 인해 감염되는 병이며 기침, 피가 섞인 가래가 나온다. 결핵약은 정상 세포도 파괴하여 간 기능을 손상한다. 완치 후에도 균 일부가 남아 있어 면역체계가 무너지고 재발 우려가 있으므로 면역력을 키우는 데 힘써야 한다.

3) 폐기종

폐는 신체 모든 곳에 산소를 공급하고 이산화탄소를 배출한다. 흡연, 대기오염, 오염된 공기 등이 원인이다. 기관지 끝에 달린 허파꽈리가 염증에 의해 파괴되면서 고무풍선처럼 부풀어 오른다. 그렇게 되면 공기 소통이 원활해지지 않아 산소가 부족해지고 이산화탄소가 쌓여 숨찬 증상이 나타난다.

초기에는 아무런 증상이 없다가 숨이 차서 헉헉거리며, 마른기침을 자주 한다. 숨이 차며 호흡할 때 입이 오므라드는 증상을 보이고, 얼굴과 손이 저산소 혈증으로 파랗게 되면서 의식상태가 혼미해지기도 한다.

4) 만성기관지염

만성기관지염은 지나친 흡연이나 어떤 원인으로 인하여 오염된 공기를 흡입하거나 자극이 매우 강한 가스의 흡입이나 부비강염 등이 만성화된 것이 원인이다. 숨이 들어가는 통로인 기관지에 염증이 생긴 질환으로 **1년 중에 3개월 이상 기침, 가래 증상이 나타나고 최소 2년 이상 이런 증상이 지속하면 만성기관지염으로 보아야 한다.**

만성기관지염 증상이 계속해서 진행된다면 폐기종과 같은 합병증이 발생하기 쉬워진다. 세균이나 바이러스 감염이 허파꽈리에 도달하게 되면 폐렴이 생길 수도 있다. 염증이 반복되며 점막의 손상이 계속된다면 점막이 암으로 발전할 수도 있다. 춥고 건조한 계절인 겨울과 가을에는 기침을 많이 하고 가래도 증가한다. 재채기나 천식이 심해지기도 한다.

5) 기관지 천식

음식물, 애완동물의 털, 냉기, 약물, 흡연, 스트레스, 기도의 바이러스 침입 등 알레르기 원인물질이 기관지를 자극해서 생기는 알레르기성 질환이다. 건조한 가을 등 특별히 심해지는 시기에는 고생하다가 알레르기 원인을 없애는 치료를 받으면 원래대로 회복될 수 있다.

알레르기를 유발하기 쉬운 식품은 달걀, 우유, 버터 등의 유제품, 동물성 및 식물성의 지방류, 대두 제품, 콩류, 고등어나 청어 등 등푸른생선, 조개 등 어패류, 닭고기나 돼지고기 등 육류가 있다.

기관지 천식은 알레르기성 질환이므로 알레르기를 유발하는 원인물질만 제거하면 회복될 수 있지만, 한번 나빠진 폐는 절대 회복되지 않는다. 만성폐쇄성 폐 질환으로 진단되면 폐가 더 나빠지지 않도록 하고, 나타나는 증상을 완화하는 데 집중한다.

증상으로는 기관지와 기도가 수축하여 좁아지면서 발작이 일어나는 것으로 기관지가 매우 민감하여 적은 자극에도 민감하게 반응한다. 호흡곤란이 나타나고 숨을 쉴 때 쌕쌕거리는 소리가 나며 호흡과 맥박이 빨라지고 청색증이 수반된다. 급성천식 발작이 오면 호흡곤란이 오고 심하면 쇼크, 구토, 체온 상승 증세를 일으킨다.

6) 폐 경색증과 폐부종

폐동맥이 핏덩어리로 막혀서 혈류에 장애가 생겨 폐 조직이 괴사하는 폐 질환 종류인 폐 경색증은 호흡곤란이나 빠른 맥, 가슴 부위의 통증, 혈액이나 혈액이 섞인 가래를 기침과 함께 배출해내는 객혈의 증상을 보인다.

폐부종은 혈액 속의 액체 성분이 스며 나와 폐 조직이나 허파꽈리 안에 고이면 만성 심장병에 의해 혈관 확장이 원인이 되어 생긴다. 식욕이 떨어지고, 활동할 때 심하게 숨이 차며, 손발이 붓는 등의 증상이 있다.

7) 폐암

흡연이나 오염된 공기를 장기간 흡입했을 때 폐의 조직 세포가 암세포로 변화하여 생긴다. **흡연은 폐암 발생률을 13배 이상 증가시킨다.** 장기간의 간접흡연도 발병률을 높인다. 폐암은 기침, 객혈, 흉통, 호흡곤란 등의 증상을 보이는데, 이렇게 증상으로 나타나면 이미 폐에 암세포가 상당히 진행된 경우가 많다.

암세포 자체가 단백질이므로 단백질이 많으면 암세포에 원료를 공급하는 격이다. 단백질 섭취를 반드시 제한해야 한다.

자가진단: 폐 질환

다음 이어지는 질문지는 폐의 건강 상태를 알아보기 위한 검사 내용이다. 일반적인 검사에서는 아무런 이상이 발견되지 않았더라도 아래 기능성 검사로 여러 가지 질환의 증상과 원인을 찾아낼 수 있다. 각 질문에 해당하는 사항에 점검하고 합산해 본다.

0은 '전혀 없거나 거의 없다', 1은 '일주일에 1~2회', 2는 일주일에 '3~6회', 3은 '매일'.

01	기력이 없고 피곤하다.	0	1	2	3
02	가슴이 답답하거나 통증이 있다.	0	1	2	3
03	갑자기 숨쉬기가 힘들다.	0	1	2	3
04	숨이 가쁘다.	0	1	2	3
05	얕은 숨을 쉰다.	0	1	2	3
06	숨을 쉴 때 잡음이 난다.	0	1	2	3
07	기침을 한다.	0	1	2	3
08	심장 박동수가 빠르다.	0	1	2	3
09	땀이 많이 난다.	0	1	2	3
10	걱정이 많다.	0	1	2	3
11	체온이 떨어지는 느낌이다.	0	1	2	3
12	손끝이나 입술이 파랗다.	0	1	2	3
13	코 안쪽에서 목구멍으로 콧물이 흐른다.	0	1	2	3
14	가래가 있다.	0	1	2	3
15	냄새가 심한 가래가 있다.	0	1	2	3
16	피가 섞인 가래가 있다.	0	1	2	3
17	입 냄새가 심하다.	0	1	2	3
18	숨을 쉴 때 쌕쌕거린다.	0	1	2	3
19	코를 심하게 곤다.	0	1	2	3
20	낮에도 졸리다.	0	1	2	3
21	아침에 두통이 있다.	0	1	2	3
22	집중력이 떨어진다.	0	1	2	3
23	이유 없이 살이 빠진다.	예 (3)		아니오	
24	폐 감염 질환이 있다.	예 (3)		아니오	
25	독감 증상이 5일 이상 되었다.	예 (3)		아니오	
	합계				

☞ 합계가 3점 이하이면 정상이다. 4점에서 9점 사이는 건강에 유의해야 하며 전문의를 찾아가 상담을 받아보는 것이 좋다. 10점 이상은 치료가 필요한 수준으로 전문의의 진단과 검사가 필요하다.

나. 예방이 중요하다

폐가 약해지면 체내 혈액 공급이 지체되어 면역력이 떨어지고 대장 기능까지 나빠진다. 대장에 노폐물이 쌓일수록 폐로 가는 산소가 부족해지는 반면, 대장이 튼튼할수록 폐 기능도 좋아진다. 그러므로 유산균을 섭취하여 장내 환경을 개선해야 한다.

기도 폐쇄가 진행되는 것을 늦추기 위해서는 금연이 필수적이다. 금연에 성공하면 폐 기능이 가속적으로 악화하는 것을 방지할 수 있다.

끈적끈적한 가래를 묽게 해서 쉽게 뱉어낼 수 있도록 실내에 빨래를 널거나 가습기를 사용해 습도는 약 50%, 실내온도는 21~23℃ 정도로 적절하게 유지한다. 수분을 충분하게 섭취하는 것도 중요하다.

폐 질환 환자는 움직이면 숨이 차므로 잘 움직이려고 하지 않아 결국, 근육이 약해져 체력이 떨어지고 그러면 더욱 숨이 차는 악순환이 되풀이된다. 이런 악순환을 막기 위해 가벼운 걷기 운동이라도 꾸준하게 해야 한다.

숨을 들이마실 때는 코로 들이마시고 내쉴 때는 휘파람 부는 것처럼 입술을 오므린 상태로 길게 내쉬면 숨찬 증상을 줄이는 데 도움이 된다.

만성폐쇄성 폐 질환 환자는 기관지 면역기능이 떨어져 있으므로 2차 호흡기 감염이 생길 위험이 크다. 따라서 계절성 독감을 예방하기 위해서 예방주사를 맞아야 한다. 또 신종플루 감염 고위험군에 속하므로 신종플루 백신도 접종해야 한다. 폐렴을 일으키는 폐렴구균 감염을 예방하기 위해 폐렴구균 백신도 맞아야 한다.

 내 몸에 맞는 영양소는?

▷ **비타민C** : 폐의 점막을 튼튼히 하여 면역력을 높이고 저항력을 키우며 빠른 치유를 돕는다. 대장의 유해균을 억제하고 유익균을 증식하는 데 도움을 준다.

▷ **마그네슘** : 폐 기능을 향상한다.

▷ **유산균** : 대장이 건강해야 폐로 가는 산소 공급이 원활해진다. 장내 환경을 개선한다.

▷ **베타카로틴** : 체내에서 비타민A로 전환되어 면역력을 강화할 뿐만 아니라 세포의

노화나 발암, 동맥경화 등을 예방하고 면역력을 개선한다. 당근, 호박, 녹황색 채소 등에 많이 함유되어 있으며 비타민A로 작용하려면 지질이 필요하므로 잣, 아몬드, 호두, 땅콩 등과 함께 먹는 것이 좋다.

▷ **비타민B군** : 세포 기능을 회복하고 향상하며, 병의 빠른 회복을 돕는다.

▷ **철분과 엽산** : 폐암 치료에 도움이 된다. 약물을 해독하며 면역력과 저항력을 증강한다.

▷ **오메가-3 지방산** : 암세포 증식을 막는다. 유해산소를 없애는 항산화 작용을 한다.

▷ **셀레늄과 비타민E** : 강력한 항암 작용을 하여 폐암을 절반이나 감소하는 효과가 있다.

여기서 잠깐! **이거 알아요?**

주의해야 할 식품

폐 바이러스는 골수와 뼛속, 혈액 외에 모든 장기에 침범한다. 폐 바이러스는 단것을 좋아하여 이를 먹이로 급속도로 성장한다. 단 음식은 폐에 치명적이다. 폐 바이러스의 번식을 막으려면 설탕과 액상과당, 아스파탐과 같은 설탕 대용 인조당, 과자, 빵, 떡, 탄산음료, 커피, 통조림을 피해야 한다.

19. 위장 질환

우리나라는 서구보다 위장관 증세를 호소하는 사람이 많다. 그러나 대수롭지 않은 증상으로 여기다 결국 위암과 같이 무서운 질병으로 악화한 뒤에야 발견되는 일이 부지기수다. 적절한 건강생활과 정기적인 검진을 통해 이러한 질환의 발생을 예방하고 조기에 진단하는 것만이 건강한 생활을 보장해 줄 수 있다.

위는 단백질을 분해하고 무기질을 이온화하고 영양분을 분해해 소장으로 내려

보내는 역할을 한다. 또 소장이 혈액을 만들어 간으로 보내면 간에서 혈액으로 만들어 신체 각 부분으로 공급하는 순환 고리에서 최초로 영양을 분해하는 기관이다.

위는 음식을 저장 및 혼합하고, 강한 위산으로 살균하고, 딱딱한 음식을 소화하기 쉽게 연화한다. 위에서 분비되는 펩신이라는 소화효소는 단백질에 작용하여 소화하는데, 100% 다 소화하지 못한다.

위산은 pH2~3으로 철판을 녹일 정도로 강산성이다. 위의 산도를 유지하려면 비타민C가 필요하다. 부족하면 위 속이 부패하여 헬리코박터균이 활동하기 쉬운 환경이 되고 가스가 발생하여 배가 불러오고 속이 거북해진다.

위산 과다를 치료하는 제산제는 강한 알칼리성으로 위의 산도를 중화하는데 일시적으로 위가 편안해진다. 그러나 계속 먹으면 위의 산도를 낮춰 단백질, 칼슘 등을 소화할 수 없는 위의 무기력증을 일으키고 이런 증상이 계속되면 암 발생의 원인이 된다. 제산제보다는 위의 산도를 높이기 위해 물은 식사 전후로 2시간 전후에 마신다.

가. 증상부터 알아야 한다

1) 역류성 식도염

직장인에게 발병 0순위로 불리는 역류성 식도염은 위의 내용물이나 위산이 식도로 역류하면서 발생하는 식도의 염증을 말한다. 식후 무리한 운동, 복부비만, 음주, 흡연, 스트레스, 잦은 구토 등의 원인으로 발병한다.

역류성 식도염은 명치에 통증이 느껴지고, 속쓰림, 신물, 소화불량, 후두염, 위산 역류, 음식물 역류, 만성기침 등의 증상을 보인다.

2) 위염

위염과 위궤양은 많은 현대인이 걸리는 질환이다. 식사를 하고 몇 시간 뒤 윗배가 몹시 아프며 메스꺼움을 느끼거나 토하기도 하고 설사를 하는 경우 급성위염을 의심할 수 있다. 급성위염은 위벽, 특히 위 점막에 갑작스럽게 염증이 생긴 질환이다.

폭음과 폭식, 차갑거나 뜨거운 음식, 짜고 매운 자극성 음식, 과도한 약물 복용, 급격한 스트레스로 발생하는 경우가 많다. 일시적으로 금식을 하고 자극적인 음식을 피하면 대부분 저절로 좋아진다.

만성위염은 주위에서 흔히 볼 수 있는 질환이며, 그 경과가 자주 반복되는 특징이 있다. 스트레스, 불규칙한 식습관, 과식, 빨리 먹거나 덜 씹는 습관, 위 점막을 자극하는 자극적인 음식 등이 원인이다. 명치 끝이 아프고 불쾌한 느낌, 팽만한 느낌, 식욕 저하, 구토, 체중 감소, 트림 등의 증상을 보인다.

3) 위·십이지장궤양

명치 밑, 상복부 또는 배꼽 주위가 쓰리고 통증을 보이며, 때로는 피를 토하거나 혈변 혹은 자장면 같은 검은색 변을 보는 출혈 등의 증상이 있으면 소화성궤양을 의심해야 한다. 소화성궤양이라고도 불리는 위궤양과 십이지장궤양은 위나 십이지장의 점막에 궤양이 생기는 질환이다. 일반적으로 십이지장과 그 주변에 궤양이 생기면 공복 시에 통증이 온다. 위에서 생긴 경우 식후에 통증이 있다.

이 질환은 스트레스가 최대의 원인이며 매우 흔한 질병으로 평생 10~20명 중 한 명꼴로 발생하며 치료 후에도 자주 재발한다. 최근에는 위궤양의 80%, 십이지장궤양의 95% 이상이 헬리코박터라는 세균에 의해 발생하는 것으로 밝혀졌는데, 이 균을 내버려두면 위의 근육층까지 녹아서 결국, 위벽에 구멍이 생기는 위 천공으로 발전할 수 있으니 조심해야 한다.

음식이나 제산제를 먹으면 일시적으로 호전되기도 하지만 증세만으로 정확한 진단을 내리기는 어려우며 대부분 내시경검사를 통해 확진한다. 간혹 위암이 위궤양과 비슷한 형태를 보이므로 내시경검사 시에 조직검사를 동시에 시행하여 위암 여부를 확인해야 한다. 이를 확인하고 치료하면 궤양이 재발하는 것을 크게 줄일 수 있다.

명치와 배꼽 주위의 통증, 윗배의 통증, 식욕 부진, 체중 저하, 어지럼증, 구토, 얼굴이 창백해지고 심장이 두근거리는 등의 증상을 보인다.

4) 위암

위암은 초기에 별다른 증상을 보이지 않아 위염 및 위궤양과 구별되지 않는다. 위암의 증상으로는 상복부 불쾌감, 통증, 소화불량, 식후 팽만감, 식욕 부진, 체중 감소 등이 있다. 그러나 이러한 증상은 흔히 볼 수 있는 기능성 소화불량이나 소화성

궤양의 증세와 유사하다. 그러므로 소화불량 정도로 가볍게 생각하고 소화제나 제산제를 장기 복용하다 치료시기를 놓치는 경우가 흔하다.

위암을 일으키는 원인은 아직 명확히 밝혀져 있지 않으나 유전적 요인과 환경적 요인이 모두 관계돼 있다. 위암의 발생률을 높이는 식품으로는 소금에 절여 저장한 식품, 불에 태운 고기, 그리고 맵고 짠 음식 등이다. 신선한 채소와 과일을 적게 먹는 습관이나 흡연 및 음주도 위암의 발생을 증가시킨다.

위암의 치료에서는 조기 진단이 무엇보다 중요하다. 위암은 사망률이 매우 높은 질환이지만, 진행되기 전에 발견하면 완치 가능성 역시 매우 크기 때문이다. 중년이 되면 정기적으로 내시경검사를 받는 것이 좋다. 치료는 대부분 수술이 필요하다.

5) 위하수증과 덤핑증후군

위하수증은 위가 배꼽 아래까지 늘어진 상태로 위의 내용물을 장으로 내려보내는 힘이 약하고 소화 능력도 약하다. 운동 부족, 과식 및 폭식이 원인이다. 식후 위의 압박감이나 복부 팽만감을 느끼고, 소량의 식사에도 포만감을 느낀다. 식후 바로 오른쪽으로 누워 있으면 증상이 완화되기도 한다.

위절제술을 받은 환자는 덤핑증후군으로 많은 고통을 받는다. 덤핑증후군은 섭취한 음식물을 위가 제대로 소화하지 못한 채 음식물이 곧바로 십이지장이나 소장으로 한꺼번에 들어가게 되어 문제를 일으키는 증상이다. 구토, 설사, 복부팽만, 복통, 멀미 등으로 이어진다. 덥고 어지러우며 식은땀이 나고 허약해져서 기절하는 등의 증세를 보인다. 위 일부분을 절제한 경우, 위산역류나 위장장애가 생길 수 있으므로 식사 전에 수분 섭취는 금물이다. 입에서 음식물을 완전히 분해한 후 삼켜야 한다.

자가진단: 소화 기능		
다음은 소화 기능이 얼마나 건강한지 측정해보는 설문지다. 해당하는 항목에 표시하고 합산해본다.		
	예	아니오
01 패스트푸드를 자주 먹는다.	예	아니오
02 채식주의자다.	예	아니오
03 일주일에 3회 이상 술을 마신다.	예	아니오
04 식후 트림을 많이 하거나 계속 배가 부르다.	예	아니오

05	식욕이 별로 없다.	예	아니오
06	입 냄새가 심한 편이다.	예	아니오
07	어떤 음식은 도저히 못 먹는다.	예	아니오
08	음식물을 삼키기가 힘들다.	예	아니오
09	빈혈로 고생한 적이 있다.	예	아니오
10	대변으로 소화되지 않은 음식물이 나온다.	예	아니오
11	살이 잘 찌지 않는다.	예	아니오
12	속이 쓰리거나 신물이 넘어온다.	예	아니오
13	속쓰림 때문에 약을 먹는다.	예	아니오
14	소화제를 복용한다.	예	아니오
15	손톱이 잘 갈라지거나 흰 반점이 있다.	예	아니오
16	근육에 쥐가 잘 난다.	예	아니오
17	특히 밤에 시력이 떨어진다.	예	아니오
18	미각이 떨어진다.	예	아니오
19	멍이 잘 드는 편이거나 상처가 잘 낫지 않는다.	예	아니오
	합계		

☞ 합계가 7개 이상이라면 전문의의 상담이 필요하다. 9개 이상이라면 바로 진찰과 치료를 받아야 한다.

나. 예방이 중요하다

위장 질환은 식습관이나 생활 습관을 개선하면 상당히 감소할 수 있다. 위는 먹은 음식물이 일차적으로 저장되고 소화되기 시작하는 장소이므로 건강한 섭생이 매우 중요하다. 규칙적인 식사 습관을 지키는 것이 좋으며 자극적인 음식의 섭취를 줄이고 폭음을 삼가며 담배를 끊는 것이 필요하다. 신선한 채소나 과일을 많이 먹고 훈제된 음식이나 짠 음식을 피하는 것이 좋다. 적당한 운동과 충분한 수면으로 스트레스를 해소하는 것도 도움이 된다.

내 몸에 맞는 영양소는?

▷ **단백질** : 위염에 의한 상처와 신체 조직이 손상되었을 때 빠르게 회복하게 한다.

▷ **식이섬유** : 위벽은 손상을 입어도 3개월이 지나면 재생이 된다. 공복감을 느끼지 않게 식이섬유를 조금씩 섭취한다.

▷ **비타민B군** : 위장에 문제가 생겼을 때 많은 도움을 주는 영양소다. 특히 비타민B12가 결핍되면 입과 혀, 위장에 문제가 생기므로 결핍되지 않게 주의한다. 구토 예방, 약물 복용에 의한 독성을 해독한다. 위암을 예방하는 데도 효과적이다.

▷ **비타민c** : 위염, 속 쓰림, 위산과다, 위궤양과 같은 위장 질환의 치료에 효과적인 영양소다. 비타민c를 섭취했는데도 속이 쓰리면 비타민B군과 물을 한 컵 더 마시면 호전된다.

▷ **오메가-3 지방산** : 항염증 작용, 상처 및 염증 치료에 효과가 있다.

▷ **비타민E** : 활성산소는 전신에 해를 끼치고 궤양의 원인이 된다. 스트레스를 받으면 점막에 과산화지질이 생겨 상처가 나며 궤양이 시작된다. 비타민E는 과산화지질을 방지하며 점막을 건강하게 한다. 궤양 예방에 효과가 있으며 치료제로도 쓰인다.

▷ **카로틴** : 위의 염증성 질환에 좋다. 상처 치유를 촉진하고 점막을 튼튼하게 하며 면역력을 키운다.

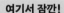

여기서 잠깐! **이거 알아요?**

▷주의해야 할 식품

위는 '침묵의 장기'인 간과는 달리 자신의 심기를 곧바로 드러낸다. 스트레스를 받거나 자극적인 음식을 먹으면 금세 불편한 증상이 나타난다. 위는 음식을 위액과 섞어 소화해 50분쯤 머물게 한 후 소장으로 내려 보낸다. 매일 2~3리터나 되는 위액을 분비하여 소화를 돕는다. 소화가 잘 안 되면 위액이 잘 나오도록 대처해야 한다.

식이섬유는 변비와 대장암을 예방하고, 혈중 콜레스테롤을 낮추는 건강 성분이지만, 소화가 잘 안 된다. 소화 기능이 심하게 떨어져 있을 때는 식이섬유의 함량이 적고 부드러운 음식을 먹어야 한다. 김이나 미역과 같은 해조류나 애호박이나 시금치 같은 채소, 감자 수프가 소화에 좋다. 우유는 위를 코팅하고 위산을 희석하므로 위에 좋다.

소화에 부담이 되는 딱딱한 식품은 피해야 한다. 오징어, 낙지, 쥐포, 말린 육포나 과일 등은 소화에 방해를 준다. 고사리, 도라지, 김치와 같은 질긴 채소도 위에 부담을 주는 식품이다. 지방 함량이 높은 음식도 피한다. 튀김, 삼겹살, 갈비 등은 피한다.

자극이 강한 향신료를 쓴 음식이나 신맛이 강하고 염분이 많은 식품도 좋지 않다. 차, 커피, 술, 담배, 조미료가 든 음식은 위산 분비를 촉진하여 증상을 더욱 악화한다. 너무 찬 음식과 뜨거운 음식도 위벽을 자극하므로 주의한다. 식사 도중에 물이나 음료수, 국을 많이 마시면 위액을 묽게 하여 소화가 지연된다.

20. 신장 질환

신장은 다른 말로 '콩팥'이라고 불리며 좌우 양쪽에 하나씩 존재한다. 신장은 혈액 속의 노폐물을 걸러내어 소변으로 배출시키고 혈액 속의 전해질 농도를 조절하거나 혈압을 조절하는 등 다양한 기능을 수행한다.

심장에서 온 혈액은 신장을 통과하면서 여과되고, 필요한 성분만이 혈액으로 재흡수된다. 이때 혈액에 필요하지 않은 노폐물과 유해물질은 소변으로 배출된다. 신진대사라 불리는 이 모든 여과 시스템이 정상적으로 작동하지 않을 때엔 가장 먼저 신장을 의심해야 한다.

초기에는 별다른 자각증상이 없다. 나른하거나 식욕이 없다거나, 심하게 붓는 정도다. 하지만 방치하면 만성신부전이 되고, 더 진행되면 인공투석이 필요할 만큼 심각해질 수도 있다.

가. 증상부터 알아야 한다

1) 신장염
신장에 염증이 생기는 병으로 신우신장염과 사구체성 신장염이 있다. 사구체는 피에서 소변을 거르는 곳이며 신우는 사구체에서 걸러진 소변을 재흡수하는 등의 과정을 거쳐 수뇨관으로 내려오는 통로이다.

신우신장염은 여러 종류의 바이러스와 독소 등 직접적인 염증으로 생기며, 사구체신장염은 병균보다는 류머티스성 관절염처럼 다른 곳의 세균 감염에 대한 면역반응 때문에 생긴다.

호흡할 때 암모니아 냄새가 나고 구토나 설사를 하며 기력이 많이 떨어지는 증상을 보인다. 오한, 발열, 옆구리 통증, 고열, 빈혈 등의 증상이 있다.

2) 신장결석증

신장결석은 소변 속의 물질이 결정을 이루고 침착되어 마치 돌과 같은 형태를 이루어 콩팥 안에 생겨 여러 가지 증상과 합병증을 일으키는 질환이다. 이 결석은 신장에서 만들어져 요관을 따라 이동하는데, 크기가 작으면 소변을 통하여 저절로 우리 몸에서 빠져나간다.

그러나 크기가 크면 이동하는 도중에 콩팥, 요관, 방광 및 요도와 같이 비뇨기계를 이루는 여러 기관에서 여러 가지 문제를 일으킨다.

신장결석은 주변 조직에 자극과 상처를 주어 매우 심한 혈뇨를 유발한다. 소변의 흐름을 막을 정도로 큰 경우는 한쪽 콩팥에서 소변이 배출되지 않는데, 신장이 부어오르면서 옆구리에 심한 통증을 유발하고 기능을 저하한다.

결석이 지나가는 과정에서 비뇨기계의 감염을 초래하며 발열과 탁한 소변 등 요로감염 증상을 보인다. 평상시에는 통증이 없다가 신배를 막는 결석일 경우 옆구리에 둔탁한 통증이 약하게 온다.

여기서 잠깐!　　　**이거 알아요?**

요관, 신우, 신배
요관으로 향하는 공간인 신우를 향하여 신장의 실질 부분이 원뿔 모양으로 돌출되어 있는데, 이 돌출된 부분이 신유두다. 7～10개의 신유두 끝에는 여러 개의 구멍이 열려 있어 이곳을 통해 신장에서 생산된 소변이 배출된다. 배출된 소변은 몇 개의 유두를 싸고 있는 소신배로 유입되어 저장된다. 2~3개의 소신배가 모여서 대신배가 형성되고, 이러한 2~3개의 대신배가 합쳐져 신우로 연결된다. 한쪽의 신장에는 8~12개의 소신배가 있으며, 소신배의 내강은 깔때기처럼 부풀어 있는 모양이다. 신배는 안쪽으로 조영제를 주입하여 X선 사진을 찍을 수 있으므로 그 형태를 확인할 수 있어 이를 통해 신우나 신배의 형태 변화를 알아냄으로써 신장의 작용 및 이상 유무를 관찰할 수 있다.

3) 신부전

신장이 망가져 생기는 병으로 급성과 만성으로 나눈다. 만성신부전은 3개월 이상 신장이 손상되어 있거나 신장 기능 감소가 지속해서 나타나는 것을 말한다. 만성신부전은 투석이나 신장이식과 같은 신장 대체 요법이 필요하다.

만성신부전의 원인은 당뇨병성 신장 질환, 고혈압, 사구체신염 등이며, 그 밖의 원인으로는 다낭성 신장 질환과 기타 요로 질환이 있다.

신부전 초기에는 별다른 증상이 없다가 신장 기능이 저하되면서 피곤함, 가려움증, 식욕 부진 등의 요독 증상이 나타난다. 말기 신부전에 이르면 호흡곤란, 식욕 부진 및 구토 등의 증상이 더욱 심해져 투석이나 신장이식을 해야만 하는 상황이 온다.

4) 단백뇨

신장에 문제가 생기면 소변 색깔이 변하는데, 그중 뿌연 색의 소변이 단백뇨다. 하루 $500mg$ 이상 단백질이 배설될 때 단백뇨로 진단한다.

뿌연 소변이 나온다고 해서 모두 신장병은 아니다. 건강한 사람도 스트레스나 과로 후에 어느 정도 단백질이 포함된다. 이런 경우 기능성 단백뇨라고 하는데, 발열을 동반한 감기, 장시간 서서 일했을 때, 격렬한 운동을 한 후 일시적인 증상을 보이며 특별히 신장 기능에 문제를 일으키지는 않는다.

가벼운 증상의 단백뇨는 별다른 증상이 없다. 심한 단백뇨일 때 부종, 혈뇨, 체중 증가의 증상을 보이며, 심해지면 구역질, 식욕 부진, 전신 쇠약감 같은 증상이 나타난다.

다음은 자신이 얼마나 건강한지 진단해 보는 비뇨 기능에 관한 설문 내용이다. 각 질문지에 해당하는 번호에 체크하고 합산해본다.

0은 '전혀 없거나 거의 없다', 1은 '일주일에 1~2회', 2는 '일주일에 3~6회', 3은 '매일'.

01	수분이 차서 몸 전체가 붓는다.	0	1	2	3
02	허리 통증이 있다.	0	1	2	3
03	갑자기 소변이 마려워도 소변의 양이 적다.	0	1	2	3
04	소변 줄기가 고르지 못하다.	0	1	2	3
05	밤에 소변을 자주 눈다.	0	1	2	3
06	소변을 눌 때 따가움이 느껴진다.	0	1	2	3
07	소변이 자주 마렵다.	0	1	2	3
08	소변을 거의 누지 않는다.	0	1	2	3
09	소변을 누기가 어렵다.	0	1	2	3
10	소변을 눈 뒤에도 적은 양이 남아 있다.	0	1	2	3
11	소변을 참지 못한다.	0	1	2	3
12	소변이 붉거나 뿌옇거나 검다.	0	1	2	3
13	소변 냄새가 심하다.	0	1	2	3
14	근육이나 관절에 통증이 있다.	0	1	2	3
15	관절 주위가 따끔하다.	0	1	2	3
16	눈 밑이 거무스름하다.	0	1	2	3
17	검거나 회색빛의 기미가 있다.	0	1	2	3
18	소변을 눌 때 허리나 다리가 아프다.	0	1	2	3
19	피부가 건조하고 탄력이 떨어졌다.	0	1	2	3
	합계				

☞ 검사 결과: 합계가 3점 이하면 정상이다. 4~9점은 적지 않은 위험요인이 있으니 건강관리에 힘써야 한다. 10점 이상은 비뇨 기능에 큰 위험을 안고 있으니 전문의 진단과 치료가 필요하다.

나. 예방이 중요하다

신장병은 식이요법이 복잡하여 환자와 가족을 예민하게 만드는 질환이다. 식이요법은 체내 노폐물의 축적을 줄이고 신부전의 진행을 막는 데 중점을 두어야 한다.

단백질, 나트륨, 수분, 칼슘의 섭취를 줄이고 탄수화물의 양을 늘려야 한다. 충분한 열량, 적절한 단백질, 균형 잡힌 식사로 좋은 영양 상태를 유지해야 병을 예방하고 치료를 지속할 수 있다.

신장 결석을 예방하려면 평소 수분 섭취를 많이 해야 한다. 소변량이 많을수록 결석이 예방되며, 만들어진 결석도 쉽게 소변으로 배출된다. 하루 2ℓ의 물은 신장에는 보약이다. 최근 연구 결과에서도 물이 나트륨, 요소 등 기타 독소 배출을 도와 신장을 보호하는 것으로 밝혀졌다. 하루 10잔 이상, 약 2ℓ의 물을 마시고 소변도 2ℓ를 보는 것이 좋다. 소변이 무색에 가깝도록 묽은 소변을 보도록 충분하게 물을 마신다.

반면, 물은 신장병 예방이나 신부전 초기에는 탈수를 막기 위해 충분히 섭취하는 것이 좋지만, 신부전이 진행되면 소변 양이 감소해 수분 배설이 어려워지기 때문에 섭취를 제한해야 한다.

신장에 악영향을 끼치는 콜레스테롤의 섭취를 줄이고 과도한 알코올 섭취나, 담배는 될 수 있으면 끊는 것이 좋다. 격렬하지 않은 운동을 매일 30분씩 하는 것도 병을 예방하는 지름길이다.

 내 몸에 맞는 영양소는?

▷ **EPA** : 염증을 유발하는 화학물질의 생성을 억제하고 염증을 줄여준다. 혈액의 흐름을 원활히 하여 신부전 위험인자 예방에 효과가 있다.

▷ **비타민B군** : 체액의 삼투압을 조절한다.

▷ **칼슘과 비타민D** : 신장 기능을 개선한다. 과잉 섭취하면 결석이 생길 수 있으니 주의한다.

▷ **비타민C** : 신장 기능을 활성화해 염증을 예방한다. 과잉 섭취하면 신장이나 요관에 결석이 생겨 혈뇨, 통증을 유발하니 주의한다.

▷**주의해야 할 식품**

신장 기능이 떨어지면 나트륨이 배설되지 못하고 체내에 쌓이므로 가능한 한 음식은 싱겁게 먹는다. 급성신우염일 때는 염분을 0으로 극히 제한해야 하며, 만성일 경우 증상의 정도에 따라 제한한다.

마그네슘이 결핍되면 칼슘 대사에 영향이 간다. 염분은 과칼슘뇨를 발생시키므로 제한해야 한다. 소변 속에 칼슘이 늘면 신장결석의 위험도가 높아진다. 이 칼슘을 조절하는 것이 마그네슘이다. 칼슘과 마그네슘의 이상적인 섭취 비율은 2대 1에서 3대 1이다. 우유 등 칼슘을 많이 섭취하는 사람은 마그네슘의 양을 늘린다.

급성신장염일 때는 칼륨을 많이 함유한 식품을 제한해야 한다. 급성기에 소변량이 적을 때는 고칼륨 혈증으로 진행될 수 있으므로 피한다. 칼륨은 채소와 과일에 많으며 삶으면 30% 감소하므로, 섭취할 때는 삶거나 푹 익혀서 먹는다.

21. 과민성대장증후군

'증후군'이라는 단어는 여러 가지 공통된 증상을 보이지만, 그 원인이 명확하게 밝혀지지 않는 질병에 붙인다. 즉, 여러 가지 소화기 증상이 나타나지만, 그 원인은 밝혀지지 않았으므로 과민성대장증후군을 가진 환자는 뚜렷한 치료법을 찾지 못하는 경우가 많다.

과민성대장증후군은 검사해도 특별한 이상은 없지만, 복부에 통증이 있고 팽만감이 있으며 설사나 무른 변을 자주 보는 질환이다. 주기적으로 변비와 설사가 번갈아 나타나기도 한다. 과민성대장증후군은 우리나라 5명 중 1명이 걸려 있거나 걸린 적이 있으며 30~40대 나이가 발병률이 높고 여성에게서 더 많이 나타난다.

신경을 많이 쓰거나 스트레스가 많은 사람, 예민한 사람, 위장이 약한 사람, 소심하거나 꼼꼼한 사람, 불규칙한 식사를 하거나 다이어트를 자주 하는 사람, **과도한 음주**

나 흡연하는 사람, 노출이 심해 몸이 차가운 사람, 기력이 약한 사람, 밀가루나 지방이 많이 들어간 음식을 자주 먹는 사람 등이 과민성대장증후군에 많이 걸리는 편이다.

과민성대장증후군은 잦은 트림이나 방귀, 장명음(장의 운동에 따라서 나는 꾸르륵거리는 소리)이 동반되므로 사람이 많은 곳에 있을 때는 긴장하게 되고 대인관계를 피하게 되는 경우가 있을 정도로 환자 당사자는 남모를 괴로움을 느끼는 질환이다. 기질적으로 발견되는 이상은 없더라도 위장관 감각의 과민성이 증가하고 정상적인 운동성이 떨어진 상태여서 적절한 식생활 관리로 위장관의 기능이 회복되고, 예민한 자율신경계의 균형을 찾아주면 호전될 수 있다.

아래 표를 보고 두 가지 이상이면 대사 장애가 있는 것으로 판정되며, 한 가지에 해당해도 문제점을 찾아 빨리 개선해서 위험 수준에서 벗어나는 것이 좋다.

판정 기준		
항목	남성	여성
허리둘레	90cm 이상(35.5인치)	85cm 이상(33.5인치)
중성지방	150mg/㎗ 이상	150mg/㎗ 이상
HDL 콜레스테롤	40 이하	50 이하
혈압	135/85	135/85
공복 혈당	100 이상	100 이상

가. 증상부터 알아야 한다

다음은 자신이 얼마나 건강한지 진단해보는 대장 질환 기능에 관한 설문 내용이다. 각 질문지에 해당하는 번호에 점검하고 합산해본다.

0은 '전혀 없거나 거의 없다', 1은 '일주일에 1~2회', 2는 '일주일에 3~6회', 3은 '매일'.

자가진단: 대장 질환					
01	아랫배가 당기거나 통증이 있다.	0	1	2	3
02	대변을 보거나 방귀를 뀌고 나면 통증이 줄어든다.	0	1	2	3
03	채소, 과일, 스트레스로 복통이 심해진다.	0	1	2	3
04	설사를 한다.	0	1	2	3
05	하루에 세 번 이상 대변을 본다.	0	1	2	3
06	가스가 많이 찬다.	0	1	2	3
07	배변 시 힘이 들고 통증이 있다.	0	1	2	3
08	대변이 딱딱하고 말라 있다.	0	1	2	3
09	대변이 아주 얇고 가늘다.	0	1	2	3
10	설사와 변비가 교대로 나타난다.	0	1	2	3
11	변에 고름이나 점액이 있다.	0	1	2	3
12	대변을 봐도 시원하지 않다.	0	1	2	3
13	항문 주위가 따갑거나 아프다.	0	1	2	3
14	배변 시 출혈이 있다.	0	1	2	3
15	항문 주위가 가렵다.	0	1	2	3
16	기분이 안 좋고 예민하다.	0	1	2	3
17	가슴, 겨드랑이, 배꼽 주위에 발진이 있다.	예 (5)		아니오	
18	습도가 많은 날에 증상이 더 심해진다.	예 (3)		아니오	
	합계				

☞ 검사 결과: 합계가 5점 이하이면 정상의 범주에 드나 건강관리에 신경 써야 한다. 6~9점은 적지 않은 위험요인 이 있으니 건강에 대해 주의해야 한다. 10점 이상은 큰 위험인자가 있으므로 전문의를 찾아가 치료받아야 한다.

나. 예방이 중요하다

운동은 격렬한 활동보다는 산책이나 가벼운 등산 등 자율신경을 안정시키는 활동이 좋다. 신경성으로 소화가 안 되는 사람들을 흔히 볼 수 있는데, 소화기관은 자율신경에 민감하게 반응하기 때문이다. 이 자율신경은 의식적으로 조절할 수 없고 산책이나 명상, 복식 호흡 등으로 안정을 주면 큰 도움이 된다.

식사는 매일 일정한 시간에 하여 소화기관이 활동하고 휴식하는 리듬을 규칙적으로 만드는 것이 중요하다. 정해진 식사와 간식 시간 외에는 물을 제외하고는 먹지 않는다. 적은 양의 음식 섭취도 이 리듬을 방해하기 때문이다. 그리고 식사 후 3시간까지는 눕지 말아야 하고 특히 저녁 식사는 잠들기 3~4시간 이전에 가볍게 하여 소화기관이 일을 마치고 편안한 상태에서 잠자리에 드는 것이 좋다.

가공식품은 기본적으로 자연 상태에서 얻는 음식보다 생명 에너지가 떨어지고 식품 첨가물이 섞여 있을 가능성이 크다. 사람은 음식물에서 각종 영양소 등의 물질뿐만 아니라 동식물의 생명 에너지를 얻으며 살아간다. 소화 기능이 떨어지는 사람은 상대적으로 음식의 양은 적게 먹으면서 체내 흡수율을 높여 효율적인 대사가 되도록 해야 하고 한편으로는 생명 에너지를 충분히 공급받아야 한다. 많은 양의 가공음식보다는 자연에서 얻은 양질의 음식을 먹는 것이 더 효율적이다.

내 몸에 맞는 영양소는?

▷ **식이섬유** : 과민성대장증후군으로 변비가 있을 때는 식이섬유를 먹으면 장관이 촉진되어 배변이 원활해진다.

▷ **비타민c** : 지나치게 예민한 사람은 스트레스에 쉽게 노출되는데 스트레스는 증상을 악화시킨다. 우리 몸은 스트레스를 받으면 항스트레스 호르몬을 분비하여 스트레스에 대항할 준비를 한다. 이때 비타민c는 부신의 작용을 높이는 호르몬의 합성에 필수적인 요소다. 정신적 스트레스가 원인인 과민성대장증후군 환자는 항스트레스 작용이 큰 비타민c를 충분히 먹어야 한다.

비타민c는 다양한 효능을 가진 영양소다. 그러나 수용성이라 체내에 쌓이지 않고 섭취 후 두세 시간이면 체외로 배출된다. 따라서 하루 세 끼 식사 때마다 먹어야 한다. 아세로라, 구아바, 피망, 양배추, 감, 키위, 딸기, 브로콜리 등에 많이 함유되어 있으며 감기나 인플루엔자, 피로, 스트레스, 두통 등에 효과가 있다.

▷ **유산균** : 과민성대장증후군에는 비피더스를 비롯한 유산균 제품이 효과적이다. 장에는 약 1백 종의 장내 미생물이 정착하여 살고 있는데 건강에 가장 좋은 균은 비피더스균이다. 장내에서 병원 미생물이 번식하는 것을 막고 감염성 설사와 변비를 예방하고 개선한다. 비피더스균은 위산에 파괴되므로 식후에 섭취한다.

장내의 비피더스균을 늘리려면 먹이가 되는 우유의 유당이나 양파, 우엉, 마늘에 함유된 프락토올리고당과 함께 섭취하면 된다. 요구르트를 먹어서 유산균이 체내에 들어오면 장내 비피더스균이 증식한다.

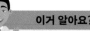

▷**주의해야 할 식품**

불안감과 스트레스를 제거해야 한다. 카페인, 알코올, 밀가루, 찬 음식, 자극성이 강한 음식, 향신료가 많이 들어간 음식과 가공식품을 자제한다. 몸에 맞지 않는 음식은 개인 차가 크므로 스스로 판단해 증상을 보이는 음식은 피하는 것이 현명하다.

술을 자주 마시면 소장의 운동이 촉진되고 대장에서 수분과 전해질의 흡수가 떨어져 설사가 유발된다. 장이 예민한 사람은 과한 음주를 금한다.

22. 피부 질환

피부는 체내의 모든 기관 중에서 가장 큰 기관이다. 중량 면에서도 뇌보다 2배나 무거워 3 kg에 이른다. 피부를 활짝 펼치면 약 18 m²의 면적을 차지한다. 피부는 끊임없이 벗겨져서 4주마다 완전히 새 피부로 바뀐다. 부모님이 물려주신 천연 완전 방수의 가죽옷을 한 달에 한 번씩 갈아입는 것이다.

한 사람이 평생 벗어버리는 피부의 무게는 48 kg 정도로 1천 번을 새로 갈아입는 셈이다. 가로세로 약 3 cm의 사각형을 피부에 대보고 들여다본다고 한다면 그 안에는 대략 65개의 털, 100개의 피지선, 650개의 땀샘, 1,300개의 근육조직, 1,500종류의 신경 수용체, 1,950만 개의 세포와 수많은 신경이 분포되어 있다.

피부계는 외부를 덮고 있는 기관으로 바깥쪽에서부터 표피, 진피 및 피하지방층의 독특한 세 개의 층으로 구성되어 있다. 표피는 중층편평상피의 각질 형성 세포가 대부분을 차지하고 있다. 콜라겐 섬유와 탄력 섬유와 같은 기질 단백질로 이루어진 진피는 표피 아래에 위치하여 진피에는 혈관, 신경, 땀샘 등이 있다. 피하지방층은 지방세포로 구성되어 있다.

피부는 보호막으로서 경이적인 기능을 한다. 인체의 내부로 물이 침투하는 것을 막고 체온을 조절하며, 해로운 박테리아가 인체에 침입하지 못하도록 할 뿐만 아니라 침입한 박테리아를 죽인다. 피부 표면은 산성 성분으로 산성 막이라고도 불리는데, 박테리아 등의 세균으로부터 피부를 보호한다. 피부는 자체에 박테리아의 서식지를 갖고 있다. 이것은 자연적인 저항 방법의 일종으로 피부에 대한 외부 세균의 감염을 억제하기 위해서다.

피부병은 피부 질환이라고도 한다. 피부는 신체의 표면을 덮고 있으므로 외부 자극이나 여러 병원체에 직접 접촉될 기회가 많고, 체내로부터 영향을 강하게 받는다. 더욱이 피부의 근소한 변화도 눈으로 보고 손으로 만질 수 있어서 내적으로나 외적으로 가장 고통받는 병이 바로 피부병이다.

가. 증상부터 알아야 한다

1) 습진

습진은 피부염과 같은 말이다. 습진이란 가려운 피부병이며 원인이 불확실하고 재발하는 경향이 있으며, 그 형태와 양상이 매우 다양하다. 보통 여러 가지 습진을 통틀어서 말할 때는 습진성 피부질환군이라고 부른다.

습진은 습한 곳에 생기는 질환이 아니다. 습진이라는 단어 때문에 혼동하는 경우가 많은데, 피부병의 모양이 습하게 보이는 경우가 있어서 '습진'이라는 병명이 붙었다. 습진은 난치병으로 완치가 어렵고 약물치료는 고통을 덜어주고 2차 감염을 막는 데 그칠 뿐이다.

습진은 크게 급성, 아급성, 만성으로 나눈다. 급성과 아급성 병변의 경우에는 빨간 반점, 좁쌀이나 쌀알 크기로 튀어나는 구진을 거쳐 작은 물집으로 나타나는 경우는 누가 보아도 축축하게 보이지만, 이런 경우는 사실 많지 않다. 만성습진은 축축하기보다는 오히려 바짝 마르고 건조하게 보인다.

손은 비누, 세척제, 반복적인 습기와 건조, 용매, 마찰 등으로 많은 자극을 받을 수 있는데 일단 피부염이 생기면 이러한 자극을 피하는 것이 가장 중요하다.

습진의 원인으로는 크게 세 가지로 볼 수 있다.

첫째, 외인적 요소로 기름, 물, 비누, 샴푸, 건조한 공기, 낮은 습도 등의 접촉물질이나 알레르기 또는 곰팡이류, 세균 감염증이다.

둘째, 내인성 요소로 대표적인 것이 아토피 피부염과 한포진이다.

셋째, 심인성 요소로 보통 정신적인 스트레스, 긴장, 정서적인 요소다.

2) 두드러기

두드러기는 유발 인자에 따라 매우 다양하게 구별할 수 있지만, 크게는 급성 두드러기와 만성 두드러기로 나눌 수 있다. 반복적으로 나타나는 기간이 6주 이상이면 만성이고, 그 이하면 급성으로 분류한다.

급성 두드러기는 급성 경과를 밟아서 일주일 정도 끌다가 없어지는 경우가 많다. 페니실린에 대한 알레르기 반응으로 생기는 경우는 손바닥과 발바닥에도 발진이 생기는 것이 특징이다. 약물이나 음식물에 대한 알레르기가 원인으로 추정되는 경우도 많지만, 확실하게 음식물이 원인이라고 단정 짓기는 어려운 경우가 대부분이다. 설혹 음식이 원인이라고 하더라도 이미 체내에 흡수된 음식물을 도로 뱉어낼 수도 없고, 시간이 지나면 다 체내에서 분해되거나 체외로 배설되므로 무슨 음식인지 확인하는 것이 치료에 중요하지는 않다.

비교적 짧은 시간에 없어지므로 그동안 가렵고 붓는 등 괴로운 증상을 어떻게 해결해주느냐가 문제의 관건이다. 스테로이드와 항히스타민제의 적절한 배합으로 치료가 잘되는 경향이 있다.

두드러기는 피부가 부풀어 오르고 가려운 것이 특징인데 부풀어오른 병변, 즉 팽진은 콩알 크기로부터 손바닥 넓이까지 다양하고, 모양도 원형에서 지도 모양에 이르는 등 여러 가지다. 보통 수 시간 내에 없어지는데, 처음 생긴 자리에서 24시간 이상 지속하는 경우는 매우 드물다.

만성 두드러기는 오랜 기간을 끌어서 환자를 괴롭히는데, 절반은 6개월 이내에 소실되고, 절반은 그 이상을 유지하며, 수년간 지속해서 두드러기가 발생하기도 한다. 혹시 몸 안에 어디가 잘못되어서 그런 게 아닌가 여러 가지 검사를 해도 특별한 이상을 발견하지 못하는 경우가 대부분이다. 정신적인 스트레스, 햇볕, 추위, 압력, 진동 또는 운동 등에 의하여 두드러기가 유발되기도 한다.

3) 여드름

여드름은 과다한 피지 분비로 인해 모공으로 배출되어야 할 피지가 원활하게 배출되지 못하여 염증을 유발하는 질환이다. 주로 호르몬의 영향을 받아 생기기도 하지만 최근에는 외부 유해환경의 변화로 인해 빈번하게 발생하고 있다.

인체에는 안드로겐이라는 남성호르몬이 있는데 이 호르몬은 피지선을 자극하여 피지를 분비하는 작용을 한다. 체질적인 차이 때문에 같은 양의 안드로겐이 작용을 해도 피지선의 반응 정도는 개인마다 차이가 있다.

지성 피부를 타고난 사람은 다른 피부형보다 훨씬 민감하게 반응하여 피지선에서 피지를 더욱 많이 만드는데, 얼굴에 기름기가 많고 모공도 넓고 여드름이 잘 생긴다. 호르몬 계통에 특별한 이상이 없는 한 남녀를 불문하고 남성호르몬은 평생 분비가 되므로 여드름은 나이를 가리지 않고 날 수 있다.

여드름 병변은 가장 기본적인 면포를 비롯하여 구진, 농포, 낭포, 결절, 반점 등이 있다. 기본 병변인 면포는 모낭 주위가 딱딱해지는 각화 현상이 일어나 각질과 피지가 뭉쳐지며 그 주위의 염증에 의해서 구진, 농포, 낭포, 결절 등이 생긴다.

여드름은 더러워서 생기는 병이 아니다. 흑색 면포가 까맣게 보이는 것은 먼지 때문이 아니라 마른 피지와 탈각된 각질 세포가 모낭을 막고 있기 때문이다. 얼굴 표면에 기름기가 많다고 해서 여드름이 심해지는 것이 아니며, 개기름이 전혀 없어 보이는 사람도 여드름이 심할 수 있다.

염증이 있다고 세수를 너무 열심히 하면 곪은 여드름을 터뜨리면서 오히려 여드름이 악화될 수 있으므로 지나친 세안은 좋지 않다. 따뜻한 물과 비누로 하루에 두 번 정도 세안하는 것으로 충분하다.

또 여드름은 영양 과다 또는 결핍 때문에 생기는 병이 아니다. 돼지고기, 닭고기, 아이스크림, 초콜릿 등을 아무리 많이 먹어도 그 자체로 여드름이 생기지는 않으며, 거꾸로 철저한 식이요법을 하더라도 그 자체만으로는 여드름이 좋아지지 않는다.

각종 화장품에는 여드름을 악화하는 물질이 포함된 경우가 많다. 따라서 화장은 될 수 있으면 안 하는 것이 좋고 최소한 밤에는 화장품을 비눗물로 깨끗이 씻어내야 한다. 바르는 약, 먹는 약 등에 의하여서도 여드름이 생기거나 더 심해질 수 있다. 대개의 경우 스테로이드가 원인이 되는데 이를 스테로이드성 여드름이라고 한다.

여드름의 가장 큰 문제가 나중에 흉터를 남길 수 있다는 것이다. 그 흉터의 정도도 약간의 곰보 자국 정도에서부터 치료가 거의 불가능한 정도의 매우 심한 흉터까지 다양하게 나타날 수 있다.

4) 무좀

무좀은 대표적인 피부 진균증으로, 곰팡이에 의하여 발생하는 피부 질환이다. 곰팡이는 피부의 각질을 녹여 영양분으로 삼아 기생하고 번식한다. 곰팡이는 습하고 따뜻한 곳을 좋아하는데, 발가락 사이, 발톱, 손톱, 옆구리, 사타구니 주변, 살이 겹쳐지는 곳 등 신체 대부분 부위에서 발병한다. 곰팡이가 사람 몸에 피면 피부진균증이고, 발에 곰팡이가 피는 경우가 무좀이다.

무좀을 일으키는 곰팡이는 발에 땀이 많이 나거나, 목욕이나 수영 후 발을 잘 안 말리거나, 신발이나 양말이 꽉 끼거나, 날씨가 더울 때 유독 잘 생긴다.

무좀은 전염성이 강해서 목욕탕의 탈의실 등에서도 쉽게 옮긴다고 생각하는 사람들이 많은데 사실은 그렇지 않다. 건강한 발에 무좀균을 심어도 무좀이 생기지 않고, 또 무좀 환자와 같이 살아도 무좀이 옮기지 않는 경우가 많다.

무좀은 사람에 따라 여러 가지 증상을 나타낸다. 발가락 사이의 피부가 벗겨지거나 갈라지고 각질이 일어나는 경우가 가장 많은데, 이것을 지간형 무좀이라고 한다. 가장 흔한 무좀의 초기 증상이다.

무좀이 오래되다 보면 가려운 증상은 없고 주로 발뒤꿈치에 하얗게 각질이 일어나고 발바닥이 두꺼워지는데, '각화형 무좀'이라고 한다. 증상이 거의 없어서 무좀이 있는 줄도 모르고 지내는 경우가 많다. 가렵지 않다고 무좀이 없는 것이 아니다.

특히 한여름에 발가락 사이나 옆, 발등 쪽으로 물집이 생기고 빨개지면서 많이 가려운 경우가 많은데, 이런 것을 '수포형 무좀'이라고 한다. 수포형 무좀이 생겼을 때 제때 치료를 받지 않고 긁기만 하다 보면 이차적으로 세균이 감염되어 염증이 생기면서 진물이 나거나 붓고 통증이 생긴다.

무좀을 예방하려면 발을 매일 씻고 발가락 사이까지 완전히 말려야 한다. 여름에는 꼭 끼는 신발을 피하고 양말은 반드시 면양말을 신는다. 될 수 있으면 집안에서는 맨발로 지내 발에 습기가 차지 않도록 주의한다.

5) 탈모

탈모증은 비정상적으로 털이 많이 빠지는 증상을 의미한다. 대개는 머리털이 빠지는 것 때문에 고민하는 경우가 많지만, 수염이나 눈썹, 음모, 겨드랑이털 기타 부위의 털이 비정상적으로 빠지는 경우도 탈모증에 속한다.

인간의 피부에서는 오래된 털이 빠지고 새로운 털이 나서 자라는 과정이 매일같이 반복된다. 사람의 머리털은 대략 10만 개 정도이며 하루에 50~100개까지 빠지는 것은 정상범위에 속한다. 대체로 매일같이 조금씩 새로 나서 자라면서 원상회복되며, 모발이 하나 빠지면 그 모낭에서 새로운 모발이 다시 자란다.

머리털이 자라는 속도는 대략 한 달에 1㎝ 정도인데, 나이가 들면서 성장 속도가 느려진다. 빠지는 털은 이미 많이 자란 것이기에 눈에 띄기 쉽지만, 새로 나고 자라는 것은 잘 눈에 띄지 않으므로 빠지기만 하는 것으로 착각하기 쉽다.

모발이 정상적으로 성장하려면 머리털의 주성분인 단백질이 필요하다. 편식하지 않고 골고루 먹는 편이라면 탈모가 된다고 하여 특정 영양소를 추가로 섭취할 필요는 없다.

탈모의 원인은 다양하다. 산모가 출산하고 난 후, 고열이 동반하는 질병, 갑상샘기능항진증이나 갑상샘기능저하증일 때, 다이어트를 하느라고 단백질 섭취를 극도로 제한하거나, 비정상적인 식습관을 가진 사람에게 탈모가 생긴다. 약물을 먹거나 항암요법, 철분 결핍, 곰팡이에 의한 두피 백선이 있을 때도 탈모가 생긴다.

원형탈모증은 갑자기 동전만 한 크기로 머리털이 빠지는 증상인데, 매우 심하면 머리털 전체가 빠지는 전두탈모증이 되기도 한다. 일종의 자가면역질환으로 알려져 있으나 그 원인은 아직 불분명하다.

사춘기 이전에 발병하는 탈모증, 사행성 두부탈모증이나 전두탈모증(머리 전체가 빠지는 경우)은 치료가 쉽지 않은 편이다. 전신 탈모증은 특히 예후가 불량하다. 그러나 아무리 심한 탈모증이라도 정신적으로 안정을 찾고, 피부과를 찾아서 전문적인 치료를 꾸준히 받으면 회복될 가능성이 크다.

남성형 탈모증은 대개 정수리 부위의 머리털이 점점 벗겨지고, 이마의 양쪽 귀퉁이에서부터 점점 벗겨지면서 이마가 넓어진다. 근본적인 원인은 남성호르몬으로 피부에서 작용하는 메커니즘의 차이에 따른 것이다.

6) 피부암

암이라고 하면 정확히 알지도 못한 채 절망의 나락으로 떨어지는데, 피부암은 조금 예외적이다. 흑색종을 제외한 암은 생명을 위협하는 경우가 거의 없고, 조금만 관심을 기울여 조기에 발견하면 완치할 수 있다.

노인에게 흔한 검버섯이나 점 중 일부는 기저세포암이나 흑색종과 같은 피부암일 수 있다. 흔히 검버섯과 혼동되는 기저세포암은 피부 표면이 헐어 궤양처럼 보이는 경우가 많다. 흑색종은 점처럼 보이고 유일하게 생명까지 위협할 수 있는 피부암이다.

흑색종은 초기에 자각 증상이 없다. 절반은 기존 피부에 솟아 있던 흑갈색 반점에서 시작된다. 그 때문에 원래 있던 점이라며 간과하는 사람이 많아 더욱 위험하다. 상당히 진행된 경우에는 피부 위로 병변이 솟아오르면서 피가 나고 딱지가 생긴다.

흑색종의 발생이 많은 서구에서는 흑색종과 점을 구분하기 위해 일반인을 대상으로 캠페인이 발달하였는데. 이른바 ABCDE 규칙이다.

- A(Asymmetry) : 비대칭성이다. 좌우대칭이던 점이 한쪽으로만 커지면서 대칭이 깨지는 것은 비정상적인 점의 성장을 의미하며, 흑색종을 의심케 하는 단서다.

- B(Border) : 경계다. 점의 가장자리와 정상 피부의 경계는 보통 분명하여 어디까지가 점이고 어디부터가 정상인지 구분하기 쉽다. 하지만 비정상적인 성장을 하는 점에서는 그 경계가 모호해진다.

- C(Color) : 색조다. 점의 색이 전체적으로 변하지 않고, 일부만 진해지고 혹은 흐려진다면 점 일부가 비정상적인 행동을 한다는 뜻이다. 따라서 색조가 여럿인 점은 흑색종의 가능성을 염두에 둬야 한다.

- D(Diameter) : 크기다. 점의 크기가 크면, 점을 구성하는 점 세포의 숫자가 많아서 그중 일부에서 비정상적인 변화를 보일 확률도 커진다. 따라서 큰 점일수록 흑색종이 생길 가능성이 크다고 본다. 점이 크면 클수록 나쁘게 변할 확률이 높다는 것은 분명한 사실이므로 6mm 이상이면 주의를 기울여야 한다.

- E(Evolution) : 변화다. 다른 기준들보다 더 중요한 기준으로, 변화하는 점은 의심의 눈초리로 지켜봐야 한다. 하지만 점을 가진 사람의 나이를 고려해야 한다. 예를 들어, 한창 성장기에 있는 청소년의 몸에서 커지는 점은 큰 의미가 없지만, 이미 성

장이 멈춘 어른의 몸에서 계속 커지는 점이 있다면, 그것은 즉각적인 조치가 필요한 빨간불이라고 생각해야 한다.

나. 예방이 중요하다

피부가 건조해지면 더욱 심한 가려움증을 느끼게 된다. 목욕을 자주 하거나 과도한 비누, 때 미는 수건 등을 사용하는 것은 피부의 기름기를 제거하여 피부를 더욱 건조하게 만들어 피부 질환을 악화하는 요인이 된다.

따라서 목욕은 땀을 씻을 때만 하여야 하고 뜨거운 물이나 사우나는 피하고, 미지근한 25℃ 정도의 물로 세정제 등을 사용하여 땀을 씻어내는 정도로 샤워를 한다. 물에서 나온 직후 수건을 눌러서 물기를 닦아준 후 바로 보습제를 발라야 한다. 목욕물에 타서 쓰거나 목욕 후에 사용하는 수용성 오일이나 보습제 등을 사용하면 피부가 건조해지는 것을 예방할 수 있다.

겨울이나 봄이 되면 가려움증과 피부병이 심해지기 쉽다. 건조한 공기는 피부를 건조하게 하므로 이러한 계절에는 피부 관리를 더욱 잘해야 하며, 집안의 습도도 적당히 유지해야 한다.

피부는 털이나 먼지에 예민하여 이런 것들이 피부에 닿으면 가려움증을 느끼게 된다. 애완동물, 털옷, 양탄자, 인형, 침대, 털 이불 등 질환의 원인이 되는 것은 될 수 있으면 피한다. 모직이나 합성섬유로 만든 옷이나 지나치게 달라붙은 타이즈나 스타킹 등은 피부를 자극하여 증세를 악화시키므로 이런 옷들은 피하고 부드러운 면 종류를 입는다.

정신적인 스트레스나 격한 운동은 피부염의 증세를 악화시키므로 심신의 안정을 꾀하는 것도 중요하다.

피부염의 원인이 특정 음식에 있다면 해당 식품의 섭취를 제한하고, 같은 식품을 계속 먹지 않아야 한다. 매일 다른 음식을 섭취하고 특히 동물성 식품은 알레르기가 될 가능성을 높이므로 주의한다.

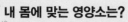

내 몸에 맞는 영양소는?

▷ **비타민A** : 피부의 신진대사를 촉진한다. 결핍되면 피부가 건조해지고 상피 조직의 각 질환이 진행된다. 가려움증을 유발하고 피부가 칙칙해진다. 세균에 대한 저항력을 키워 주므로 여드름 예방에도 좋다. 당근, 호박, 토마토, 고추, 녹황색 채소에 많이 들어 있다.

▷ **비타민B2** : 피지 분비를 조절하여 피부를 건강하게 유지한다. 결핍되면 지성 피부가 되어 여드름이나 뾰루지가 생기기 쉽다. 지루성 피부염 치료에 효과가 있다. 우유에서 분리된 비타민으로 요구르트와 치즈 등의 유제품을 통해 먹으면 효과적이다.

▷ **비타민B6** : 피부의 건강 유지에 필요하고 피부 저항력을 높여주는 비타민으로 현미, 대두, 귀리 등에 풍부하다.

▷ **비타민E** : 모세혈관을 확장하여 혈액순환을 원활히 하며 기미와 잔주름 등의 피부 노화 방지에 좋다.

▷ **칼슘과 마그네슘** : 미네랄을 충분히 섭취한다.

▷ **식물성 지방** : 필수지방산은 피부질환을 예방한다. 참깨, 들깨, 호박씨, 호두, 잣, 땅콩 등을 매일 먹어야 한다.

▷ **현미** : 현미는 피를 맑게 하며 혈액 순환을 돕는 작용이 있어 두드러기를 일으키기 쉬운 알레르기성 체질을 개선한다. 현미는 백미를 정미하는 과정에서 떨어져 나가는 배아나 비타민B군, E, K, 칼슘, 인, 철, 식물성 섬유소가 있어 알레르기에 강한 체질로 개선한다.

23. 알레르기

한번 증세가 나타나면 평생을 따라다니는 알레르기 질환은 알레르기성 천식, 알레르기성 비염, 알레르기성 결막염, 아토피성 피부염 등 다양하다. 이들 질환은 몸 상태가 좋으면 가라앉았다가 나빠지면 다시 올라오는 양상을 보인다.

원인은 단 한 가지다. 특정 자극적인 물질에 인체가 과잉 반응을 해서 일어난다.

알레르기 체질은 몸의 면역력, 음식, 신경성, 약, 월경, 출산 등으로 생기며 여성은 대부분 출산 후 그 증상이 소멸하기도 한다.

알레르기성 두드러기는 어느 정도 치료가 잘 되어도 재발률이 높으므로 평생 주의해야 하며, 가공식품, 육류의 섭취를 제한할 필요가 있다.

가. 증상부터 알아야 한다

1) 알레르기성 결막염

봄철 환절기에 알레르기 체질인 사람에게 주로 발생하는 눈의 염증이다. 면역력 저하, 꽃가루, 먼지, 집 진드기, 음식물, 황사, 유해 공기, 화장품, 피로, 스트레스, 혈액순환 장애, 알레르기 체질 등이 원인이다.

주요 증상은 눈이 충혈되면서 매우 가렵고 눈곱이 낀다.

2) 알레르기성 비염

면역세포의 이상으로 세균과 바이러스를 처리하지 못해 코점막에 생기는 염증으로 축농증, 만성 비염으로 발전할 수 있다.

축농증은 숨이 차고, 콧물이나 재채기 등이 심해지는 증상을 보인다. 만성비염은 신체의 면역력이 떨어져서 외부의 작은 자극에도 코가 민감하게 보이는 증상이다. 꽃가루, 먼지, 집 진드기, 공기의 오염, 온도 변화, 추운 날씨, 음주, 흡연, 과로, 스트레스, 세균, 바이러스 등에 의해 반응한다.

두통, 가려움증, 충혈, 만성 피로, 기억력 및 집중력이 저하된다.

축농증이 심한 학생들은 뇌로 가는 산소가 부족하여 학습 능력 장애를 초래할 수 있다. 산만해지며 성인도 정상적인 생활을 하기 힘들어한다. 천식, 기관지염, 안면기형, 치아 부정교합, 턱관절 통증, 두통, 눈, 귀, 코, 인후, 목, 어깨 등의 통증이 동반되기도 한다.

3) 아토피 피부염

아토피 피부염의 발생 원인은 현재까지 확실하지 않다. 이 질환의 발생에는 유전적인 요인과 환경적인 요인이 같이 관여하는 것으로 알려졌다. 흔히 아토피 피부염과 함께 천식, 알레르기성 비염 등이 환자 또는 환자의 가족에서 동반하여 발생하므로 이러한 소인을 아토피 피부염의 유전적 요인으로 이야기한다. 이러한 유전적인 소인에 환자가 일상의 생활에서 흔히 접하는 단백 물질(집먼지진드기, 동물털, 꽃가루, 음식물 등), 감염(세균, 바이러스, 진균 등), 내부 물질(히스타민, 신경전달물질 등의 염증 매개 물질), 정서적 요인 등의 다양한 환경적 요인이 작용하여 아토피 피부염을 일으키는 것으로 본다.

임상적으로 아토피 피부염은 환자의 나이에 따라 비교적 특징적인 피부 병변과 분포 양상을 보여 이를 영아기, 소아기, 사춘기 및 성인기로 나눈다.

영아기는 아토피 피부염이 시작되는 생후 3개월부터 2세까지 주로 머리, 얼굴, 몸통 부위에 붉고, 습하고, 기름지고, 딱지를 형성하는 병변으로 나타난다.

소아기는 3세 이후 사춘기 전까지 주로 팔, 다리, 손목, 발목 등의 굴측부에 피부가 두꺼워지거나 구진, 인설, 색소 침착 등의 건조한 피부병변이 나타나고, 이마의 태선화, 눈 주위의 발적 및 인설, 귀 주위 피부의 균열 및 딱지 등의 증상도 흔히 동반된다.

사춘기 및 성인기에는 주로 국소적으로 발생하는 태선화반으로 나타나는 경우가 많으며, 나이가 들수록 증상이 약화하는 경향이 있으나, 심한 경우 성인이 되어서도 전신적인 병변으로 나타날 수도 있다. 주부습진이나 화폐상 습진도 아토피와의 연관성이 있는 것으로 추정된다. 특히 성인에서는 정신적 긴장이나 스트레스가 악화 인자로 작용하는 경우가 많으므로 정신적, 육체적으로 긴장을 푸는 것이 치료하는 데 중요하다.

나. 예방이 중요하다

알레르기는 식품에 든 특정 물질이 면역계와 과잉 반응하여 나타나는 증상이다. **우리 몸의 면역체계가 특정 약물이나 음식물을 적으로 잘못 판단해 스스로 몸을 공격한다.**

두드러기, 아토피 피부염과 같은 피부질환, 비염(콧물, 재채기, 코막힘), 위장염(복통, 속쓰림, 설사)과 같은 위장관 질환, 음식물이 닿은 입술, 구강, 인두가 붓고 가려운 구강 알레르기 증후군 등의 증상이 나타날 수 있고 전신 아나필락시스 쇼크 반응이 나타나거나 심할 경우 호흡 장애로 사망에 이르기도 한다.

유전적인 요인이 있으므로 피부 반응 시험 혹은 혈액검사를 통해 확인하는 것이 가장 좋은 방법이다. 알레르기 쇼크를 경험한 적이 있는 사람들은 응급처치를 위한 휴대용 주사약을 갖고 다니는 것이 좋다.

한국인에게 알레르기를 많이 일으키는 식품은 달걀, 우유, 메밀, 땅콩, 대두, 밀, 고등어, 게, 돼지고기, 복숭아, 토마토, 새우 등이다. 주로 어른은 땅콩이나 가재, 게 같은 갑각류와 생선이 가장 많으며 어린이는 달걀, 우유, 메밀, 견과류가 알레르기 유발에 많은 부분을 차지한다.

이들 식품에 알레르기가 있는 사람은 성분이 유사한 다른 식품이나 이들로 만든 가공식품도 주의해야 한다. 법으로도 유통과정에서 성분 표시를 하도록 정해 놓았다. 예를 들어, 새우와 게, 우유와 산양유는 성분이 비슷하다. 우유 알레르기가 있다면 유제품을 먹어도 비슷한 증상이 나타날 수 있다. 알레르기 식품의 다른 표현도 알아둘 필요가 있다. 우유는 카제인, 유청 단백으로 달걀은 난백, 알부민 등으로도 표기된다.

 내 몸에 맞는 영양소는?

▷ **비타민B군** : 알레르기성 비염에 효과가 있다.

▷ **비타민C** : 항알레르기, 항바이러스 작용을 한다. 피부의 저항력을 키워주고 면역력을 증강한다. 비염을 개선한다.

▷ **감마리놀렌산** : 심한 피부 질환에 효과적이다. 가려움증을 완화한다. 겨울철에 감기를 달고 살거나 아토피 피부염, 비염 등 항알레르기 작용을 하므로 알레르기 체질에 특히 좋다.

▷ **오메가-3 지방산** : 알레르기를 유발하는 원인을 제거하고 항알레르기 작용으로 알레르기성 비염을 억제한다.

▷ **칼슘과 비타민D** : 코점막을 튼튼하게 하고 특히 비염에 효과가 있다.

24. 구강 질환

입이란 입술부터 목구멍의 인두 시작 부위까지를 말하며, '구강'이라고도 한다. 소화관의 시작 지점으로, 음식을 담아서 잘게 씹고 침과 섞는 역할을 하며, 맛을 느끼는 공간이다. 또 소리를 내고 호흡에 관여한다.

구강 질환이란 충치나 치주병 그리고 구내염 등 입안에 생기는 병을 통틀어서 말한다. 구강 점막은 신체의 외부와 내부를 연결하는 위치에 있으므로 신체의 내부 변화와 외부 자극 모두에서 영향을 받게 되어 매우 다양한 질병 상태를 나타낸다. 그러나 건강한 사람에게서 구강 점막 질환이 잘 발생하지는 않으며, 주로 전신적으로 피로하거나 쇠약한 사람에게서 흔히 생긴다. 그래서 혀와 구강 점막의 건강 상태를 '전신 건강의 거울'이라고도 한다.

이러한 구강 점막 질환이 있을 때는 입안이 따갑거나 화끈거리는 느낌이 들고 특히 음식을 먹을 때 고통을 느끼는 경우가 많다. 또 입에서 냄새가 나서 본인이나 주변 사람들을 불쾌하게 만들 수도 있다.

가. 증상부터 알아야 한다

1) 구내염

구내염이란 세균, 바이러스, 곰팡이 등에 의한 감염으로 인해 입안 점막(혀, 잇몸, 입술과 볼 안쪽 등)에 염증이 생기는 질환을 말하는데, 발생 원인에 따라 다음과 같이 분류할 수 있다.

아프타성 구내염은 입안에 궤양이 생기는 구내염으로, 정확한 원인은 알 수 없지만, 면역체계의 이상이나 세균, 바이러스 감염에 의한 것으로 알려졌다. 뜨거운 음식, 뺨과 혀의 상처 등이 원인이 되기도 하고, 피로와 스트레스, 알레르기 등에 의해 증세가 악화할 수 있다. 경계부가 염증성으로 빨갛게 된 흰색 또는 노란빛의 궤양성 병소가 입안 점막에 형성되어 심한 통증을 일으킨다.

헤르페스성 구내염은 헤르페스 바이러스에 의해 입 주변 얼굴에 발생하며 수포가 발생하고 통증이 심하다. 성인이 되기 전에 잘 나타나며, 전염성이 있는 질환이다.

편평태선은 세포의 과다 성장으로 인해 뺨, 잇몸, 혀에 두꺼운 하얀 조각이 생기는 구내염이며, 흡연자에게서 흔히 나타난다. 잘 맞지 않는 틀니를 사용하거나 뺨을 씹는 습관이 있는 경우에도 생길 수 있다. 종양으로 발전할 수도 있다.

칸디다증은 곰팡이 감염으로 생긴다. 틀니를 사용하거나 소모성 질환 또는 면역 질환을 앓고 있는 경우 잘 발생하는데, 특히 어린아이에게서 흔히 발병하며 '아구창'이라고도 한다. 구강건조증이 있는 사람이나 항생제 복용 후에 일어나기도 한다. 면역력이 약한 노인이나 신생아의 입안에 백색의 이끼 같은 반점 형태로 나타난다.

구내염의 유발인자로는 영양장애, 빈혈, 위장장애, 고열, 감기, 신체의 피로, 구내 불결, 충치, 바이러스 감염 등이 있다. 그 밖에 비타민(특히 B2, C) 결핍, 금속 취급 시(수은, 납, 아연, 비소 등), 결핵 감염, 매독 감염, 곰팡이균 감염(아구창) 때도 나타날 수 있다.

2) 구각염

사소한 혓바늘에서 아주 심각한 구강암에 이르기까지, 흔히 '입병'이라 말하는 구강 내의 병은 알고 보면 꽤 종류가 다양하며, 발생 원인도 가지각색이다. 그중 식생활과 관련된 원인을 살펴보면, 가장 중요한 것이 비타민B 복합체의 부족이다. 입술 양쪽 끝이 빨갛게 부어 있거나 염증이 생기는 이 증세는 '구각염'이라고 하는데, 구각염은 비타민B의 일종인 리보플라빈(B2) 결핍의 전형적인 증세다.

입꼬리에 부스럼이 나고 갈라져서 생기는 염증으로 딱지 같은 궤양으로 음식을 먹기 힘들어진다. 소아, 특히 남아에 많이 발병하고 성인에게도 생긴다. 며칠 사이에 치유되는 것부터 수개월 동안 지속하거나 재발하는 것도 있다. 원인은 의치, 비타민B2 결핍, 위장장애, 영양장애이고, 연쇄상구균이나 칸디다 등의 진균감염이다.

유독 아이들에게서 구각염이 잘 나타나는데, 비타민B2인 리보플라빈의 필요량과 관련이 있다. 에너지 대사에서 주효소로 작용하는 리보플라빈은 성인보다 성장기 아이들에게 더 많이 필요한 영양소다. 따라서 성인보다는 어린아이들에게서 구각염이 흔히 나타난다. 구각염 감소의 일등공신인 리보플라빈의 가장 좋은 급식원은 우유와 요구르트, 치즈 등의 유제품이다.

3) 충치

'벌레 먹은 치아'라는 뜻으로 벌레가 먹은 것처럼 치아의 경조직이 침식되어 훼손되는 증세이다. 치과 의학상 '우식증'이라고 한다. 또 미개인에게는 적고, 반대로 문명인에게 많으며, 또 야생동물에는 없는데 동물원에서 자라는 사육동물에는 있다.

충치균은 치아 표면에 남아 있는 당과 탄수화물을 먹고 산다. 충치균은 당분을 분해해 글루칸을 만들고 프라그 안에서 충치균이 점차 증식한다. 계속해서 충치균이 설탕을 분해하여 산을 만들어낸다. 치아 구조 중 취약한 부분은 산의 공격으로 탈회가 되어 충치가 만들어진다.

음식물의 찌꺼기가 부착하기 쉬운 곳은 위턱과 아래턱의 어금니의 표면에 있는 홈이나 쑥 들어간 곳이나 인접 면 앞니의 사이는 충치가 발생하기 쉬운 부위다. 충치에 걸리기 쉬운 소질은 유전한다고 하며, 특히 치아의 발생기에 비타민이나 칼슘이 부족하여 법랑질의 발육 불충분을 일으키거나, 당분이나 산성 식품을 과도하게 섭취하거나, 당뇨·신장병과 여성에서는 임신도 그 원인으로 볼 수 있다.

나. 예방이 중요하다

식사 후와 잠자기 전에는 반드시 이를 닦는다. 위아래로 깨끗이 닦는 것이 중요하며, 충치 예방을 위해 일정 농도의 불소가 들어 있는 물을 마신다. 이쑤시개 사용을 자제하고 치실 사용을 습관화한다.

단 음식을 적게 먹고 과일과 채소를 많이 먹는다. 젖니를 잘 관리하여 덧니 발생을 예방한다. 6개월마다 정기적으로 구강 건강진단을 받고 스켈링을 받는다.

병마개 따기 등 치아에 무리한 힘을 가하지 않는다. 치아 착색, 입 냄새, 구강암 등의 예방을 위해 금연해야 한다. 구강 질환을 내버려 두면 구취는 물론이고 치은염이나 치주염과 같은 잇몸병이 생길 수 있어 주의해야 한다.

구강 건강을 해치는 원인이 100% 비타민B 복합체의 결핍은 아니다. 지나치게 뜨거운 음식을 먹어서 생기는 열성 자극은 구강 점막세포의 변성을 가져오고, 이것은 염증을 유발할 수 있다. 또 단단하거나 뾰족한 것에 의한 물리적인 자극 상처, 음식을 씹다가 혀를 씹힌 경우에도 염증이 생긴다. 구강 위생을 철저히 하지 않아 세균이 많이 번식하거나 흡연하는 것 역시 구강 건강에 치명적이므로 반드시 금연한다.

내 몸에 맞는 영양소는?

▷ **비타민B군** : 결핍되면 점막에 이상이 생기거나 입속의 점막이 찢어져 강한 통증을 동반하는 구내염이 생긴다. B군은 에너지 공급에 작용하는 요소라 피곤할 때 발생하는 구내염 예방과 관련이 깊다.

▷ **비타민A** : 결핍되면 점막이 건조해져 상처가 생기기 쉽다. 세균감염에 대한 저항력, 구내염 예방 및 개선 효과가 있다. 레티놀을 함유한 동물의 간이나 녹황색 채소에 많이 함유되어 있다.

▷ **비타민E** : 스트레스와 피로를 완화해 구내염 개선과 예방에 효과적이다. 비타민C나 베타카로틴과 함께 먹으면 상승효과를 발휘한다.

▷ **칼슘** : 칼슘은 인, 마그네슘과 함께 건강한 치아를 만드는 필수성분이다. 결핍되면 치아가 약해져 충치가 생긴다. 효율성을 높이기 위해 비타민D와 함께 섭취한다.

▷ **불소** : 치아와 뼈에 함유된 초미량 원소로 치아의 재 석회화를 도와 충치로 인한 손상 치아를 회복한다. 에나멜질을 강화해 충치균을 만드는 산에 대한 저항력을 키운다. 많이 먹는 것보다 극히 미량만 먹는 것이 우리 몸에 더 좋다. 과잉 섭취할 경우 치아 표면에 점상이 생겨 광택을 잃고 거무스름하게 되는 반상치가 된다. 쪄서 말린 식품이나 보리새우, 녹차 등에 많이 함유되어 있다.

여기서 잠깐! **이거 알아요?**

▷주의해야 할 식품

설탕은 충치의 적으로 과잉 먹으면 칼슘의 배출량을 늘리고 충치를 악화한다. 식후 디저트로 부드러운 과자나 케이크 등을 먹는 것은 치아에 좋지 않다. 비스킷, 캐러멜, 초콜릿, 껌, 탄산음료, 양갱, 젤리, 카스테라, 과자, 와플, 슈크림 등은 특히 피하는 것이 좋다. 치아에 쉽게 달라붙고 잘 침착된다. 적은 양의 당분이라도 충치균에는 충분한 양분이 된다.

이러한 음식을 먹고 나서는 꼭 양치하는 것이 좋다. 한 연구 결과에 의하면 차로 양치하면 충치 예방이 도움이 된다고 밝혀졌다. 당분이 많고 산성도가 높은 음료는 충치를 촉진하지만, 차로 바꾸어 마시면 상당한 충치 예방 효과를 기대할 수 있다. 식후 입속을 헹구거나 양치를 차로 하는 습관을 들이면 매우 좋다.

25. 호흡기 질환

호흡기계는 산소와 이산화탄소의 가스 교환이라는 주된 역할 외에도 기침 반사, 체액성 면역과 같은 방어기능, 생화학 물질의 생산이라는 대사기능, 발성 기능을 하고 있고 특히 외부에서 우리 몸으로 들이마시는 공기의 가온과 가습을 하는 기능을 한다.

가령 **섭씨 22℃, 50% 습도의 공기는 우리 몸의 상기도와 하부기도를 통과하는 동안 섭씨 37℃, 100%의 습도가 된다. 적절한 기온과 가습이 호흡기계의 항상성을 유지하는 데 중요하다**는 사실은 다양한 실험과 연구를 통해 입증되었다.

찬 공기를 흡입하게 되면 기도의 저항성이 증가하고, 모세 기관지와 같은 작은 지름의 기관지는 유순도가 감소하므로 기도 과민성이 특징인 천식이나 기도의 유순도가 감소하여 있는 만성폐쇄성 폐 질환에는 불리하다. 따라서 이러한 호흡기질환자들은 갑자기 지나치게 추운 날씨에는 외출을 자제할 필요가 있다.

건조한 공기는 호흡기계의 점막에 존재하는 점액 섬모 층의 기능을 저하한다. 점액 섬모 층은 호흡기계로 흡입된 작은 입자를 걸러내어 거꾸로 내보내는 역할을 하는 중요한 방어기능을 담당하는데 지나치게 건조한 공기는 점액 섬모 층의 습도를 감소해 섬모가 운동능력을 상실하게 된다. 따라서 건조한 실내에서 근무하는 직장인들의 경우 다양한 호흡기 바이러스 감염에 취약한 상태에 놓이며 특히 흡연자는 호흡기 질환에 걸리면 회복이 더디고 기침 등으로 오래 고생하는 것은 이 같은 이유 때문이다.

가. 증상부터 알아야 한다

1) 감기

감기는 바이러스에 의해 코와 목 부분을 포함한 상부 호흡기계의 감염 증상으로, 사람에게 나타나는 가장 흔한 급성 질환 중 하나이다. 재채기, 코막힘, 콧물, 인후통, 기침, 미열, 두통 및 근육통과 같은 증상이 나타나지만, 대개는 특별한 치료 없이도 저절로 치유된다.

각종 바이러스에 의해 걸리며 과로했거나 영양 상태가 좋지 못했을 때, 한랭과 오염된 환경 속에서 저항이 약해져 기도로 들어간 바이러스가 염증을 일으켜 감기를 유발한다. 감기 바이러스를 가지고 있는 환자의 코와 입에서 나오는 분비물이 재채기나 기침을 통해 외부로 나오게 되면 그 속에 있는 감기 바이러스가 공기 중에 존재하다가 건강한 사람의 입이나 코에 닿아 전파된다.

따라서 감기 환자와 가까이 있거나 사람이 많은 곳에 감기 환자가 있으면 감기 바이러스가 잘 전파된다. 이러한 호흡기 감염 경로 외에 감기 환자의 호흡기 분비물이 묻어 있는 수건 등을 만진 후 그 손으로 눈이나 코, 입 등을 비벼도 감기 바이러스에 감염된다. 실내에서 생활하는 시간이 많은 가을과 겨울에 감기에 더 잘 걸리며, 겨울이 없는 지역에서는 우기에 감기에 더 잘 걸린다.

독감은 감기와 일부 증상이 비슷할 수 있지만, 원인 바이러스가 다르며, 증상이나 합병증, 치료법도 다르다.

2) 기관지 천식

천식이란 폐 속에 있는 기관지가 아주 예민해진 상태로, 때때로 기관지가 좁아져서 숨이 차고 가랑거리는 숨소리가 들리면서 기침을 심하게 하는 증상을 보인다. 기관지의 알레르기 염증 반응 때문에 발생하는 알레르기 질환이다. 이런 증상들은 반복적으로, 발작적으로 나타나며 유전적 요인과 환경적 요인이 합쳐져서 나타난다. 공기가 흐르는 길인 기관지의 염증으로 기관지 점막이 부어오르고 기관지 근육이 경련을 일으키면서 기관지가 막혀서 숨이 차게 된다.

천식은 유전적 요인과 환경적 요인이 합쳐져서 생기는 대표적인 알레르기 질환이다.

즉, 부모로부터 물려받은 알레르기 체질과 주위의 천식 유발 인자들이 상호작용을 일으켜 면역체계에 혼란이 생기면서 천식이 생긴다. 알레르기란 정상에서 벗어난 과민반응을 의미하는 것으로, 정상인에게는 증상이 유발되지 않지만, 알레르기 환자에게는 과민반응으로 여러 증상이 나타나게 되는 것을 말한다.

천식을 유발하는 요인으로는 원인 물질과 악화 요인이 있다. 원인 물질을 알레르겐(allergen)이라고 하는데, 대표적인 알레르겐은 집먼지진드기, 꽃가루, 동물 털이나 비듬, 바퀴벌레, 식품, 약물 등이다. 대표적인 악화 요인은 감기, 담배 연기와 실내오염, 대기오염, 식품첨가제, 운동 등 신체적 활동, 기후 변화, 황사, 스트레스 등이 있다.

유전적 요인 못지않게 성장하면서 접하게 되는 환경적 요인도 중요하므로 알레르기 병력을 가진 부모들은 자녀에게 천식이 생기지 않도록 환경 관리에도 노력하여야 한다.

3) 편도선염

편도선은 인후 부위에 존재하는 것으로 설편도, 인두 편도, 구개 편도, 이관 편도로 구성되어 있다. 편도선염은 입을 벌렸을 때 목젖 양측으로 보이는 구개 편도에 잘 생긴다. 편도선은 입으로 들어오는 음식의 관문이자 몸으로 침투하는 병원균을 막는 수비대 역할을 한다.

편도선염이 생기면 목이 따끔거려 침 삼키기가 불편하다. 심하면 음식을 먹기도, 숨쉬기도 힘들어진다. 뼈마디가 쑤시면서 섭씨 39~40℃의 고열이 나고 몸이 떨린다. 턱 양쪽 림프선이 부어오르고 머리가 지끈지끈 아프다. 입안을 들여다보면 혓바닥에 흰색이나 회색, 황갈색 이끼 모양의 물질이 끼고 편도선이 빨갛게 부어 있다.

만성화되면 목에 이물감과 함께 가래에서 악취가 나는 좁쌀 크기의 노란 덩어리가 나온다. 입에서는 별다른 이유 없이 냄새가 나고 마른기침, 식욕부진, 두근거림, 어깨 결림 등의 증상이 동반된다. 이를 내버려 두면 후두염, 기관지염, 중이염, 비염, 축농증 등 합병증으로 이어진다.

4) 기침

기침은 우리 몸의 중요한 방어 작용의 하나이며, 가스, 세균 등의 해로운 물질이나 다양한 이물질이 기도 안으로 들어오는 것을 막아준다. 또 흡입된 이물질이나 기도의 분비물이 기도 밖으로 배출되도록 하여 항상 기도를 깨끗하게 유지하는 작용을 한다.

기침은 후두를 포함한 기도가 자극을 받아 반사적으로 발생하는 것이 대부분이다. 연기, 먼지, 이물질 등의 외부물질을 흡입함으로써 기도가 자극되거나 가래나 콧물, 위산 등의 내부 분비물질로 자극되어 유발될 수 있다. 각종 기도의 염증 질환, 기도협착, 종양에 의한 기도침범이나 압박 등도 원인이다. 심지어 귀의 고막 및 바깥쪽 귀의 자극에 의해서도 생길 수 있다.

기침을 기간에 따라 분류하면 성인의 경우 3주 이내의 기침을 급성기침, 3~8주를 아급성 기침, 8주 이상을 만성기침이라고 나누기도 하지만 편의상 3주 이상 지속하는 기침이 넓은 의미의 만성기침이다.

만성기침의 주요 원인으로는 일반인들이 걱정하는 것처럼 결핵이나 폐암 등의 원인이 아니고, **상기도 기침 증후군, 천식, 위식도역류 질환이 가장 흔한 원인으로 만성기침의 80~90%를 차지한다.** 특히 흉부 X-레이가 정상이며, 흡연하지 않고, 고혈압약 등의 원인 약제를 복용하지 않는 성인의 만성기침은 대부분이 이와 같은 원인에 의한 것이라 할 수 있다.

그러나 기침이 3주 이상 지속하고 좋아지지 않을 때, 기침 시 변색한 가래나 피가 섞여 나올 때, 흉통, 발열, 오한이 있거나 밤에 땀이 동반될 때, 숨쉬기 곤란하거나 숨을 쉴 때 소리가 나는 경우, 일정한 계절에 기침이 유발되는 경우에는 병원을 방문하여 진료를 받아야 한다.

나. 예방이 중요하다

겨울철에는 환기가 부족한 밀폐된 실내에서 근무하는 시간이 길고, 밀폐된 실내는 건조한 실내 환경을 유발하므로 같은 공간 안에서 호흡기 전염력이 있는 환자에게 전염될 수 있다. **권장되는 겨울철 실내온도는 18~20℃이며, 실내습도는 40~60%이다. 따뜻한 실내를 위해 난방온도를 높이면 실내습도가 낮아지므로 온도를 높이기보다 보온을 위한 옷을 착용하는 것이 좋다.** **습도를 유지하기 위해 다양한 가습제품이 시중에 나와 있는데, 이러한 제품을 이**

용할 때는 자주 세척하고 물을 갈아주어 제품 안에 발생한 곰팡이 등이 실내에 퍼지지 않도록 한다. **특히 가습기 세정제는 사용하지 않도록 하고, 세제 없이 물로만 씻어내도록 한다.** 이러한 제품이 작은 수증기 입자와 함께 하부기도로 들어가 만성 염증과 종말 기관지의 폐쇄, 섬유화를 일으킨 것이 얼마 전 사회를 떠들썩하게 한 가습기 폐손상 사건이다.

건조한 공기에 노출된 상기도 점막의 수분 손실을 막으려면 따뜻한 물을 자주 먹는 것이 좋다. 손을 자주 씻거나 기침을 할 때는 마스크를 쓰는 등의 예절은 나와 상대방의 건강을 지키는 좋은 방법이다. 손을 씻으려면 흐르는 물에 20초 이상 손가락 사이사이까지 씻는다. 특히 외출에서 돌아온 뒤에는 세안과 세수를 통해 얼굴과 손에 묻어 있을 바이러스와 감염균을 최소화하여 어린이, 유아, 면역저하자, 노인, 호흡기질환자 등에게 전파되지 않도록 한다.

 내 몸에 맞는 영양소는?

▷ **비타민A** : 영양분의 흡수를 높인다.

▷ **베타카로틴** : 세포를 활성화하여 빠른 치유를 돕는다. 체내에서 비타민A로 전환되려면 지질이 필요하므로 녹황색 채소를 기름에 볶아서 먹으면 좋다. 당근, 쑥갓, 김, 미역 등에 많이 함유되어 있다.

▷ **비타민B군** : 영양 균형을 맞춰 면역력을 증강해 감기를 예방하거나 개선한다. 곡류의 배아나 현미, 땅콩, 깨 등에 많다.

▷ **비타민C** : 면역력을 높여 감기에 잘 걸리지 않고 바이러스를 죽여 치유를 빠르게 한다. 감기에 걸렸을 때는 각종 비타민과 미네랄을 더 많이 섭취한다. 레몬, 자몽, 딸기, 토마토, 고구마, 감자, 피망, 양배추, 키위, 브로콜리 등에 많다.

▷ **칼슘과 비타민D** : 코의 점막을 강화하고 천식, 비염, 알레르기를 예방한다.

▷ **렉틴** : 체내 세포의 표면에 있는 당단백질이나 당지질과 연결되어 세포를 활성화한다. 감기 바이러스나 세균에 손상을 입혀 증식을 억제한다. 자주 감기에 걸리는 사람은 적극적으로 먹으면 도움이 된다. 콩류, 감자 등에 많이 함유되어 있다.

▷ **코큐텐** : 비타민C가 산화되었을 때 환원해 다시 항산화제로 재사용할 수 있도록 항

산화 작용을 한다.

▷ **키토산** : 키토산 속의 캡사이신 성분은 천식을 개선하고 기도에 염증을 일으키는 히스타민 생성량을 감소시킨다.

26. 치매

우리나라 65세 이상 노인 7명 중 1명이 치매에 걸린다는 조사가 나와 매우 충격적이다. 고령화 사회에서 치매는 죽음보다 더 두려운 병이다. 나이가 들수록 기억력이 떨어지는 것은 지극히 자연스러운 일이다.

구분이 어려울 때도 있으나 일반적인 노화와 치매에는 차이가 있다. **식사한 사실은 기억하지만, 반찬이 무엇인지 기억하지 못하면 노화이고, 식사한 사실 자체를 기억하지 못하면 치매다. 일상생활에 지장이 없으며 성격이 변하지 않았으면 노화고, 일상생활에 지장이 생겨 보호가 필요한 상태거나 화를 잘 내고 의심을 잘하는 성격으로 변했으면 치매다.**

치매라는 말은 라틴어에서 유래된 말로 '정신이 없어진 것'이라는 의미가 있다. 지적장애는 태어날 때부터 지적 수준이 크게 떨어진 상태를 일컫고, 치매는 정상적으로 생활해오던 사람이 다양한 원인으로 뇌 기능이 손상되면서 이전보다 인지 기능이 지속적이고 전반적으로 저하되어 일상생활에 상당한 지장이 나타나는 상태를 말한다.

치매를 일으키는 원인 질환은 수없이 많다. 이를 크게 세 가지로 분류하면 첫째는 노인성 치매로 알려진 알츠하이머병, 둘째는 혈관성 치매, 셋째는 그 밖의 질환으로 분류할 수 있다. 그중 알츠하이머병과 혈관성 치매가 전체 치매의 80~90%를 차지한다.

원인 모르게 뇌세포가 죽어가는 알츠하이머병은 의학 발전에 기대를 거는 수밖에 없다. 그러나 혈류의 장애 때문에 발생하는 혈관성 치매는 예방할 수 있다. 다시 말해서 **뇌세포가 왕성하게 활동하기 위해서는 뇌혈관이 좁아지는 것을 극소화해야 하고, 뇌세포에 신선한 혈액을 공급해 주는 데 결정적인 역할을 하는 폐나 심장을 튼튼하게 유지해야 한다.**

치매를 걱정하면서 여전히 담배를 피우고 운동을 하지 않으며 건강관리를 하지 않는다면 치매에서 벗어날 수 없을지도 모른다.

가. 증상부터 알아야 한다

1) 알츠하이머병 치매

알츠하이머병은 보통 65세 이상의 노인에서 주로 발병하고, 65세 이상 노인의 10명 중 1명꼴로 발생하는 심각한 질병이다. 건강했던 뇌세포가 서서히 죽어가면서 치매 증상이 발생하는데 아직도 왜 뇌세포가 죽어 가는지 완전히 밝혀지지 않았다. 최근 유전자의 이상 때문에 뇌세포 안에 잘못된 단백질이 만들어지고, 이 잘못된 단백질이 노폐물로 작용하여 뇌세포가 죽게 된다는 연구결과가 나오기도 했다.

알츠하이머병에 대한 위험 요소는 고령, 여성, 가족력 등이다. 불행하게도 이와 같은 위험 요소는 피할 수가 없으며 예방법이 마땅치가 않다. 다만 학력이 높거나 지적 수준을 많이 요구하는 직업을 가진 사람들이 알츠하이머병에 덜 걸리는 것으로 조사되었다. 따라서 **나이가 들어서도 컴퓨터를 배우거나 외국어를 배우는 등 적극적으로 살아야 할 필요가 있다.**

2) 혈관성 치매

알츠하이머병에는 뾰족한 예방법이 없는 데 비해, 혈관성 치매는 중년부터 꾸준히 노력하면 얼마든지 예방할 수 있다. 더구나 혈관성 치매에 걸리더라도 초기에 발견하면 더 이상의 진행을 막을 수 있고 호전되기도 한다.

혈관성 치매란 뇌혈관 질환이 누적되어 나타나는 치매를 말한다. 혈관 벽이 두꺼워져 혈관이 좁아지거나 막히게 되면 산소와 영양분의 공급이 차단되고 뇌세포가 죽게 된다. 이러한 과정이 반복되면 혈관성 치매에 걸리게 된다.

혈관이 막히면 한쪽 팔다리에 힘이 없거나 발음이 나빠지고, 얼굴이 비뚤어지며 언어 장애 등이 나타난다. 이러한 증상은 오랫동안 혈관 안쪽에 동맥경화가 진행되어 우리 몸이 견디다 못해 나타나는 증상이다. 따라서 깨끗한 혈관을 유지하기 위해서는 젊어서부터, 늦어도 중년부터는 이에 대비하는 노력을 해야 한다.

고혈압, 당뇨병, 고지혈증, 심장병, 흡연, 비만, 운동 부족 등과 같은 위험 요소를 가지고 있는 사람은 혈관이 지저분해질 수 있으므로 관리가 필요하다. 성인병이 시작되는 40대부터는 혈압이 높은지, 당뇨병이 있는지, 혈액검사에서 콜레스테롤이 높은지를 점검해야 하고, 담배를 끊어야 하며, 규칙적으로 운동해야 한다.

자가진단: 치매

치매는 한번 발병하면 치유가 어려우므로 평소 뇌를 자주 쓰는 습관을 기르고 수시로 자가진단을 통해 이상 여부를 점검해 나가는 것이 바람직하다. 이 진단은 본인이 직접 해도 되고 보호자가 관찰하여 점검해도 된다.

01	오늘이 몇 월, 며칠, 무슨 요일인지 모른다.	예	아니오
02	반복되는 일상생활에서 일어나는 변화에 적응하기 힘들다.	예	아니오
03	가족의 생일이나 결혼기념일 등 중요한 사항을 잘 잊는다.	예	아니오
04	전화번호나 사람 이름을 기억하기 어렵다.	예	아니오
05	자주 보는 친구나 친척을 바로 알아보지 못한다.	예	아니오
06	어떤 일이 언제 일어났는지 기억하지 못할 때가 있다.	예	아니오
07	다른 사람에게 같은 이야기를 반복할 때가 있다.	예	아니오
08	어떤 일을 해놓고 잊어버려 반복할 때가 있다.	예	아니오
09	약속을 해놓고 잊어버릴 때가 있다.	예	아니오
10	대화 도중 방금 자신이 한 말이 기억나지 않는다.	예	아니오
11	하고 싶은 말이나 표현이 금방 떠오르지 않는다.	예	아니오
12	갈수록 말수가 줄어든다.	예	아니오
13	같은 질문을 반복한다.	예	아니오
14	물건을 어디에 두었는지 몰라 찾게 된다.	예	아니오
15	여러 가지 물건을 사러 가서 한두 가지 잊어버리고 온다.	예	아니오
16	물건을 두고 다니거나 가져가야 할 물건을 놓고 간다.	예	아니오
17	물건 이름이 금방 생각나지 않는다.	예	아니오
18	옷이 더러워져도 갈아입지 않는다.	예	아니오
19	상황에 맞게 옷을 스스로 선택해서 입지 못한다.	예	아니오
20	어떤 일을 해놓고도 했는지 몰라서 다시 확인한다.	예	아니오

21	가스 불을 끄는 것을 잊거나 음식을 태운 적이 있다.	예	아니오
22	텔레비전에 나오는 이야기를 따라가기 힘들다.	예	아니오
23	신문이나 잡지를 읽을 때 줄거리를 파악하지 못한다.	예	아니오
24	개인적인 편지나 사무적인 편지를 쓰기가 힘들다.	예	아니오
25	며칠 전에 들었던 이야기를 잊는다.	예	아니오
26	전에 가본 장소를 기억하지 못한다.	예	아니오
27	이전에 잘 다루던 기구의 사용이 서툴러졌다.	예	아니오
28	길을 잃거나 헤맨 적이 있다.	예	아니오
29	예전보다 성격이 달라졌다.	예	아니오
30	예전보다 계산능력이 떨어졌다.	예	아니오
	합계		

☞ **검사 결과: 전체 항목에서 16개 항목 이상일 때 치매 증상을 보이므로 전문가와 상의한다.**

나. 예방이 중요하다

치매를 예방하려면 수영, 자전거, 빠르게 걷기와 같은 운동을 규칙적으로 하고, 해산물, 등푸른생선, 견과류 등을 규칙적으로 섭취하고, 절주와 금연을 하고, 체중을 줄이고, 스트레스를 피하고, 잠을 푹 자야 한다. **이와 같은 권고 사항들은 인지력의 저하가 나이가 들면 어쩔 수 없이 나타나는 현상이 아니라, 개인의 지속적인 노력과 습관 개선을 통하여 예방할 수 있다고 인식해야 한다.**

일상적으로 하는 행동으로 뇌를 건강하게 할 수 있고, 인지력 저하를 막을 수 있다. 뇌를 건강하게 하는 방법에는 십자수, 종이접기, 뜨개질처럼 손과 머리를 함께 움직일 수 있는 활동이 뇌 발달을 돕는다. 이때 중요한 것은 이달 말 혹은 이번 주까지 다 완성한다는 목표를 설정하고 성취의 기쁨을 누리는 것이다.

단조로운 일상에 변화를 주는 것도 도움이 된다. 평소 사용하지 않는 손을 사용해본다. 집 안의 가구를 재배치하는 것도 뇌를 자극한다. 눈을 감은 채 익숙한 일을 하거나 퍼즐 놀이를 하는 것, 책을 소리 내어 읽거나 새로운 소식을 주위 사람들에게 전하는 것도 뇌를 건강하게 한다.

대한치매학회는 치매 예방 캠페인으로 '진인사대천명'이라는 강령을 냈다.

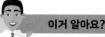
진땀 나게 운동하고, 인정사정없이 담배 끊고, 사회활동 열심히 하고, 대뇌 활동 열심히 하고, 천박하게 술 많이 마시지 말고, 명이 긴 식사를 하자.

첫째, 규칙적인 운동은 치매에 걸릴 확률을 3분의 1로 줄인다. 일주일에 3번 이상, 30분 이상 운동하고 환절기처럼 체온 변화가 심한 새벽과 저녁은 피하고 꾸준히 즐겁게 하는 것이 좋다.

둘째, 흡연자라면 반드시 담배를 끊어야 한다. 담배의 유해성분인 니코틴은 뇌혈관을 수축해 뇌의 혈액순환을 막는다. 담배를 피우면 치매 발생률이 2.5배, 매일 한 갑씩 피운다면 3배 높아진다.

셋째, 왕성한 사회활동으로 우울증과 스트레스를 줄인다. 인간에게 최고의 스트레스는 외로움이다. 매일 누군가와 한 번 이상 만나서 이야기하면 치매 발생률이 절반으로 감소한다. 노인대학, 노인정, 복지관 등을 이용해 사회활동을 하고 가족들과 일주일에 3번 이상 전화한다.

넷째, 많이 웃자. 웃으면 뇌가 즐거워진다. 웃음은 운동과 같은 효과를 줄 뿐만 아니라 우울증도 예방해준다.

다섯째, 뇌를 많이 쓰자. 뇌를 놀리면 치매에 걸릴 확률이 4배 이상 증가한다. 책이나 신문읽기, 바둑, 장기, 고스톱 등 좋아하는 대뇌 활동을 꾸준히 해야 한다.

여섯째, 천박하게 술을 많이 마시지 말자. 과음하면 치매 위험도가 7배나 높아지며 과음이나 습관적인 음주는 뇌세포를 파괴해 기억력을 저하한다.

일곱째, 신선한 과일과 채소, 견과류, 등푸른생선과 김 및 해초류를 많이 먹는다. 하루에 6잔 이상 물을 먹는 등 수분 섭취도 충분히 하고 콜레스테롤이 많은 음식은 피한다. 비타민을 복용하는 것도 도움이 된다. 아침 식사는 꼭 해야 하며 식사는 천천히 씹어 먹고 고혈압이 있는 경우 약간 싱겁게 먹는 것이 좋다. 노화로 인해 질병에 걸리면서 여러 가지 약을 먹는 경우가 있는데 꼭 필요한 약만 먹는 것이 좋다.

여덟째, 고혈압, 당뇨, 고지혈증 등 생활 질환에 주의한다. 고혈압, 당뇨, 고지혈증, 비만 등은 뇌졸중에 의한 혈관성 치매를 일으키며 알츠하이머병도 악화한다. 정기검진을 통해 몸 상태를 꼭 점검해야 한다.

아홉째, 뇌 손상을 피해야 한다. 두뇌 손상도 치매의 위험요인 중 하나로 노인의 경우 운동능력이 저하돼 넘어지기 쉽다. 넘어져서 머리를 다치지 않도록 항상 조심하고 특히 아침에 잠자리에서 일어날 때, 앉았다 일어날 때, 계단 및 화장실 이용 시 주의해야 한다.

열째, 여가활동을 열심히 하자. 집에서 마당 가꾸기, 원예, 뜨개질하기, 집 청소하기, 요리하기 등을 활발히 하면 치매 위험률을 40% 낮춘다. 연극, 영화, 전시 관람, 박물관 관람, 여행도 열심히 한다.

 내 몸에 맞는 영양소는?

▷ **종합 :** 뇌혈관성 치매의 진전을 막으려면 혈압과 콜레스테롤이 가장 중요하다. 염분을 많이 먹으면 혈액량이 증가하여 혈압이 올라가 뇌혈관 장애가 일어나 치매로 진행될 수 있다. 영양이 결핍되는 식사를 하면 뇌출혈이 일어나 치매가 올 수 있으니 균형 잡힌 식사가 매우 중요하다.

▷ **DHA와 EPA :** 치매에 도움이 되는 영양소는 DHA와 EPA가 있다. 혈액의 흐름이 원활해지면 뇌혈관 장애를 막아준다. DHA는 뇌의 발육과 기능 유지에 매우 중요한 성분이며 뇌혈관성 치매와 알츠하이머성 치매를 개선한다.

▷ **타우린 :** 굴, 참치, 조개, 대추 등에 많이 들어 있는 타우린은 뇌 활동을 활발하게 해준다.

▷ **레시틴 :** 뇌세포와 뇌혈관을 청소하는 두뇌 영양제이자 혈관의 세제로 노폐물을 배출한다. 콜레스테롤을 개선하며 항산화 작용을 한다.

▷ **비타민E :** 뇌세포의 산화를 막아 치매 증상의 악화를 막는다. 잣, 호두, 피칸, 아몬드, 땅콩 같은 견과를 매일 한 줌씩 먹는다.

▷ **비타민C :** 혈액 내 해로운 콜레스테롤과 중성지방을 줄이는 작용을 한다.

▷ **카테킨과 키토산 :** 차의 떫은맛 성분인 카테킨은 혈압 상승과 뇌혈관 장애를 억제한다. 매일 차를 마시는 습관은 뇌혈관성 치매를 예방하는 길이다. 뇌를 활성화하는 카테킨, 신경세포를 건강하게 유지하는 키토산도 치매에 좋다.

▷ **아연 :** 모든 신체 기관이 원활히 돌아갈 수 있도록 조정하고 DNA 합성에 필요한 효

소를 만들어 신경의 미세섬유를 엉키지 않도록 방지함으로써 생명을 유지하는 중요한 영양소이다. 아연이 부족하면 신경계 이상을 초래하여 치매로 이어질 수 있으므로 주의해야 한다.

▷ **엽산** : 치매에 걸린 사람에게는 도파민, 노르에피네프린, 세로토닌 등 세 종류의 신경전달물질이 부족한데, 이때 엽산은 이 물질들의 원료가 되는 아미노산이 만들어질 때 아주 중요한 역할을 한다. 권장량 이상으로 엽산을 먹으면 알츠하이머성 치매에 걸릴 확률이 낮아진다. 엽산은 음식보다는 영양제로 공복에 먹어야 흡수율이 높다.

▷ **은행잎 추출물** : 혈액의 흐름 악화로 발생하는 치매에 효과가 있음이 여러 연구를 통해 밝혀졌다. 은행의 녹색 잎에는 징코라이드라는 성분과 여러 종류의 플라보노이드가 함유되어 있다. 이 성분들이 서로 상승 효과를 일으켜 말초 혈관을 확장하고 혈액의 점도를 낮춘다. 혈액 순환이 원활해지면 뇌에 영양소와 산소가 잘 공급되어 치매가 예방된다.

여기서 잠깐!　　　　**이거 알아요?**

▷주의해야 할 식품

염분을 많이 함유한 라면, 젓갈류, 된장, 단무지 등의 음식은 혈압을 상승시키므로 과식하지 않도록 주의한다. 뇌혈관 장애를 일으키는 동맥경화를 막기 위해 콜레스테롤을 많이 함유한 식품도 많이 먹지 말아야 한다.

27. 정신 질환

정신 질환은 사람의 사고나 감정, 행동에 이상이 생기는 병이다. 정신 질환은 크게 정신증과 신경증으로 나눈다. 먼저 정신증은 다른 사람이 이해할 수 없는 생각이나 행동 등을 하는 것으로 정신분열증이나 조울증, 우울증을 말한다.

반면 신경증은 사고는 정상적으로 할 수 있으나, 정신에 문제가 있는 것으로 강박증이나 고소공포증 등이 해당한다. 그 밖의 정신 질환에는 성격장애, 지적장애, 자폐장애 등이 있다.

정신 질환은 뇌에 이상이 생긴 질환이므로 정신 질환에 걸리면 머리가 아파야 할 것 같지만, 그렇지 않다. 뇌는 고통을 느끼는 감각기관이 없다. 따라서 뇌 기능에 이상이 생기더라도 뇌에서는 고통을 느낄 수 없다.

뇌는 미세한 신경세포들이 모여 있는 곳이다. 주름진 뇌를 펼쳐보면 표면적이 신문지 반 장 정도 면적밖에 되지 않는다. 하지만 뇌 속을 살펴보면 수백억에서 수천억 개에 이르는 신경세포들이 또 다른 수천에서 수만 개 신경세포와 거미줄처럼 이어져 있다. 이러한 신경세포들이 뇌에서부터 몸 구석구석 연결되어 신호를 전달한다. 인간은 이렇게 뇌로부터 신호를 받아 사물을 받아들이며, 감정을 느끼고, 생각하고, 행동한다.

만약 이런 것을 조정하는 뇌의 한 부분이 고장 나면, 뇌에 있는 신경세포에서 명령을 전달하지 못하게 된다. 제대로 명령이 전달되지 않으면 사람들의 지각이나 감정, 생각, 행동에 이상에 생긴다. 피부는 상처가 나고 몇 주가 지나면 저절로 아물지만, 신경세포는 피부처럼 재생 능력이 좋지 않아서, 한번 손상되면 회복하는 것이 어렵다.

정신 질환은 뇌 기능에 이상이 생겨 발병되는 것이므로, 약물치료 등을 통해 치료할 수 있다. 하지만 우리나라에서는 정신과에 가는 사람들이 비정상이라는 인식이 있어 치료 시기를 놓치는 경우가 많다.

암처럼 정신 질환도 조기에 진단하지 못하면 증상이 나빠지고, 치료 기간도 길어지면서 후유증이 커질 수 있다. 따라서 정신 질환도 적절한 시기에 치료를 받는다면 극복할 수 있다.

가. 증상부터 알아야 한다

1) 신경증

신경증이란 내적인 심리적 갈등이 있거나 외부에서 오는 스트레스를 다루는 과정에서 무리가 생겨 심리적 긴장이나 증상이 일어나는 인격 변화를 말한다. 신경증에서 흔히 볼 수 있는 증상으로는 좌절, 회의, 불쾌, 짜증, 강박, 의기소침, 반발·저항, 우울, 불안, 초조, 탈진, 충동, 불면, 고통, 환상 등으로 그 정도에서 개인마다 상당한 차이를 보인다.

신경증은 정신증보다 더 흔하며 정신과 전문의가 아닌 일반인도 공감할 수 있는 증상을 보인다. 신경증 환자들은 정신증 환자들이 보이는 망상이나 환각, 괴상한 행동은 보이지 않는다. 그러나 일상생활에 지장을 초래할 만큼 불안정한 정서와 생활 태도를 보인다. 이들은 현실 감각이 있으며 자기의 증상으로 인하여 괴로움을 느끼고 이 때문에 증상에서 벗어나려고 애쓴다.

신경증의 원인은 심리적 갈등이나 외부의 스트레스에 의해 생긴 불안이므로 신경증을 설명하는 데 생활 스트레스가 빠질 수 없다. 스트레스는 어떤 요구에 대한 정신과 신체의 각성 반응으로 인생을 살아가는 데 있어 항상 존재한다.

스트레스를 받으면 우리 몸은 자신을 위협하는 것을 공격하려고 준비한다. 혹은 그것에서 도망치려고 하고, 두려움과 공포에 빠지기도 한다. 반면, 스트레스 상황에서 아드레날린 분비로 생기는 에너지는 위급한 상황에서 우리를 구하기도 한다. 적절한 스트레스에 의해 아드레날린이 증가하고 감소하는 것은 건강한 삶을 살기 위해서 매우 중요하다. 그러나 오랜 기간 위협이나 도전을 받으면 아드레날린이 지나치게 오랫동안 발동하여 인체에 곤란한 일이 생기게 된다.

2) 우울증

우울증은 의욕 저하와 우울감을 주요 증상으로 다양한 인지 및 정신, 신체적 증상을 일으켜 일상생활에 기능 저하를 가져오는 질환을 말한다.

우울장애는 평생 유병률이 15%로 특히, 여성은 25% 정도에 이른다. 감정, 생각, 신체 상태, 그리고 행동 등에 변화를 일으키는 심각한 질환으로 한 개인의 전반적인 삶에 영향을 끼친다. 우울감과 삶에 대한 흥미 및 관심 상실이 우울증의 핵심 증상이다. 우울증의 가장 심각한 증상은 자살 사고로, 우울증 환자의 3분의 2가 자살을 생각하고 10~15%가 실제로 자살을 시행한다.

대부분의 우울증 환자는 삶에 대한 에너지 상실을 호소한다. 과업을 끝까지 마치는 데 어려움을 호소하고, 학업 및 직장에서 정상적인 업무에 장애를 느끼고, 새로운 과업을 실행할 동기를 갖지 못하고 있다.

우울증 환자 대다수가 불면증을 호소하는데, 특히 아침까지 충분히 잠을 못이루고 일찍 깨거나 밤에 자주 깨는 증상을 보인다. 식욕감소와 체중저하를 보이며, 일부는 식욕이 증가하고 수면이 길어지는 비전형적 양상을 보이기도 한다. 불안 증상, 성욕 저하, 집중력 저하 문제를 보이기도 한다. 우울증의 절반 정도가 하루 동안에 증상 변화를 보이는데, 일반적으로 아침에 증상이 심했다가 오후에 좋아지는 경향을 보인다.

3) 불면증

불면증은 잠이 드는 것이 어렵고, 밤에 자는 동안 자주 깨며, 아침에 너무 일찍일어나고, 자고 일어나도 개운하지 못한 증세를 말한다. **불면증은 총 수면시간에 따라 정의되는 것은 아니다. 사람마다 필요로 하고 만족하는 수면의 양은 다르다.**

불면증은 야간 수면의 어려움뿐 아니라 낮 동안에 피곤함, 의욕 상실, 집중 곤란, 민감함과 같은 문제들을 일으킬 수 있다는 점에서 문제가 된다. 불면증은 그 증상이 얼마나 자주 일어나는지에 따라 일과성, 간헐성, 만성으로 분류된다.

불면증이 하룻밤에서 4주까지 지속하는 것은 일과성으로 간주한다. 일과성 불면증이 종종 생긴다면, 간헐성인 불면증으로 볼 수 있다. 3개월 이상 지속하면 만성으로 간주한다.

불면증은 다양한 원인에 의해 생긴다. 스트레스, 환경 소음, 큰 기온 차이, 주변환경의 변화, 여행으로 인한 시차, 약물 부작용 등이다.

만성불면증에는 복잡한 요인이 작용한다. 만성 불면증의 가장 흔한 원인 중 하나는 우울증이다. 또 다른 원인으로는 관절염, 신장 질환, 심부전, 천식, 수면 무호흡증, 기면증, 파킨슨병, 갑상샘 기능 항진증 등이다. 또 카페인, 알코올, 기타 물질의 오용, 근무 시간의 변화, 스트레스가 원인인 경우도 있다.

불면증은 악화하거나 멈추게 할 수 있는 행동을 알아내어 교정해야 한다. 수면에 어려움을 가질 것을 예상하고 이에 대해 걱정하거나, 과도한 양의 카페인을 섭취하거나, 자기 전에 술 담배를 하거나, 오후나 저녁 때 과도하게 낮잠을 자는 등의 행동은 불면증을 지속시키기만 한다.

2020년에는 우울증이 전 세계 질환 중 사회 경제적 부담이 두 번째로 큰 질병이 될 것으로 세계보건기구(WHO)는 전망했다. 그러나 우울증도 조기에 발견하여 치유할 수 있고, 점차 예방해 나갈 수 있다.

첫째, 기분을 조절하는 신경전달물질 중의 하나인 세로토닌은 신기하게도 햇볕을 받아야 분비가 잘된다. 하루에 최소 10분 이상 햇볕을 쬐면 밝고 따뜻한 햇볕이 우울한 기분을 따뜻하게 위로해 줄 것이다.

둘째, 인체에 해롭기로 소문난 담배의 니코틴 성분은 일시적으로 기분을 호전하는 효과가 있는 것이 사실이다. 하지만 담배는 우울증을 유발하는 한 원인이기도 하다. 오랫동안 담배를 피운 사람은 담배를 전혀 피우지 않은 사람보다 우울증에 걸릴 가능성이 약 2배나 크므로 금연하는 것이 좋다.

셋째, 물을 충분히 마신다. 물은 인체의 노폐물을 제거하고 신진대사를 도와준다. 신진대사가 활발하면 그만큼 우울증을 완화하는 데 도움이 되므로 하루 8잔 이상의 물을 마시도록 한다.

넷째, 운동하면 기분이 상쾌해진다. 땀이 흠뻑 날 정도로 운동하면 더더욱 기분이 좋아지는데, 운동으로 체온이 올라가면 뇌간 온도가 상승하고, 이 때문에 신체의 이완을 느끼기 때문이다. 또 엔도르핀과 세로토닌의 분비가 증가하여 기분이 좋아진다. 심리적으로도 평소 스트레스를 받으며 집착하는 생각이 운동을 통해 분산되어 우울증이 호전되고, 운동 시간 동안 운동기술을 습득하며, 자신감도 향상할 수 있는 일석이조 효과가 있다.

마지막으로, 기분 좋은 감정을 잃어버리지 않도록 매일 스스로 기분 좋은 일을 만들어서 하거나 동네 한 바퀴 산책하기, 따뜻한 물에 목욕하기, 마음 맞는 친한 사람들과 수다 떨기 등 기분을 전환할 수 있는 활동을 하는 것도 도움이 된다.

내 몸에 맞는 영양소는?

▷ **비타민B군** : 신경이 뇌의 중추신경에서 수족의 말초신경까지 정상적으로 기능하는
데 필요하다. B1이 결핍되면 도움을 주는 성분이 없어 신경이 불안정해진다. B6가 결
핍되면 불면증과 신경증, B12가 결핍되면 우울증과 집중력 저하 증세가 나타난다.

▷ **식이섬유** : 비타민B군의 합성에 작용하여 결핍을 막고 불면증을 예방한다.

▷ **비타민C** : 정신질환의 주 원인은 스트레스가 크다. 비타민C는 스트레스에 저항하는
호르몬 생성에 관여한다. 스트레스를 많이 받을수록 비타민C의 소비도 많아지므로 충
분히 먹어야 한다.

▷ **철분** : 혈액의 영양소로 비타민C와 엽산을 보호한다. 결핍되면 산소 공급이 단절되
어 두통, 무기력증, 피로감, 긴장감, 공포감 등을 유발한다.

▷ **엽산** : 진정 작용을 하여 불면증을 예방한다. 우울증을 개선한다. 기억력 향상 및
건강한 두뇌 활동을 돕고 진정제 역할을 한다. 결핍되면 간질 발작, 건망증, 신경증 등
을 유발한다.

▷ **오메가-3 지방산** : 우울증, 정신분열증, 스트레스를 예방한다. 주의력 결핍과 과잉
행동장애를 개선한다.

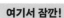

▷주의해야 할 식품

단 음식은 가능한 한 섭취하지 않는다. 당분은 일시적으로 기분을 좋게 만들어주기는
하지만 그때뿐이고, 한두 시간이 지나면 오히려 피곤함과 우울함이 증가하므로 가능한
한 많이 먹지 않도록 한다.

육류는 멀리하고 생선을 가까이한다. 돼지고기, 쇠고기, 닭고기 등에 들어 있는 포화
지방산은 콜레스테롤을 증가하고 우울증을 촉진하므로 많이 섭취하지 않는 것이 좋다.
대신 오메가-3 지방산과 같은 불포화지방산이 많이 들어 있는 생선을 자주 먹으면 우
울증을 완화하는 데 도움이 된다.

카페인을 지나치게 많이 섭취하지 않는다. 카페인 성분은 뇌신경 말단에서 분비되는
화학물질인 아데노신의 작용을 방해한다. 아데노신은 신경세포 간의 정보를 전달하는

신경전달물질이 나오지 않도록 막는 역할을 하는데, 카페인은 아데노신의 작용을 방해해 신경세포를 더욱 흥분시킨다. 또 카페인을 지나치게 많이 먹으면 수면을 방해하므로 우울증을 악화할 수 있다.

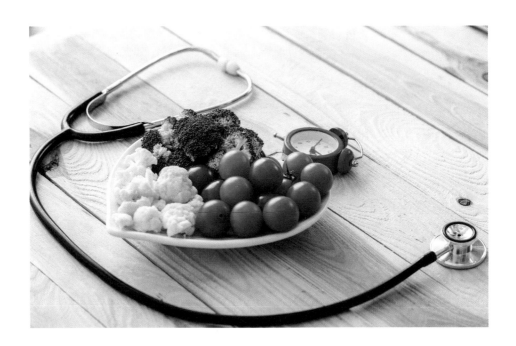

4장

내 몸에 꼭 필요한 영양제

영양제를 선택하는 기준은 효능과 기능에 있다. 대부분의 성분은 임상 데이터만을 가지고 검증된 것처럼 유통되고 있으며, 심지어 아무런 임상 데이터도 없이 몇 가지 연구 실험 결과만으로 효과를 광고하는 경우도 있다. 그렇다면 우리가 찾아서 섭취해야 할 영양제는 철저히 검증된 제품이여야 하며 현재 국내·외적으로 검증과 함께 입증된 제품군을 소개하려 한다.

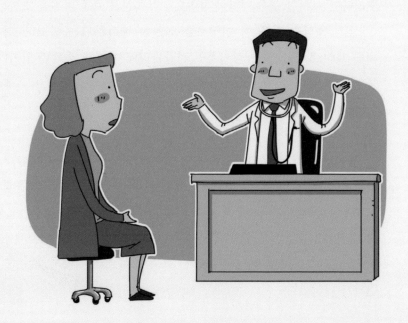

1. 종합영양제

현대인은 식탁의 오염으로 식사에서 얻는 영양소의 양이 턱없이 부족해졌다. 열량은 대폭 늘었지만 막상 생명활동에 중요한 비타민과 무기질, 다양한 미량 영양소는 한없이 부족해졌다. 가공식품이 범람하고, 입에만 달콤한 음식을 선호하는 경향, 나아가 다양한 환경오염으로 작물 본연의 영양소가 파괴된 결과이다. 이런 상황에서 부족한 영양소를 채울 수 있는 길은 우리 몸에 필요할 뿐 아니라 질병을 예방해 생사를 결정하는 중요한 영양소들을 종합영양제를 통해 얻을 수 있다.

어느 집의 식탁에나 한두 병씩은 놓여 있는 종합영양제는 사실상 현대인의 건강과 떼려야 뗄 수 없는 필수품이다. 그렇다면 우리는 얼마나 이 영양제에 대해 잘 알고 있을까? 우리가 선택한 영양제는 과연 우리에게 적합한 것이 맞을까?

건강을 지키려면 무엇보다도 영양소 부족 환경의 위험성을 인식하는 것이 우선이다. '설마 영양소가 모자라다고 죽기야 하겠어?' 포기하는 대신, 영양소 부족이 장기적으로 건강을 훼손할 수 있음을 인지해야 하는 것이다.

나아가 우리에게 필요한 영양소에 대해 일정한 지식을 쌓고, 이를 토대로 식단을 고려하고, 부족할 경우 적합한 방법으로 부족분을 보충할 길을 모색해야 한다.

물론 음식을 먹을 때 영양소를 일일이 생각하기는 어렵다. 하지만 영양소에 대해 제대로 아는 일은 장기적인 건강관리에서 매우 중요한 일이다. 앞으로 건강을 지키기 위해 어떤 영양소들에 주목하고, 이 영양소들을 어떻게 보충해야 할지도 살펴봐야 한다.

한 연구에서 식물영양소를 함유한 종합비타민 무기질 기능성 섭취군과 대조물질 섭취군을 구성해서 섭취군에게는 권장량인 하루 12정의 종합비타민 무기질 보충제를 8주간 섭취하도록 했다. 그 결과 종합비타민 무기질 보충제의 권장 수준 섭취가 DNA 손상 및 LDL 콜레스테롤의 산화적 손상 감소에 도움이 되고, 내적 항산화 방어 시스템의 항상성 또한 정상적으로 유지시키는 데 도움을 준다는 결과가 나타났다.

즉 종합비타민 무기질 보충제의 권장 수준 섭취가 산화 스트레스로 발생하는 DNA 손상 및 LDL 콜레스테롤의 손상 감소에 도움을 주고, 자체 항산화 방어체계의 기능을 유지하는 데 유의적으로 도움을 준다는 가설이 확인된 것이다.

항산화 방어체계가 활성화된다는 것은 말 그대로 노화가 지연된다는 의미와 같다. 활성산소가 과도하면 가장 먼저 세포의 파괴가 이루어지며 이를 산화적 스트레스(Oxidative Stress)라고 하는데, 이때 항산화 방어체계를 단단히 구축하면 활성산소를 제거하고 손상 부위를 재생시킬 수 있게 된다.

이는 젊음을 유지하기 위해 종합영양제를 섭취하는 현대인에게 매우 의미 있는 연구 결과라고 할 수 있다. 영양불균형을 초래하는 **현대의 식문화에서 부족한 항산화 영양소를 보충적으로 섭취하는 것이 체내의 항산화 능력을 높여 노화와 질병을 예방하는 또 하나의 방법이라는 사실을 확인할 수 있기 때문이다.**

대표적인 항산화 영양소는 **첫째,** 비타민이다. 비타민은 인체의 대사과정을 조절하며 효소의 활동을 돕는데, 특히 단백질, 탄수화물, 지방, 비타민 5대 영양소 중에서 반드시 필요한 요소다. 비타민이 부족하면 건강해지고 싶어도 건강해질 수가 없다. 그래서 기본적으로 자신에게 맞는 비타민을 찾아 먹는 것이 건강을 지키는 방법일 뿐 아니라, 질병을 예방할 수 있는 가장 좋은 길이다.

둘째는 무기질이라고도 불리는 미네랄이다. 미네랄은 인체에서 일어나는 여러 가지 대사에 작용하는 영양소로 주요 영양소들이 체내에서 화학작용을 통해 잘 흡수되고 몸을 구성하도록 돕는 중간다리 역할을 한다. 미네랄이 부족해지면 영양소가 제대로 작용하지 못함으로써 몸의 균형이 흐트러져 질병을 일으킨다. 영양 보충제가 만병통치약은 아니지만, 음식 섭취로는 부족한 미네랄을 보충함으로써 인체의 기능을 제대로 수행하게 할 수 있다.

한편 비타민과 미네랄의 특징 중에 하나는 다른 영양소들과 함께 섭취할 때 더크게 활성화되는 상승 작용을 일으킨다는 점이다. 일명 '식물영양소'라고 불리는 것들이다. 식물영양소로는 다양한 식물이나 과일에 포함된 카로티노이드, 폴리페놀, 안토시아닌 등이 있으며 영양소들은 세포의 대사과정을 활발히 해준다.

나아가 이외에도 대장의 운동에 영양을 미치는 섬유질은 물론 후라보노이드, 코엔자임 등 우리 건강에 유익한 영양소들이 존재하며, 아직 정확히 밝혀지지 않은 다른 영양소들까지 생각하면 영양소의 세계는 말 그대로 무한하다고 볼 수 있다.

하지만 문제는 지금처럼 불균형한 식생활 문화 속에서 이 모든 영양소를 제대로 섭취할 방법이 요원하다는 것이다. 그렇다면 우리에게 필요한 항산화 영양소로는 무엇이 있고, 이를 어떻게 균형 있게 보충할 수 있을지도 살펴보고 섭취하자.

아하 그렇구나!

기능과 효능

종합영양제의 경우 거의 모든 영양소가 균형 있게 포함되어 있어 '내 몸의 빈 곳곳을 채운다'는 생각으로 꾸준히 섭취하면 건강을 유지 할 수 있으며, 심혈관 질환 및 암 예방과 DNA 손상을 복구하는 기능이 있다.

2. 효소

무슨 유행처럼 효소에 관한 관심이 뜨거울 정도로 부쩍 높아졌다가 급격히 식어버리는 패턴이 반복되곤 하는데, 그런데도 변하지 않는 진리는 우리 몸의 건강에 효소가 없어서는 안 되는 중요한 요소라는 것이다.

효소는 음식물의 소화 및 인체의 생명 유지에 가장 중요한 역할을 담당하는 단백질이다. 효소의 종류는 크게 식품 효소, 대사 효소, 소화 효소로 나뉘는데, 다양한 음식물을 영양소로 분해하고 흡수하는 것을 도와 각종 대사 속도를 정상적으로 만들어주는 물질이다. 그래서 '생명의 촉매', '몸의 충전지'라고 불린다.

효소는 생명체에 꼭 필요한 것으로서 동식물·미생물에서 복잡하게 통합되어 일어나는 화학반응 대부분을 조절한다. 동물의 소화관에서는 식품 속의 커다란 단백질, 탄수화물, 지방 분자를 작은 분자로 분해하는 한편, 이 작은 분자들이 장에서 혈류로 이동하는 것을 돕는다. 또 이 작은 분자들을 이용하여 세포구성물질이 되는 복잡한 분자 구조를 형성한다. 효소는 생물체 내에서 에너지의 저장·방출에도 관여하며, 특정 효소의 결핍으로 많은 유전병이 생긴다.

생물의 물질대사에 대한 요구와 생물을 구성하는 세포의 다양성으로 인해 효소의 종류와 작용은 다양하다. 어떤 효소는 특정 세포에서는 발견되지 않고 어떤 효소는 필요할 때만 형성되지만, 어떤 효소는 모든 세포에 나타난다. 한 세포의 효소함량은 단백질의 합성을 암호화하는 유전물질에 의해 결정되며 효소의 합성속도와 활성도는 호르몬, 신경분비물질, 그리고 세포 내 환경에 영향을 주는 다른 화학물질에 의해 영향을 받는다.

효소를 포함하여 모든 촉매는 자체의 소모 없이 화학반응을 촉진한다. 효소가 없으면 세포 내에서 반응 산물의 형성이 자주 억제된다. 화학반응에 관여하는 모든 효소는 반응 과정에서 일시적으로 기질과 결합하여 효소-기질 복합체를 형성한 후 촉매로 작용하며, 생성된 반응 산물은 효소로부터 분리된다. 이러한 효소 특이성은 생물체의 많은 대사경로를 분리·유지한다.

흔히 영양소라고 하면 탄수화물, 단백질, 지방, 비타민, 무기질을 말한다. 요즘 시대에는 영양소 부족보다는, 우리 몸이 에너지를 흡수하도록 돕는 '효소' 부족으로 인한 질병 발생이 더 큰 문제다. 효소란 무엇이고 어떤 작용을 하기에 건강 유지에 결정적이라는 걸까.

효소는 음식물을 분해해 필요한 영양소를 분리하고, 우리 몸에 흡수시켜 에너지를 만들어 몸속의 생화학 반응이 원활해지도록 돕는 생물 촉매 단백질이다.

효소는 순수한 단백질로 과일, 채소, 곡물, 버섯, 해초류 등이 장내에서 유산균 등 미생물에 의해 발효되고 식물성 단백질이 분해될 때 만들어진다. **현대인은 익힌 음식 위주의 식생활로 효소가 점점 부족해지고 있다.** 효소가 부족해지면 신진대사 활동이 비정상적으로 진행되고 성인병, 비만, 알레르기, 탈모, 불면증, 암, 만성피로 등 모든 질병의 원인이 되기도 한다.

효소는 영양 공급과 건강 증진, 기력 회복, 체력 유지, 체질 개선 등의 효과가 있는데 나이가 들수록 줄어들기 때문에 특히 40대에 들어서면 필수로 섭취해야 하는 영양소다.

효능과 기능

1. 세포 증식

2. 골격 성장

3. 소화와 흡수

4. 신진대사(세포 교체)

5. 체내 독서 제거

효소의 종류

1. 식품 효소

2. 대사 효소

3. 소화 효소

3. 스피룰리나

청록색의 나선형 미세남조류인 스피룰리나는 세계보건기구에서 안전하고 이상적인 식품으로 평가하고, 유엔식량농업기구에서 인류의 미래 식량으로 지정한 종합 영양 식품이다. 50종의 필수영양소를 함유한 스피룰리나는 우주인을 위한 식품으로도 연구되고 있다.

스피룰리나는 해양 심해에서 번식하는 아주 작은 조류로 생김새가 용수철 모양이어서 '꼬였다'라는 뜻의 라틴어가 어원이다. **한국인이 가장 많이 먹는 건강기능식품 1위는 종합비타민제이고, 2위가 인삼, 3위가 스피룰리나라는 통계가 나왔을 정도로 건강 기능 면에서 인정받은 식품이다.**

모델 미란다 커가 아침마다 먹는다고 알려져 유명해진 스피룰리나는 약 35억 년 전부터 자생해온 청록색 해조류로 60~70퍼센트가 식물성 단백질로 이뤄진 고단백 식품이다. 햇빛을 에너지로 바꾸어 생명을 유지하는 단세포 생명체인 스피룰리나는 바다나 염전, 담수 등의 다양한 환경에서 살아갈 수 있을 정도로 적응력이 뛰어나고 영양분이 많아 오늘날 건강식품으로 이용된다.

스피룰리나는 인체의 생명 유지에 필요한 50여 가지 영양소가 고르게 함축되어 있으며 소화흡수율이 95% 이상 된다. 다량의 아미노산이 함유된 고단백질이며 칼륨, 칼슘, 철, 마그네슘, 인 등의 미네랄과 베타카로틴 및 비타민B군과 니코틴산, 이노시톨, 판토텐산 등의 비타민, 리놀렌산, 감마리놀렌산 등과 같은 필수지방산과 카로티노이드, 클로로필, 피코시아닌이라는 식물성 색소 등 수많은 영양소가 풍부하게 함유되어 있으며 변비와 비만을 막는 식이섬유 또한 많다.

인간의 몸은 활성산소에 의해서 노화가 진행된다. 우리 몸의 대사 과정에서 만들어지는 활성산소는 '유해산소'라고 불린다. 활성산소와 노폐물, 독성물질이 제때 배출되지 못하고 몸속에 쌓이면 혈액이 탁해지면서 면역기능이 떨어지고 세포가 원활하게 재생되지 못한다. 이 때문에 노화가 진행되고 암과 각종 성인병 및 만성질환이 생긴다.

이러한 **활성산소를 비롯한 노화의 진행을 막아 주고 각종 성인병을 예방하는 것이 항산화 작용이다.** 엽록소는 활성산소와 독성물질을 없애는 항산화 활성 작용을 하는 대표적 영양소이며, 건강을 유지하는 데 필수 성분이다. 우선 손상된 세포를 정상화한다. 나쁘게 변질한 세포가 암세포처럼 증식하기 전 세포를 교체하는 작용을 한다. 건강한 세포가 암세포로 변질하기까지의 시간을 늦춰준다.

또 엽록소는 장과 간을 건강하게 한다. 열을 가한 고기를 과다 섭취하면 장에 다시 흡수된 수분 속에 헤모글로빈 수치가 높아진다. 독성 성분이 많아져서 간이 피로해진다. 평소에도 간은 바이러스나 환경오염, 기타 유해성분을 해독하는 역할에 시달리기 때문이다. 엽록소는 독성을 중화해 암 발병률을 낮춘다. 결국, 엽록소는 간이 제 역할을 수월하게 할 수 있도록 돕는다.

대표적인 녹황색 채소인 시금치와 비교하면 베타카로틴은 40배, 철분은 15배나 더 많다. 일반 채소에는 거의 없고 간에 많이 들어있는 비타민B12도 많이 함유하고 있다. 클로렐라와 효능이 비슷한데, 스피룰리나에는 청색소인 피코시아닌 등과 같은 항산화 물질이 더 많이 들어 있다.

스피룰리나에는 칼슘 성분이 우유의 10배, 시금치의 50배가 함유되어 뼈 건강에 도움을 주는 것으로 알려졌다. 다만 단백질이나 각종 영양소가 고농축으로 응축되어 있어 신장이 약한 사람은 과다 섭취를 피하는 것이 좋다. 또 혈액 응고제와 병용해 섭취할 경우 출혈의 위험이 있으므로 평소 혈액 응고제를 먹고 있는 사람이라면 섭취를 피해야 한다.

스피룰리나는 우리 눈에는 녹색으로 보이지만, 그 녹색을 구성하기 위해 노란색의 베타카로틴, 녹색의 엽록소, 파란색의 피코시아닌 등의 색소 성분이 혼합되어 있다. 스피룰리나의 청색소인 피코시아닌은 우리가 쉽게 접할 수 있는 색소가 아니다.

피코시아닌은 뛰어난 항산화 효과가 있는 것으로 밝혀졌다. 면역체계를 강화하고 백혈구의 성숙을 돕는 기능을 한다. 세포벽이 얇아 거의 소화흡수 작용이 이루어지므로 기력이 약한 노인이나 면역력이 약한 영유아, 허약한 어린이가 섭취해도 매우 좋다. 식전이나 공복 시에 먹으면 소화 흡수가 더 잘된다.

스피룰리나는 면역 기능이 우수하고 방사능 치료에도 효과가 있는 것으로 알려졌다. 스피룰리나를 물로 추출하여 얻는 청색 색소는 식품에 첨가하여 착색제로 사용한다.

스피룰리나는 콜레스테롤 수치 저하, 눈 건강 증진, 피부 건강 증진, 항암 작용, 소염 작용, 천연 해독, 디톡스 효과, 다이어트 효과, 노화 방지, 알레르기성 비염 완화 등의 효과가 있다.

흔히 눈 건강을 위해 루테인을 섭취하는데, 스피룰리나에는 루테인과 더불어 제아잔틴도 풍부하게 함유되어 있다. 제아잔틴은 망막 세포의 밀도를 높임으로써 망막 황반에 있는 세포를 보호한다. 또 오메가3와 지방산도 풍부하게 함유하여 눈 건강에 도움을 준다.

스피룰리나에 함유된 항산화 성분인 피코시아닌이 우리 몸에서 다양한 일을 수행하는데, 그중 하나는 노화로 인한 세포 손상에 대응하는 일이다. 자외선과 유해균 그리고 노화로부터 피부를 보호함으로써 윤기 있는 피부를 만드는 데 도움을 준다.

스피룰리나에는 항산화 성분이 풍부하게 함유되어 있어서 암에 대한 대응력을 기대할 수 있을 뿐 아니라 우리 몸에서 발생하는 각종 염증에 대응하는 소염 성분 또한 풍부하게 함유되어 있다. 또 스피룰리나에 풍부하게 함유된 엽록소는 혈액에서 독성을 제거하고, 면역력을 높여준다. 최근 몸속을 해독하는 디톡스가 유행인데, 스피룰리나를 통해서도 디톡스 효과를 기대할 수 있다.

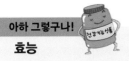
4. 감마리놀렌산

감마리놀렌산은 오메가-6 지방산의 일종으로 불포화지방산이다. 체내에서 리놀산으로부터 합성되어 염증을 줄여주는 호르몬 유사물질인 프로스타글란딘을 만들어낸다. 이 물질은 동맥경화, 아토피 피부염, 천식 등과 같은 염증성 질환을 예방하고 비만을 방지하는 등의 효과가 있으며 여성의 월경 전 증후군이나 생리 불순, 피부 미용에도 효과가 좋다.

감마리놀렌산을 꾸준히 먹으면 여성 에스트로젠의 양이 조절된다. **감마리놀렌산은 불규칙한 월경을 정상화하고 생리통과 월경전증후군을 감소하는 등의 효능을 가지고 있어서 여성에게는 꼭 필요한 영양소이다.**

체내에 충분한 양의 감마리놀렌산을 유지하면 고지혈증 환자의 경우엔 콜레스테롤 수치가 정상화되는데, 특히 유익한 HDL은 그대로 유지하면서 해로운 LDL 콜레스테롤은 저하시킨다. 세포막의 탄력성을 유지해 주고 염증을 가라앉히며, 당뇨병으로 인한 신경감각 소실도 개선해 준다.

규칙적으로 먹으면 혈행 흐름이 좋아질 뿐 아니라 콜레스테롤 수치도 개선되는 효과가 있어 갱년기 증상으로 힘들어하는 중년 이후 여성의 건강 유지에 특히 좋다. 또한 지방조직을 자극해서 연소함으로써 비만을 방지하는 데도 도움을 주고 다이어트 효과도 있다.

감마리놀렌산의 주요 원료는 달맞이꽃 종자유로 시중에는 감마리놀렌산이라는 이름보다는 '달맞이꽃 종자유'라는 이름으로 더 많이 알려져 있을 정도다. 천연 상태에서는 달맞이꽃이나 모유 등에만 극히 제한적으로 함유되어 있다.

콩, 옥수수, 땅콩, 표고버섯, 새송이버섯, 당근, 잣, 호두, 통밀, 연근, 해바라기씨유 등에 오메가 6-지방산이 많이 함유되었는데, 이 지방산이 감마리놀렌산으로 전환되어야 한다. 이때 필요한 성분은 아연, 비타민C·B군·E와 마그네슘 등이다. 멸치, 굴, 대두, 검정깨, 미꾸라지, 현미, 고추, 김, 대구, 북어, 파프리카, 브로콜리 등과 함께 먹어야 한다.

그러나 서구식 식습관과 가공식품 섭취, 각종 스트레스, 술이나 커피와 같은 기호식품을 즐기는 습관 등에 따라 이 변환 과정이 제대로 이뤄지지 않는다는 것이 전문가들의 분석이다. 결과적으로 음식을 가리지 않고 골고루 먹는 것이 가장 이상적이지만, 체내에서 변환되기 어렵고 합성이 되지 않으므로 건강기능식품 형태로 외부에서 먹는 것이 바람직하다.

피의 흐름을 좋게 하고 콜레스테롤 수치를 효과적으로 낮추기를 원한다면 8% 이상 천연 상태의 감마리놀렌산이 함유된 건강기능식품을 먹는 게 바람직하다. 달맞이꽃 종자유는 약 8%의 감마리놀렌산과 70%가량의 리놀렌산 등으로 구성돼 있어 비만이 있고 혈행이 안 좋은 사람이나 콜레스테롤 수치가 높은 이들에게 효과가 있다.

감마리놀렌산은 아주 드물지만, 부작용을 일으키기도 한다. 발작 장애가 있다면 감마리놀렌산의 섭취에 주의해야 한다. 또한 드물게 임신부에게서 조기 진통을 일으킬 수도 있으므로 섭취하기 전에는 전문의와 상의하는 것이 좋다.

아하 그렇구나!

효능

혈관 건강, 염증 조절, 생리불순, 생리증후군, 갱년기 증상 완화(호르몬 대사 떨어지는 여성, 남성 모두에게 효과적) 콜레스테롤 수치도 낮춰준다. 아토피, 습진에도 효과적, 비만 억제, 혈압 강하, 동맥질환 예방치료, 기관지 확장, 혈당저하, 거친 피부, 주근깨, 노화 예방에도 효과적이다.

5. 글루코사민

글루코사민은 아미노산의 일종인 글루타민과 포도당으로 된 아미노당(아미노산+당)으로 이루어졌다. 글루코사민은 대표적인 천연 아미노당의 하나로 '키토사민'이라고도 한다. 정상 관절은 각 뼈의 끝에 단단하고 탄력 있는 물질인 연골로 덮여 있다. 연골은 충격을 흡수하는 쿠션 역할을 한다.

글루코사민은 관절 부위의 완충 작용을 하는 연골을 구성하는 주요 성분이며, 손톱, 피부, 머리카락의 구성 성분이다. 인체는 스스로 글루코사민을 생성하는데, 젊을 때는 체내에서 글루코사민이 순조롭게 생성되지만, 나이가 들수록 저하되어 통증이 생긴다. 뼈와 뼈의 접합 부분인 연골은 몸을 사용하면서 조금씩 마찰되면서 줄어들어 불편함과 통증을 가중한다.

글루코사민을 보급하면 연골의 마멸이 억제되고 생성이 촉진되어 관절의 통증이 사라진다. 노화뿐 아니라 운동으로 혹사된 연골과 통풍의 통증에도 글루코사민의 섭취로 개선된다. 특히 콘드로이틴황산과 함께 먹으면 효과가 배가 된다.

노화가 진행될수록 글루코사민을 생성하는 능력이 점차 떨어지면서 자연스레 연골의 충격 흡수 능력이 떨어지고, 관절은 염증이 일어나기 쉬운 상태가 된다. **글루코사민이 주목받는 이유는 연골 재생에 대한 기대 때문이다. 체내에 부족한 글루코사민을 먹으면 연골 조직이 강화되며, 심하지 않은 초기 관절염에 도움이 된다는 보고가 많다.**

그러나 당뇨병 환자는 글루코사민 섭취에 특별히 주의해야 한다. 글루코사민이 오히려 해로울 수 있기 때문이다. 또한 젊은 사람이 장기간에 걸쳐 먹으면 연골재생력이 떨어지므로 장복을 피한다.

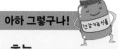

효능
염증 개선, 관절 건강, 뼈 및 관절 질환의 치료, 염증성 장 질환 완화, 녹내장 예방

6. 글루타민

L-글루타민은 혈액과 근육 내에 풍부하게 축적되어 있으면서 우리 몸의 각종 면역력을 강화하는 대표적인 아미노산이다. 인체는 스트레스, 감기, 외상으로 피해를 입으면 글루타민이라는 아미노산이 고갈되기 시작한다. 글루타민이 감소하면 근육량이 손실되고 비만으로 이어진다.

한 연구 보고에 따르면 마라톤이나 조정 같은 과도한 운동을 오랜 기간 지속하면 면역기능이 저하돼 감염에 취약한 상태가 된다. 이는 운동으로 인해 L-글루타민이 감소되기 때문으로 추정된다. 실제로 마라톤 및 조정선수에게 운동 직후 L-글루타민을 섭취해 보충 효과를 비교한 인체 적용 연구에서도 L-글루타민은 림프구를 증가하고 감염 발생 빈도를 낮추는 효과를 보였다.

힘든 운동을 하거나 스트레스를 심하게 받으면, 근육에 축적됐던 L-글루타민이 급격히 소모돼 면역력이 저하되면서 근육 손실이 생긴다. 그 때문에 **L-글루타민을 충분히 먹으면 근육 손실이 예방되고, 질병으로부터 보호받을 수 있고, 빠른 피로회복 효과를 볼 수 있다.**

또한 글루타민은 근육 내 단백질 합성에 필요한 원료다. 단백질 보충제와 글루타민을 같이 먹으면 흡수력을 높여 보다 많은 근육을 재생하고 합성하게 한다. 단백질을 먹으면 아미노산으로 분해되어 대사 작용을 하는데, 이때 분해된 아미노산은 질소를 발생시킨다. 질소는 필요한 만큼만 사용되고 나머지는 유리질소가 되어 조직세포, 뇌신경 조직에 독소로 작용된다.

글루타민은 이러한 유리질소를 요소로 만들어 소변으로 배설하는 역할을 한다. 글루타민은 간의 지방 대사를 촉진해 지방간 억제에도 도움을 준다. 지방 대사를 촉진해 지방 연소를 늘려 체지방이 쌓이는 걸 방지하고 비만을 억제하는 역할을 한다.

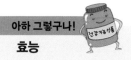
7. 베타카로틴

카로틴은 알파, 베타, 감마 카로틴의 총 세 가지 종류로 나뉘며 이 중 베타카로틴
은 녹황색 채소류에 많이 들어 있는 성분으로 체내에 흡수되면서 비타민A로 변환된
다. 눈에 좋은 항산화 성분인 비타민A는 점막의 상피세포를 보호하는 데 있어서 톡
톡히 한몫을 해낸다.

인체는 피부는 물론 장기와 눈 모두 상피세포로 이뤄진 점막으로 되어 있다. 특
히 호흡기계 기관지에서 점막의 중요성은 아무리 강조해도 지나치지 않다.

점막이 손상되면 가장 먼저 나타나는 질환이 기침과 가래를 동반한 감기다. 미세
먼지가 호흡기 질환을 일으키는 것도 호흡기 점막을 자극해 염증 물질을 만들어내
기 때문이다. 따라서 미국영양학회에선 감기를 몰아내는 영양제로 비타민A를 가장
먼저 추천한다.

미세먼지가 호흡기를 통해 체내에 유입돼도 점막이 촉촉한 상태를 유지하고 있
다면 대부분 걸러내 가래로 배출할 수 있다. 초미세먼지의 경우 점막에서 다 걸러내
지 못하고 허파꽈리 깊숙이 침투하는 것도 있지만, 이 같은 초미세먼지의 질병 유발
역시 베타카로틴의 항산화 효능으로 예방할 수 있다.

**베타카로틴은 조직 내 지방산의 산화나 과산화물의 형성을 막아 세포와 세포막
사이에서의 활성산소 연쇄반응을 차단해 세포막을 보호한다.** 실제로 임상에서도 폐
건강에 좋은 영양소로 베타카로틴을 추천한다.

또한 베타카로틴은 우리 몸의 불필요한 과잉 산소인 활성산소를 효과적으로 제

거해줌으로써 우리 몸의 면역력을 높여주고 노화 방지 효능을 지녔으며 최근에는 암을 예방하는 효과가 있는 것으로 밝혀졌다. 특히 베타카로틴을 충분히 섭취하게 되면 유방암, 대장암, 폐암에 걸릴 확률이 현저히 낮아진다. 베타카로틴은 비타민E 와 함께 해로운 LDL 콜레스테롤 수치를 낮추고 동맥경화와 관상동맥경화증 등의 심장 질환을 예방한다.

베타카로틴 효능 중 빠질 수 없는 것이 시력 보호다. 베타카로틴은 눈이 필요로 하는 물질을 만들어서 눈에 해를 끼치는 독소를 제거한다. 백내장, 황반변성 등의 눈에 관련한 질환에 탁월한 효능을 발휘한다. 그 밖에도 당뇨, 류머티스성 관절염, 피부 습진, 아토피 등의 질병에도 효과를 보인다.

베타카로틴이 체내에서 비타민A로 변환되는 비율은 섭취량의 3분의 1 정도에 불과하므로 꾸준히 먹는 것이 중요하다. 베타카로틴이 많이 들어있는 음식으로는 당근, 파슬리, 쑥갓, 청경채, 시금치, 부추 등이있다.

그런데 놀라운 것은 이 베타카로틴을 채소가 아닌 종합비타민제와 같은 보충제의 형태로 먹으면 오히려 폐암 발생이 높아진다는 점이다. 특히, 흡연자가 베타카로틴을 음식이 아닌 보충제로 먹었을 때에는 오히려 폐암 발생 가능성이 20~30% 높았다. 그러므로 흡연자는 채소와 같은 천연식품이 아닌 보충제의 형태로 베타카로틴을 복용하는 것을 피해야 한다.

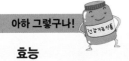

효능
강력한 항산화 작용, 심혈관 건강, 항염작용과 점막보호, 비타민A 전환

8. 클로렐라

클로렐라는 그리스어로 '녹색의 작은 것'이라는 뜻의 합성어다. 말 그대로 호

수 등 민물에 떠다니며 서식하는 지름 0.002mm~0.01mm의 녹조류 플랑크톤이다. 클로렐라는 지구 탄생 초기인 30억 년 전부터 존재했지만, 인류가 발견한 시기는 19세기 후반이다.

1차 대전 중 식량난을 해결하기 위해 클로렐라에 대한 연구가 시작되었으며, 2차 대전 시기에 본격적으로 연구되다가 미국과 소련이 우주 개발을 놓고 경쟁하던 시기에 우주 식량으로 고려되면서 세간의 관심을 끌었다. 세계적인 장수 국가 일본의 건강식품시장에서 부동의 1위를 차지하고 있으며, 국내 웰빙 붐이 불면서 '식탁 위의 녹색혁명, 완전식품, 미래 식량, 꿈의 식품' 등으로 불리며 관심이 높아졌다.

클로렐라는 알칼리성으로 육류를 과다 섭취하면서 산성으로 변한 신체의 이온 균형을 조절해 주며, 혈액을 정화하는 기능이 있다. 또한 세균과 바이러스에 대한 저항력을 키워주며, 신진대사를 촉진하고, 어린이 성장에 이바지하는 것 등의 효능이 있다. 이 밖에도 노화, 스트레스, 아토피 피부염 등에 효과가 있다고 알려졌다.

클로렐라는 여느 식물보다 엽록소가 평균 5~20배 많다. 시금치보다는 15배가량 많다. 클로렐라는 단백질, 식이섬유, 비타민, 무기질 등을 다량 함유하고 있다. 단위당 단백질의 경우 우유의 30배, 달걀의 5배가 많으며, 엽록소 역시 일반 채소류의 10배가 넘는다.

클로렐라는 비타민이 종류별로 들어있는 자연 종합비타민제로 봐야 한다. 체내에서 비타민A를 만들어내는 베타카로틴은 흔히 당근에 많은 것으로 잘 알려졌다. 하지만 클로렐라는 당근보다 베타카로틴이 더 많다. 베타카로틴은 항산화 작용이 우수해 각종 암 및 성인병 예방에 탁월한 효과를 발휘한다.

클로렐라엔 비타민B군도 다양하다. 혈액 세포를 만들고 신경 기능을 보호하는 비타민B12는 식물 중 유일하게 클로렐라에만 풍부하다. 또한 지용성인 비타민A, D, E, K뿐 아니라 수용성인 비타민B, C를 두루 함유하고 있다. 비타민 중에서도 비타민 A, D, B12를 함유한 식품은 많지 않다. 이 비타민을 모두 함유한 식물은 클로렐라가 유일하다. 민물 조류인 클로렐라는 요오드를 함유하고 있지 않아 갑상샘 질환을 앓고 있더라도 섭취할 수 있다.

클로렐라에는 포화지방산, 단순불포화지방산, 다중불포화지방산 등 지방산이 30종 이상 함유돼 있다. 포화지방산 중 카프릭산과 라우르산은 체내에서 변형돼 면역력을 높이는 데 쓰인다. 클로렐라에 3~5%가량 든 클로렐라 성장인자에 함유된 당단백질도 면역력 증진을 돕는다.

클로렐라는 이처럼 뛰어난 건강식품인 것은 분명하지만, 치료약은 아니다. 앞서 설명한 스피룰리나와 클로렐라는 치료제나 약리작용보다는 고영양, 고기능성 식품으로 받아들여야 한다.

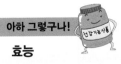

아하 그렇구나!

효능

중금속 배출, 노화 방지, 면역력 증진, 상처 치료, 항산화 효능, 콜레스테롤 수치 감소,
빈혈에 효과적

9. 아마씨

아마는 쌍떡잎식물 쥐손이풀목 아마과의 한해살이풀로 종자인 납작하고 긴 타원 모양의 노란 씨를 말한다. **건강기능식품으로의 아마씨(Flax seed)는 발아한 발아 아마씨를 일컫는데, 오메가-3 지방산과 식이섬유, 단백질, 각종 미네랄, 비타민을 많이 함유하고 있다.**

오메가-3 지방산은 심혈관계를 개선하고 콜레스테롤 수치를 낮춰주며 혈액순환을 원활하게 유지해 줌으로써 동맥경화를 예방하는 데 탁월하다. 아울러 풍부한 식이섬유와 단백질은 신진대사를 촉진하고 변비 치료에도 도움이 되어 체중조절에 효과적인 것으로 보고된다. 아마씨유의 두 가지 항암 성분인 리그난과 오메가-3 지방산은 유방암, 자궁암, 대장암, 전립선비대증을 예방하는 효과가 있다.

등푸른생선에 많이 있는 DHA는 유아 및 성장기 어린이의 두뇌 발육, 시각 발달에 도움을 주는데, 아마씨에는 등푸른생선보다 7배 이상의 오메가-3 지방산이 함유되어 있어 태아나 유아의 두뇌 발달과 호르몬 불균형을 잡아주고, 면역력을 강화한다. 아마씨유의 오메가-3 지방산은 생선에 함유된 것과는 성질이 다른 알파리놀렌산(ALA)으로 체내에 들어가 EPA, DHA로 바뀐다. 이 오메가-3 지방산은 체내 콜레스테롤의 증가를 억제하고 혈액 순환을 원활하게 해 심장병을 예방한다.

아마씨는 남성의 높은 콜레스테롤 수치를 낮춘다는 실험 결과도 나왔다. 굳이 콜레스테롤을 낮추는 약물을 사용하지 않고도 아마씨를 이용한 식이요법을 통해 콜레스테롤을 효과적으로 낮춘 것이다. 석 달간 매일 아마씨 리그난을 차 스푼으로 3스푼 이상인 150mg 이상을 섭취한 남성에게서 약 10% 정도의 콜레스테롤 수치가 떨어졌다.

아마씨를 따뜻한 물에 1시간쯤 담가 우러난 물을 환부에 바르면서 아마씨유를 복용하면 아토피성 피부 질환에 효과가 있다. 전신난창, 홍반 등을 예방하고 기미, 주근깨, 자외선 등의 피부 질환에 좋다.

특히 발아 아마씨에 들어있는 리그난이라는 물질은 항산화, 항암 역할을 담당하는 식물성 에스트로젠인데 타 식품과의 비교에서 대두의 1,370배의 농도이며, 석류의 2,800배에 해당하는 엄청난 양이다. 그 때문에 갱년기 중년 여성들의 에스트로젠 수치를 조절해 주는 역할을 담당하여 유방암, 안면홍조, 골다공증, 방광염, 질 건조증, 관절염에 탁월한 효과가 있는 것으로 밝혀졌다.

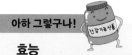

아하 그렇구나!

효능
심혈관계 질환 예방, 항염증 작용, 피부염 예방, 갱년기 증상 완화, 변비와 다이어트에 효과적

10. 아미노산

블록을 갖고 놀아본 사람들은 모양, 색깔, 종류가 다른 블록을 연결하여 자신이

원하는 각종 정교한 장난감을 만들 수 있다는 것을 알고 있다. 인체 내에 화학 공장에서도 각종 아미노산을 블록처럼 이용하여 기능과 구조가 다른 수많은 단백질로 생산하고 있다. 다시 말해서 아미노산의 개수와 종류, 연결 순서를 달리하면 다양한 종류의 단백질을 만들어낼 수 있다.

아미노산은 약 20종의 종류가 있는데, 화학반응에 따라 5만 가지 단백질이 만들어진다. 그중에서 11개(글라이신, 글루탐산, 아르지닌, 아스파르트산, 프롤린, 알라닌, 세린, 타이로신, 시스테인, 아스파라긴, 글루타민)는 음식으로 섭취하여 체내에서 합성되므로 '비필수 아미노산'이라고 한다.

나머지 8개(아이소류신, 류신, 라이신, 메티오닌, 페닐알라닌, 트레오닌, 트립토판, 발린)는 합성이 되지 않아서 음식으로 반드시 먹어야 하므로 '필수 아미노산'이라고 한다. 유아와 어린이는 필수 아미노산인 히스티딘과 아르지닌이 추가된다.

살아있는 모든 생명체는 생명 활동과 유지를 위해 단백질이 필요하다. 우리 몸은 수분(70%)을 제외하면 거의 단백질(20%)로 구성돼 있어, 사실상 우리 몸은 아미노산 덩어리라고 볼 수 있다. 단백질을 만들기 위해서는 모든 아미노산이 필요하므로 필수 아미노산은 반드시 먹어야 한다.

아미노산은 근력과 지구력을 높여주고, 신체 능력을 향상한다. 근육 분해를 막고, 오랫동안 에너지를 낼 수 있게 해 주며, 근육 피로해소에 도움을 준다. 피부 탄력을 높이는 콜라겐 역시 아미노산을 주 원료로 해서 만든다. 돼지껍질이 피부에 좋다는 말은 아미노산이 풍부하기 때문이다.

뇌 신경세포와 신경전달물질을 만드는 데도 아미노산이 필요하다. 집중력이나 기억력이 떨어지고, 뇌의 피로가 심하다면 아미노산을 보충해야 한다.

인체를 구성하는 아미노산은 그 종류에 따라 우리 몸에 작용하는 효능이 다르다. 우리 몸에서 스스로 만들어내지 못해 외부에서 먹어야 하는 8가지 필수 아미노산의 역할과 많이 들어 있는 식품을 알아보자.

먼저, 아이소류신은 근육을 구성하는 주 성분으로 운동 효율을 높인다. 헤모글로빈 생성에 꼭 필요한 성분으로 신경기능을 보조하고, 간 기능 강화, 피로해소 등의 효과를 발휘한다. 주로 동물성 식품에 많은데 특히 연어, 닭고기, 쇠고기, 우유 등에 풍부하다.

류신은 근육을 구성하는 아미노산이다. 필수 아미노산 중 하루 필요량이 가장 많지만, 여러 식품에 들어 있어 평소 균형 잡힌 식생활을 한다면 크게 걱정하지 않아도 된다. 류신을 풍부하게 먹으면 노화로 인한 근육 손실을 줄일 수 있다는 연구 결과가 있다. 간 기능을 원활하게 해 간 기능 저하로 인한 식욕 부진을 해결해 준다. 쇠고기, 간, 옥수수, 햄, 치즈 등에 풍부하다.

급격하게 피로하거나 집중력이 떨어지고 빈혈, 어지럼증, 메스꺼움, 눈의 충혈 등이 생긴다면 라이신 결핍일 수 있다. 라이신은 포도당의 대사와 간 기능을 높여 피로를 풀어준다. 체내에서 바이러스에 대항하는 항체나 호르몬, 효소의 재료가 되므로 면역력을 높인다. 세포 재생과 신체 성장에도 없어서는 안 될 주요 성분이다. 젊은 사람보다는 나이 든 사람에게 부족하기 쉬운데, 지방산을 적절히 사용해 간 기능을 원활하게 하고, 칼슘의 흡수를 도와 골다공증을 예방한다. 곡류 단백질에는 거의 없고 우유, 치즈, 달걀 등 동물성 단백질에 풍부하다.

트레오닌은 지방간을 예방한다. 심장이나 중추신경, 골격근에 주로 존재해 인체 단백질 균형을 유지한다. 곡류와 채소에는 함유량이 적고, 동물성 단백질에 풍부해 달걀 단백질의 5.3%, 우유 단백질의 4% 정도를 차지한다. 간에 지방이 쌓이는 것을 막아 지방간을 예방하고 간 기능을 돕는다.

메티오닌은 강력한 항산화 물질로 혈중 콜레스테롤을 낮춘다. 비필수 아미노산인 시스테인과 함께 황을 포함한 아미노산인데, 몸에서 메티오닌으로 전환된다. 가장 중요한 작용은 체내 히스타민의 혈중 농도를 떨어뜨리는 것이다. 히스타민은 평소에는 잠잠하지만, 약을 먹거나 상처가 났을 때 통증과 알레르기를 발생한다. 메티오닌은 육류, 육류 간 등 동물성 식품으로 섭취할 수 있다.

페닐알라닌은 뇌 신경전달물질인 노르에피네프린과 도파민 구성 성분으로 기억력과 주의력을 향상하고, 머리를 맑게 해준다. 노르에피네프린과 도파민은 흥분성 전달물질이다. 따라서 기분을 좋게 하므로 우울증이 있다면 페닐알라닌이 들어 있는 식품을 섭취한다. 고기, 호박, 콩, 아몬드, 참깨 등에 많이 들어 있다.

트립토판은 뇌 기능을 담당하는 아미노산으로 비타민B6, 니아신, 마그네슘과 함께 뇌 신경전달물질인 세로토닌의 재료가 된다. 뇌가 피로를 느낄 때 뇌를 쉬게 하고, 긴장을 풀어주는 물질인 세로토닌이 분비돼 정신 기능을 안정시킨다. 트립토판을 먹으면 기분이 안정돼 자연스럽게 졸음이 오고 긴장과 초조함, 두통이 줄어든다. 금연 중 초조함을 느낄 때도 효과적이다. 트립토판은 우유, 고기, 생선, 바나나, 땅콩 등에 풍부하다.

마지막으로 발린은 아이소류신, 류신과 함께 근육을 구성하고 피로를 해소해 주는 효과가 있다. 뼈와 지방을 제외한 모든 조직과 근육이 노화로 퇴화하는 현상을 예방한다. 운동능력을 높이는 것 외에 정서안정, 두뇌효율 증가 등 정신적 기능에 관여한다. 고기, 버섯류, 대두, 땅콩 등에 풍부하다.

노화예방과 몸에 좋은 아미노산이지만, 지나치게 많이 먹으면 오히려 체내 영양 균형을 깨뜨려 노화를 가속화하는 주범이 될 수 있다. 그러므로 적정량을 반드시 지켜야 한다. 아미노산 비율과 적정량을 따져서 먹기 어렵다면 아미노산 보충제를 섭취한다. 단순히 근력을 높이는 보충제와 체중을 늘리는 보충제 등 크게 두 가지로 나뉜다. 체중증가용은 탄수화물 비율이 상대적으로 높아 체중이 나가는 사람이 확인하지 않고 먹으면 오히려 살이 찔 수 있다.

운동 전후 1시간 이내, 특히 운동 후 30분 이내에 먹어야 소모된 근육 단백질이 보충된다. 한 번에 최대 40g 이상 먹으면 오히려 신장에 무리가 생기거나 통풍이 생길 수 있다. 또한 아미노산은 균형 있게 섭취하지 않으면 각 아미노산이 가진 효과를 충분히 볼 수 없다. 체중이나 근력을 늘리려고 아미노산을 먹었는데 오히려 살이 빠지는 경우 이 균형을 잘 못 맞췄기 때문이다.

필수 아미노산 중 근육을 만드는 데 중요한 역할을 하는 아미노산은 아이소류신, 류신, 발린이다. 세 가지를 '분기쇠사슬 아미노산'이라고 한다. 이 세 가지 아미노산 비율이 무엇보다 중요한데, 1:1:1 정도로 맞추면 된다.

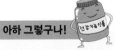

아하 그렇구나!

효능과 개선 효과

1. 간 기능 강화, 피로 회복 및 숙취 해소
2. 콜레스테롤 억제, 협심증, 고혈압, 심장병, 혈액순환 촉진, 뇌졸중 예방
3. 당뇨병의 치료 및 개선, 합병증 예방, 혈당 강화 효과

4. 정력 증강 및 체력 증진

5. 폐경기증후군의 개선, 골다공증 예방 및 치료, 빈혈 예방

6. 관절염, 류마티스의 치료 및 예방

7. 각종 피부 질환의 치료 및 개선 효과

8. 노인성 치매 예방 및 개선

9. 어린이의 성장 발육 촉진 및 두뇌 계발 증진 효과

10. 여성의 피부 미용 다이어트 등에 탁월

11. 코큐텐

코엔자임 Q10(Coenzyme Q10)은 약어로 '코큐텐' 혹은 '비타민Q'로 불린다. 또 다른 이름으로는 '유비퀴논(Ubiquinone)'이라고 하는데, 이 말은 '모든 곳에 존재하는 물질'이라는 의미로 세포 내 미토콘드리아 안에서 에너지를 생성하는 데 중요한 기능을 하며 모든 살아 있는 포유류에게 필수적인 영양소라 할 수 있다.

1978년 피터 미셸 박사가 코큐텐을 연구하여 노벨상을 받았을 정도로 코큐텐의 가치와 효능은 널리 인정받았을 정도다.

많이 함유된 식품은 쇠고기, 달걀, 생선(대구, 고등어, 연어, 정어리), 시금치, 브로콜리, 정제되지 않은 곡류, 발아, 식물성 기름, 간이나 심장 같은 육질 등이다. 여러 아미노산과 비타민B군·C, 엽산, 무기질 등이 코큐텐의 합성에 관여한다. 이 중 한 가지라도 부족하면 간에서 충분한 코큐텐이 생성되지 않는다.

코큐텐은 육류 등 음식을 통해 소량을 얻을 수 있지만, 대부분 체내에서 만들어진다. 하지만 우리 몸의 코큐텐 생산량은 20세를 정점으로 점차 감소하기 시작하며, 40대에 이르면 생산량이 20대보다 30% 이상 떨어진다. 환경오염, 스트레스, 노화나 심장병, 파킨슨증후군, 암, 당뇨병 등과 같은 만성질환에 걸려도 이 성분이 급격히

저하된다.

코큐텐은 우리 몸의 모든 세포가 각각의 고유 기능들을 제대로 수행하기 위한 에너지원의 생성을 도와 우리 몸에 활력을 가져다준다. 즉 코큐텐은 생명활동에 필요한 에너지원 창출에 필수적인 물질이다.

또한 혈관이나 각 기관의 손상을 초래하는 것으로 알려진 활성산소를 처리하는 항산화 작용을 해 심장 질환, 암, 고혈압, 동맥경화, 알츠하이머 등 노년기에 유발되기 쉬운 질병을 예방해 주는 효과도 있다. 노화, 현대병의 주범인 유해산소는 짝을 잃은 외톨이 전자를 가지고 있어 매우 불안정하다. 코큐텐은 유해산소에 전자를 건네 항산화 작용을 한다.

코큐텐은 분자량이 적어 피부에 바르면 표피는 물론 진피까지 흡수되므로 피부 노화 억제, 미백 효과가 나타난다. 또 검버섯, 기미, 주근깨 개선에도 일부 효과가 있는 것으로 알려졌다. 화장품엔 코큐텐의 사용량에 제한이 없다.

다만, 코큐텐은 원래 노란색이어서 함량이 높은 제품을 바르면 피부가 다소 노랗게 보일 수 있다는 것이 단점이다. 반대로 함량이 너무 적은 제품은 원하는 항산화 효과를 얻을 수 없다. 코큐텐이 든 화장품은 공기 중에 산소와 반응하면 효능이 크게 떨어지므로 사용 뒤엔 반드시 뚜껑을 닫고 일단 개봉하면 그 해 안에 전부 사용해야 한다.

코큐텐의 결핍이 고혈압을 유발하는지는 불분명하지만, 고혈압 일부 연구에서 혈압을 낮추는 것으로 밝혀졌다. 치매 진행을 늦출 뿐 아니라 협심증 예방, 잇몸이 붓고 피가 나며 통증이 심한 잇몸 질환에도 효과가 있다는 보고도 있다.

60대 이상에서 섭취하면 노년층 심장 예방 효과가 있다. 채식 위주의 식단은 코큐텐 결핍을 초래한다. 대두나 땅콩의 섭취를 늘리고 보조제 섭취를 통해 체내 코큐텐의 양을 관리할 필요가 있다.

코큐텐은 아침 식사 후에 먹으면 흡수율이 높아진다. 코큐텐은 지용성이므로 물에 녹지 않고 기름에 잘 녹는다. 그래서 기름 성분과 함께 섭취하는 것이 좋다. 오메가-3 지방산과 같은 기름 성분이 많은 건강기능식품과 삼겹살과 같은 기름 성분이 많은 음식과 함께 먹으면 흡수율이 높아진다.

또한 항산화 비타민인 비타민E가 제 기능을 할 수 있도록 도와준다. 따라서 코큐텐과 비타민E를 함께 섭취하면 시너지 효과를 얻을 수 있다.

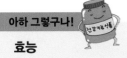

아하 그렇구나!

효능

피로회복, 심혈관 건강 유지, 몸에 유익한 트리글리세라이드, 콜레스테롤 수준 유지, 노화 방지, 정자 무력증, 잇몸 건강 지원, 면역체계 강화 작용, 체중감량 지원, 우울증 환자의 증상 개선

12. 키토산

키틴은 천연 고분자 화합물로 글루코사민이 5,000개 이상 결합한 다당류의 일종이다. 키틴 요소의 일부가 분해되어 화합물이 된 것이 키토산이다. 곤충이나 갑각류 등의 외골격이나 팡이류, 조류, 효모 등의 세포벽을 형성하는 것이 다당류이다. 키틴이란 어원은 '생물의 외피를 이루는 물질'이란 뜻의 그리스어다.

예부터 '새우를 먹을 때는 꼬리까지 먹고, 입맛이 없으면 게장을 먹으라'고 했다. 새우의 꼬리는 섬유질의 하나인 키틴이 함유되어 체하는 법이 없다. 또한 예부터 입맛이 없을 때 식욕 촉진제로 먹어온 게장은 게를 정갈하게 씻어 물기를 말린 후에 항아리에 넣고 숯불에 달인 조선간장을 부어서 만든다. 발효 식품인 간장에 함유된 다양한 효소가 가수분해하여 게 껍데기에 함유된 키토산 성분을 추출한다.

새우, 게 껍데기에는 키틴 및 키토산이 다량 함유돼 있어 체내에 지방이 축적되는 것을 방지할 뿐 아니라 유해 콜레스테롤을 흡착해 배설하는 작용을 한다고 밝혀졌다. 일본에서는 옛날부터 게나 새우의 껍질을 가루로 빻아 달여서 먹으면 해열과 정장 효과가 있다는 민간요법이 전해지고 있다. 중국 의서인《본초강목》에도 종기나 부스럼, 피부의 알레르기 질환 치료에 게 껍데기 가루를 권장하고 있다.

키토산은 상처를 치유하는 속도가 빨라 새로운 세포를 증가해 피부에 난 큰 상

처도 깨끗하게 복원한다. 이런 특징을 살려서 인공 피부, 인공 혈관, 인공 장기, 수술용 봉합사, 콘택트렌즈 등 의료용 제품 개발과 함께 기능성 화장품 개발에 응용되고 있다. 또한 키토산은 피부 보습, 자외선 차단 효과, 모발 보호 작용 등이 있어 피부 및 두발 화장품의 기능성 소재로 이용된다.

키토산은 성인병에도 효과가 있다. 먼저, 고혈압을 유발하는 가장 큰 원인은 염분이다. 본태성 고혈압은 염분의 섭취가 원인으로 체내 흡수된 식염은 염소와 나트륨으로 나뉘어 이온화된다. 이때 키토산은 혈압 상승 요인인 염소와 결합하여 체외로 배출시켜 혈관 계통에 탁월한 효능을 보인다.

당뇨병을 유발하는 원인은 복잡하지만, 당분의 혈관 내 유입, 인슐린의 미인식, 인슐린의 미분비, 세포의 인슐린 인식 부위의 파괴 등이다. 키토산은 인슐린 인식 세포의 정상화를 도와줄 뿐만 아니라 고혈당 또는 저혈당을 조절한다. 또한 **키토산은 지방산을 흡착해서 배설하는 역할을 하여 고지혈증을 개선하는 데 좋다.**

수용성 키토산은 양전하를 띠고 있어 지방산과 잘 결합하여 지방산을 배설하는 역할이 탁월하다. 몸속에서 콜레스테롤과 지방산을 단단하게 결합하여 장에 흡수되지 못하게 하면서 배설시키므로 다이어트 효과가 좋다. 몸에 해로운 LDL 콜레스테롤을 떨어트리고 유익한 HDL 콜레스테롤 수치를 증가하는데 그 효과는 식물성 식이섬유 이상이다. 숙취 해소에도 좋은데, 알코올 성분을 흡착해서 배설시키기 때문이다.

자체적으로 항암 효과가 있어 암을 유발하는 물질을 흡착하여 배출시키며 암 예방 효과도 있다. **키토산에는 몸 전체의 자연 치유력을 높이는 효과가 있어 약이 필요한 증상에도 키토산으로 개선할 수 있으며 다량 섭취해도 부작용이 거의 없다.**

불면증을 개선하고, 변비 해소, 유해 성분의 배설, 항암 작용, 생활습관병의 개선, 아토피 피부염 및 피부 질환 개선, 노화 방지가 주 효능이다.

게의 껍질을 원료로 단백질, 탄산칼슘, 색소를 제거하여 정제한 것이 키틴이고, 이 키틴을 물에 잘 녹게 가공한 것이 키토산이다. 키틴과 키토산은 새우나 게 등의 껍질, 오징어의 연골, 버섯류, 치즈 등의 동물성 식이섬유에 많이 함유되어 있다.

키토산은 잘 맞지 않는 사람에게 알레르기 반응을 일으킬 수 있다. 변비나 지방변, 눈이 빨개지거나 졸음이 오고, 일시적으로 명현 증상이 나타날 수 있다. 잠시 섭취를 중단하거나 양을 줄이면서 섭취량을 늘린다. 임신 중이거나 수유 중인 여성은 섭취를 피한다. 비타민과 함께 섭취하면 부작용이 생길 수 있으니 주의한다.

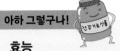

효능

콜레스테롤 수치, 면역력 향상, 피부미용, 체중 감량, 혈관 질환, 빈혈, 항암, 중금속 배출, 혈당 감소

13. 미네랄

지구상에는 100종류 이상의 미네랄 요소가 있다. 인체는 4%의 무기질과 96%의 유기질로 이뤄져 있다. 산소, 수소, 탄소, 질소는 우리 몸의 96%를 만든다. 그리고 나머지 4%가 미네랄로 구성되어 있다. 칼슘, 마그네슘, 칼륨, 인, 유황, 나트륨, 염소와 같은 7가지 필수 미네랄은 인체에 반드시 필요하며 일정량을 반드시 함유하고 있어야 한다.

무기질인 미네랄은 몸의 기능 유지와 조절에 반드시 필요한 영양소다. 미네랄 없이는 인체의 기능을 다하지 못한다. 미네랄은 모든 물질의 기본 요소로 우리 몸의 수천 가지나 되는 효소와 호르몬을 생성하는 기본 물질이다.

미네랄은 에너지를 만들 때 보조 작용을 하고, 소화를 돕고, 신경전달체계를 원활하게 하고, 인체 내의 산도를 조절하고, 신진대사를 촉진하고, 혈당과 콜레스테롤 형성에 영향을 준다.

우리 인체가 건강하게 작용하는 것은 우리가 소모하는 탄수화물, 단백질, 전분, 비타민 등에서 먹는 미네랄과 직접적인 관련성이 있다. 미네랄의 유통경로를 살펴보면 에너지나 연료를 직접 생성하지는 않지만, 매우 중요한 역할을 한다. 아무리 좋은 비타민이라고 할지라도 미네랄 없이는 그 역할을 다하지 못한다. 인체에서 윤활유 역할을 하는 효소도 충분한 미네랄이 없으면 그 역할을 다할 수가 없다. 미네랄을 지속해서 섭취하지 않는다면, 퇴행성 질환에 걸릴 확률이 훨씬 높아진다.

건강한 몸을 유지하려면 단백질, 탄수화물을 챙기는 것만큼 무기질인 미네랄을 챙겨야 한다. 신체 조직을 구성하고 다양한 화학반응을 촉진하는 단백질인 효소의 작용을 돕기 때문이다. 면역력을 높여주는 비타민을 구성하거나 비타민 활동을 돕고 근육이나 신경의 활동을 조절한다. 활성산소를 제거하고 항암작용에 도움을 주기도 한다.

생명 유지에 필요한 미네랄을 '필수 미네랄'이라고 하는데 총 16가지의 영양소를 통칭한다. 필수 미네랄은 주요 미네랄과 미량 미네랄로 나뉜다. 하루 섭취량이 100 mg보다 많은 칼슘, 인, 칼륨, 유황, 염소, 나트륨, 마그네슘이 주요 미네랄이고, 하루 섭취량이 100 mg보다 적은 철, 아연, 구리, 망간, 요오드, 셀레늄, 몰리브덴, 코발트, 크롬은 미량 미네랄이다. 이것은 섭취량에 따라 나눈 것이지 중요도와는 관련이 없다.

마그네슘은 칼륨에 이어 세포 내에 가장 많이 존재하는 미네랄이다. 60%는 뼈 내부에, 나머지 40%는 근육에 분포된다. 약 300종 이상의 효소 작용을 도우며 당질이나 지방 대사 작용에 필요한 효소를 활성화한다. 에너지 생성이나 단백질 합성에 관여하는 것은 물론 근육 수축이나 신경에서의 자극 전달에도 중요한 역할을 한다.

마그네슘은 칼슘이 혈관 벽에 침착되는 것을 막아 동맥경화를 예방하고, 뼈를 강하게 하고, 정상 혈압으로 유지한다. 마그네슘이 결핍되면 칼슘이 조절되지 않아 경련, 떨림, 불안 증상이 나타난다. 주로 콩류, 참깨, 해바라기씨, 아몬드, 고등어, 연어, 김, 톳, 바지락, 미역, 다시마 등에 많이 함유되어 있으며 보충제로 섭취할 때는 300~400 mg이 적당하다. 스트레스를 많이 받거나 당뇨병을 앓거나 알코올을 많이 마시는 사람은 마그네슘이 결핍될 수 있으며 섭취에 신경 써야 한다.

인은 칼슘과 결합하여 뼈를 구성하고, 세포막이나 세포를 구성하는 소화기관인 핵, 미토콘드리아의 주성분이다. 단백질 합성을 돕고 체내의 산성, 알칼리성을 조절하며 지방과 당질의 대사를 돕기도 한다. 또한 에너지를 생성하는 비타민B의 활성화에 도움을 주기도 한다.

인은 특히 가공식품에 식품첨가물로 많이 사용되므로 오히려 과다 섭취하지 않도록 주의해야 한다. 식품에는 닭고기, 달걀노른자, 자두, 콩, 생선, 연두부, 치즈 등에 많이 함유되어 있다. 칼슘의 2배 이상 먹으면 부갑상샘 기능 항진이나 골대사 장애 등의 과잉증을 초래하므로 칼슘과 1대 1 정도의 비율로 먹는 것이 가장 좋다.

체중이 50kg인 성인의 체내에는 약 1kg의 칼슘이 있으며, 뼈와 치아 형성에 필수적이며 몸의 골격을 이루고 유지한다. 근육과 신경 및 심장의 기능을 조절하는 데도 중요한 역할을 한다. 콜레스테롤 수치를 낮추고 심장 혈관계 질병과 암을 예방하는 역할도 한다.

칼슘이 결핍되면 근육의 경련 혹은 통증, 골다공증, 과민성 대장증후군, 충치, 우울증이 초래된다. 칼슘을 과다 섭취하면 철, 마그네슘, 아연 등 다른 미네랄의 흡수를 방해한다. 비타민D와 함께 과량 섭취하면 고칼슘혈증을 일으키기도 한다. 주로 우유, 요구르트, 치즈, 대두, 멸치, 생굴, 김, 톳, 다시마, 파슬리, 새우 등에 많이 들어 있다.

미네랄은 섭취량이 부족하거나 넘치면 어떤 형태로든 결핍증이나 과잉증이 생긴다. 이 때문에 한 가지 성분만 집중적으로 먹는 게 아니라 골고루 균형 있게 먹어야 제 기능을 할 수 있다. 미네랄을 가장 잘 흡수하는 방법은 음식으로 먹는 것이다.

미네랄은 신선한 채소와 과일, 버섯, 해조류, 조개류, 양질의 단백질, 견과류 등 우리가 매일 먹는 음식에 고루 분포되어 있다. 규칙적인 식사를 하는 것만으로도 충분한 양의 미네랄을 섭취할 수 있다.

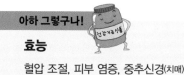

아하 그렇구나!

효능
혈압 조절, 피부 염증, 중추신경(치매)

14. 아연

아연은 생명체에 있어 필수 미네랄이다. 세포의 발달과 성장, 조직 및 골격 형성에 관여하고 생식 기능을 발달시키며, 면역력 기능을 향상시키는 역할을 한다. 특히 아연은 남성의 전립선과 정액에 함유량이 많은 미네랄이다. 정액을 만드는 전립선이나 정자와 남성호르몬을 만드는 고환 등에 많이 존재한다. 남성호르몬인 테스토스테론의 생성을 돕고 정액, 정자, 성호르몬의 생성과 분비를 촉진한다.

　남성은 사정할 때마다 5㎎의 아연을 체내로 배출한다. 이는 하루치 아연의 약 3분의 1에 해당하므로 음식으로 보충해야 한다. 카사노바가 마늘과 함께 정력식품으로 애용했다던 굴에는 아연이 가장 풍부하게 들어 있다. 굴에 함유된 아연은 한 개로도 하루 필요량을 섭취할 수 있다. 굴은 원기를 키우는 글리코겐도 많이 함유하고 있으며 소화 흡수율도 높다.

　아연은 단백질이나 뼈, 호르몬의 합성, 세포 분열과 연관이 있어 신체의 성장이나 뇌 발달에 중요하다. 면역 기능을 유지하고 세포 분열을 촉진하는 기능이 있어 상처나 조직을 복구하기도 한다. 또한 인슐린 생성에도 필수적이어서 당뇨 치료에 효과적이다. 염증을 가라앉히는 효과가 있어 여드름, 알레르기 치료에도 응용된다.

　아연은 하루 세 끼를 잘 챙겨 먹으면 충분한 섭취가 가능하지만, 채식주의자, 극단적인 다이어트, 설사나 당뇨, 신장 질환이 있거나 암환자 등은 반드시 따로 보충해야 한다.

　아연이 부족하면 소아는 발육 부진, 면역 기능 상실, 거친 피부나 여드름, 만성 설사가 일어날 수 있다. 또한 정액, 정자 감소, 정력 감퇴, 남성호르몬 감소, 발기 부전, 전립선 비대, 미각, 후각 기능 이상, 빈혈, 간 및 비장 비대와 같은 증상이 나타난다. 상처 회복이 늦고, 탈모나 손톱에 흰 반점 등이 생기기도 한다. 감기 등의 감염성 질병에도 잘 걸리면 아연 결핍을 원인으로 볼 수 있다. 하루 50㎎ 이상 과잉 섭취할 경우 구리가 결핍되거나 미네랄 불균형이 생길 수 있으므로 하루 2,000㎎ 이상은 위험하다.

　아연은 구리와 경쟁하므로 아연 섭취량이 늘면 체내 구리의 활성이 떨어져 구리가 보조 효소로 기능하는 정상적인 성장과 대사 과정이 장애를 받는다. 주로 굴, 전복, 뱀장어, 해조류(미역, 김, 다시마), 육류, 버섯, 게, 부추, 호박씨, 현미, 우유, 식빵, 대두, 아몬드 등에 많이 함유되어 있다. **성장기 어린이의 식사에 아연을 충분히 보충하면 면역력이 향상하고 설사와 감기, 호흡기 질환 감염 빈도가 눈에 띄게 낮아진다.**

　아연은 장기간 다량 섭취하면 체내에 축적돼 신진대사에 방해되기도 한다. 자신의 혈중 아연 농도가 부족한지, 과잉인지 모른 채 무턱대고 아연 보충제를 섭취하면 자칫 부작용을 초래한다. 그러나 식품으로 아연을 먹으면 인체가 충분히 조절하므로 위험성은 배제된다.

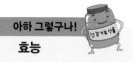

15. 엽산

엽산은 비타민B군에 속하는 수용성 비타민으로 초록색 식물에 널리 분포되어 있어 라틴어로 '잎'을 뜻한다. 엽산은 아미노산과 핵산의 합성에 필수적인 영양소다. 특히 유전자를 만드는 핵산인 DNA 복제에 관여하는 효소의 조효소로 관여하므로 세포 분열과 성장에 중요하다.

엽산은 비타민B12와 결합해 성장 발달과 적혈구 생산에 주력하는 비타민이며, 뇌에서 신경전달 물질인 노르에피네프린의 분비를 촉진한다. **엽산의 대표적인 효능은 단백질 대사와 적혈구 합성을 돕고 기억력 개선에 효과적이라는 것이다.**

엽산은 임신 초 태아 신경관이 정상적으로 발달하도록 돕는 역할을 하므로 임신부에게 필수적으로 권장되는 영양소다. 새로운 세포와 혈액을 형성하는 데 필요하며 태아 신경관의 정상적인 발달과 혈중 호모시스테인 수준을 정상적으로 유지하는 데 필요하다.

임신 초기에 필수 영양소인 엽산은 임신부나 임신 기간 내내 겪는 빈혈 증상 완화에 도움을 준다. 단백질과 DNA 등 신체 내 기관의 합성을 돕는 필수 요소일 뿐 아니라 기형아 출산을 막는다. 임신 중에는 평소보다 단백질 30%, 엽산 100%, 칼슘과 인, 철분은 50% 이상 더 먹어야 한다.

특히 엽산은 임신 한 달 이내에 태아의 뇌신경과 척추신경 형성에 중요한 역할을 한다. 그러나 식품 속 엽산은 조리 중 대부분 파괴되므로 엽산이 결핍된 상태에서 임신할 가능성이 높다. 즉 많은 임신이 무계획 상태에서 이루어지고, 거의 모든 여성이 임신을 확인하기 위해서 병원을 처음 방문하는 임신 6~7주에는 이미 태아의 뇌와 척추에 결손이 생길 수 있다. 따라서 임신을 계획 중이라면 부부가 함께 미리 엽산을 충분히 섭취하여야 한다.

또한 항생제, 피임약, 호르몬제 복용은 체내에 저장된 엽산을 고갈시킨다. 이때 언청이, 심장기형과 같은 기형이 나타날 수 있다. 기형아를 낳은 경험이 있는 여성은 엽산 보충제를 $4000\mu g$, 그리고 이러한 과거 경력이 없는 경우는 엽산 $400\mu g$을 임신하기 3개월 전부터 최소 임신 13주까지 섭취하면 효과적으로 예방할 수 있다.

엽산의 결핍은 임신부 외에 수유부, 조산아, 아동과 청소년, 노인 등에서도 생긴다. 임신부뿐 아니라 **한국인에게 특히 부족한 영양소로 아스파라거스, 아보카도, 콩, 사탕무, 브로콜리, 양배추, 감귤류, 키위, 곡류, 완두콩, 쌀, 시금치 등에 많이 들어 있지만, 식사만으로 충분한 양을 섭취하기 힘들어 건강기능식품으로 먹는 것이 권장된다.**

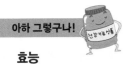

아하 그렇구나!

효능

산모와 태아 발달 및 기형 예방, 혈관 질환 예방 및 개선, 우울증 예방

16. 알로에

알로에를 식용 및 약용으로 사용한 역사는 서기전 4000년까지 거슬러 올라간다. 알로에 잎을 잘라 얻는 물질은 겔과 라텍스로 나뉜다. 겔은 투명한 젤리 같은 점액질이고, 라텍스는 노란색 즙이다. 보통 먹거나 바르는 알로에는 알로에의 껍질을 벗기면 나오는 과육, 즉 겔이다.

중세시대에는 군 보급용 포도주에 알로에 겔을 섞었는데, 알로에의 항균작용을 활용한 것이다. 화장품에는 알로에 겔이 많이 들어가는데, 알로에의 진정효과를 활용한 것이다. 신선한 알로에 겔은 상처에 효능이 있는 것으로 알려졌다.

알로에 효능으로는 먼저 항암 효과를 들 수 있다. 알로에에 함유된 에모딘 성분이 암세포의 신생혈관 생성과 암 전이를 억제하고, 위액의 분비를 촉진하여 소화에 도움이 된다. 그리고 **알로에의 알로미신 성분 역시 항암과 항종양 물질로 강한 자외선으로 인한 피부암을 예방하는 데 효과적이다.**

또 알로에는 세포 재생의 효능이 있다. 알로에는 세포 재생 효과를 지닌다고 합니다. 알로에에 함유된 우르신 성분이 새 조직의 생성, 점막의 보호, 염증의 완화 역할을 하고, 외상이나 화상에 회복에도 도움을 준다.

무엇보다 보습에 탁월한 알로에는 피부 미용에 효능이 있다. 멜라닌 색소를 억제하여 미백 효과도 뛰어나서 여드름, 주근깨, 기미를 개선하는 기능성 화장품에도 널리 활용된다.

그 밖에도 **알로에의 이모딘 성분은 손상된 세포의 복원과 새로운 세포의 생성을 촉진하여 노화를 방지하고, 알로에닌 성분은 위액의 분비를 촉진하여 소화를 도움으로써 위염과 위궤양 같은 위 질환을 예방한다. 또 알로에의 젤 속에 함유된 폴리페놀 성분은 강력한 항산화 물질로, 박테리아 증식을 억제하는 항균 효과가 있다.** 그뿐 아니라 알로에는 동맥을 부드럽게 하고 혈액 순환을 촉진하여 심근경색, 고혈압, 뇌졸중 등 심혈관 질환을 예방한다.

게다가 알로에는 항균, 항산화 효능을 지녀 치아와 잇몸 건강에도 도움을 주고, 다당류를 다량으로 함유하고 있어 면역세포인 T 세포의 활동을 촉진하여 인체의 면역력을 높이는 데 효과적이다.

특히 알로에의 면역다당체는 인체 면역력을 높이는 기적의 물질로 알려졌는데, 대장암 예방 효과, 백혈구 생성 촉진, 당뇨의 인슐린 저항성 개선, 체지방 및 중성지방 감소 효과까지 있는 것으로 확인되었다.

아하 그렇구나!

기능

알로에베라겔 '매나폴'은 다당체 함량이 58%에 달하는 고함량 성분으로 알로에베라겔 추출물이다. 미국의사협회(AMA)는 매나폴에 대하여 학명(nomenclature)인 만노즈(mannose)를 부여했다.

1kg의 매나폴을 생산하기 위해 660kg 이상의 알로에가 사용된다. 알로에는 햇빛이

많이 나오지 않는 아침이나 오후 늦은 시간에 수확되어 화학반응에 의하여 만노즈 분자 구조가 소멸되기 전 24시간 내에 가공이 완성된다.

17. 프로폴리스

프로폴리스는 꿀벌이 생존과 번식을 위해 여러 식물에서 뽑아낸 물질에 자신의 밀랍과 효소 등을 섞어 만든 천연 물질이다. 프로폴리스라는 이름은 '도시를 방어한다'는 의미에서 기원했다. 실제로도 꿀벌은 프로폴리스를 벌집 입구와 내면에 발라 외부로부터 세균과 바이러스의 침입을 방어한다.

자연의 산물인 프로폴리스에는 단백질, 아미노산, 미네랄, 호르몬 등과 16가지 이상의 비타민이 고르게 분포하며 함유되어 있다. 또한 몸속 유해 산소를 제거하는 항산화 건강에 도움을 주는 플라보노이드를 다량 함유하고 있다. 주성분인 플라보노이드는 항산화 및 구강 항균 작용을 하는 것으로 알려졌다. 이 때문에 천연 페니실린이라고도 불리며 건강기능식품으로 인기를 끌고 있다.

프로폴리스는 강한 항암 작용이 있는 것으로 밝혀졌다. 프로폴리스에 함유된 플라보노이드와 클로레탄계 테르펜 성분이 암의 원인이 되는 활성산소를 제거하여 암세포의 증식을 억제하고 몸의 다른 곳으로 전이되지 않도록 막아준다.

프로폴리스는 환절기가 되면 민감한 신체 때문에 매번 감기나 알레르기 등의 다양한 증상으로 고생하는 사람들에게 면역력에 도움을 주는 유용한 성분으로 주목받는다. 프로폴리스의 대표적인 역할은 활성산소를 제거하는 데 도움을 준다는 것이다. **프로폴리스를 꾸준히 섭취하면 체내의 세포를 활성화해 우리 몸에 침입하는 바이러스를 차단하는 등의 면역력을 증진해 감기나 아토피, 각종 알레르기, 감염성이 있는 질병을 예방하는 데 도움이 된다.**

위암이나 위궤양의 원인이 되고 있는 헬리코박터 파일로리균을 멸균하거나 생성을 억제해 위암이나 위염, 위궤양 등의 위와 관련된 각종 질병을 예방하는 데 좋다. 또한 심장을 강화해 심장과 관련이 있는 질환을 예방하는 데도 도움이 된다. 프로폴리스에 풍부한 '루틴'이라는 성분이 심장 세포를 보강하여 강화한다.

뼈 건강에도 좋은 프로폴리스는 평소 뼈 밀도가 낮다거나 뼈가 약한 관절염이나 골다공증 환자에게 효과가 있는데, 프로폴리스에 뼈를 재생하는 효능이 있어 뼈를 튼튼하게 만들어 뼈조직의 건강을 유지해 준다.

프로폴리스는 살균 효과가 있어 상처가 났거나 타박상을 입었을 때 상처가 난 부위에 프로폴리스를 바르면 지혈작용을 하여 피가 멎으며, 세균이 체내에 침입하지 못하게 만들어 상처나 멍 자국의 회복이 빨라진다.

체내의 해로운 활성산소를 제거하는 항산화 작용이 뛰어나 고혈압이나 동맥경화 등의 각종 성인병이나 암, 노화 등을 예방하기도 한다. **프로폴리스는 과다하게 섭취된 당분을 억제하는 효능을 가지고 있으며, 혈압을 낮추고 혈중 포도당의 수치를 유지해 혈당유지에도 도움이 된다. 꾸준히 섭취하면 당뇨로 인한 합병증이 예방된다.**

프로폴리스는 채취하는 나무에 따라 효과가 차별화된다. 유칼립투스에서 채취한 프로폴리스는 당뇨병, 관절염, 천식에 효과가 있고 소나무와 같은 침엽수림에서 채취한 프로폴리스는 외상, 알레르기 같은 피부 질환에 효과가 있다. 브라질산이 가장 좋은 것으로 인식되는데 브라질 식물은 세균과 바이러스에 가장 많이 시달리므로 항균 물질을 많이 분비하기 때문이다.

특정 질환, 특이 체질, 알레르기 체질, 임산부의 경우에는 명현 현상이나 과민 반응이 일어날 수 있으므로 섭취 전에 전문가와 상담해야 한다.

아하 그렇구나!

효능

효과가 신속히 나타나는 즉효성, 인체에 대한 안정성, 효과 높은 확률성, 수천 년 동안 확인된 임상에 의한 인체의 자연 임상성, 국제적으로 효과를 인정하고 사용되는 국제성

18. 클로로필

초록빛의 싱싱한 채소는 보기만 해도 몸이 건강해지는 기분이 든다. 엽록체에 함유된 광합성 색소인 클로로필은 보라, 빨강, 노랑 빛을 흡수해서 광합성을 하지만 녹색 빛은 반사한다. 그래서 채소는 녹색을 띤다. 클로로필은 식물의 광합성 과정의 핵심으로 식물이 햇빛을 에너지로 전환할 때 중요한 역할을 한다. 그래서 클로로필을 '태양의 영양소'라고도 한다.

클로로필은 항산화 작용, 항암 작용, 콜레스테롤 조절, 냄새 제거, 살균 효과 등 다양한 효능을 갖고 있다. 장운동을 원활하게 하며 마그네슘, 엽산, 아연, 비타민C와 K, 칼슘과 단백질을 신속하게 제공하게 한다.

클로로필은 두 번이나 노벨상 수상자를 배출했다. 클로로필이 인체에 흡수되면 혈액으로 변한다는 사실 등을 밝혀낸 것이다. 헤모글로빈의 분자 구조와 유사하여 체내에서 피를 생성하고 산소를 몸 구석구석으로 운반하는 역할을 한다. 체내에서 산소 운반이 효율적으로 이루어지면 독소가 쌓인 혈액이 깨끗해지는 혈액 클렌징 효능이 있다. 또한 헤모글로빈을 생성하여 빈혈 증세를 개선한다.

암세포 등 비정상적인 세포의 활동을 억제해 주는 면역력 강화 효능이 있을 뿐 아니라 소화 작용을 증진하고 만성피로를 개선하며 신진대사를 활발하게 하고 해독 및 살균 작용으로 구취 등의 악취를 없애준다.

또한 우리 몸의 산성화를 막아 알칼리성으로 유지하는 효과가 있다. 몸이 산성화가 되면 불면증이 오고 살이 찌게 되는데 몸을 알칼리성으로 전환해 다이어트에 효과를 보인다.

클로로필은 녹색 식물에 풍부하다. 시금치, 부추, 브로콜리, 쑥갓 등 녹색 채소와 녹차, 스피룰리나 등에는 혈중 콜레스테롤 수치를 낮춰주는 작용을 하는 클로로필이 풍부하다. 클로로필은 지나치게 가열하면 색깔이 변하고 효과가 약해지므로 클로로필이 풍부한 녹색 채소는 끓는 물에 살짝 데친 후 재빨리 찬물에 식힌다.

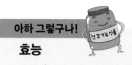
19. 오메가 지방산

기름은 가능한 한 적게 먹는 게 몸에 유익하다고 알려졌다. 동물성 지방은 포화지방으로 몸에 들어가면 딱딱하게 굳어서 세포 활동과 영양소 흡수를 방해한다. 또한 노폐물의 배출을 저하해 동맥경화나 고지혈증과 같이 혈액에 노폐물이 쌓여 피를 탁하게 한다.

그러나 식물성 기름에 들어 있는 불포화지방산은 녹는점이 낮아 잘 굳지 않고 콜레스테롤이 적다. 따라서 식물성 기름은 우리 몸에 좋은 기름으로 적정량을 먹으면 건강에 이롭다.

지방은 각종 장기와 조직을 구성한다. 세포가 정상적으로 활동할 수 있도록 돕는 필수 성분으로 불포화지방산을 잘 섭취할수록 치매나 심혈관 질환을 예방할 수 있다. 피부를 탄력 있게 유지할 수 있게 도와주기도 한다.

불포화지방은 오메가-3 지방산, 오메가-6 지방산, 오메가-9 지방산으로 나뉜다. 이 오메가 지방산은 인체에 꼭 필요한 영양소로 체내에서 만들어지지 않으므로 식품으로 먹어야 하는 '필수 지방산'이다.

오메가에 따라붙는 '3, 6, 9' 등의 숫자는 탄소와 수소의 결합으로 이뤄진 지방산 구조의 차이에 따라 나뉜 것이다. 불포화 지방산은 이중 결합이 하나인 단일 불포화지방산과 여러 개인 다가 불포화지방산으로 나뉘는데 오메가-3와 오메가-6는 다가 불포화지방산, 오메가-9은 단일 불포화지방산이다.

지방산 구조가 다른 만큼 이 성분을 함유한 식품도 서로 제각각이고, 체내에 흡수되어 수행하는 기능 또한 다르다. 일반적으로 오메가-3 지방산은 들기름이나 견과류, 생선 기름 등에 풍부하다. 오메가-6 지방산은 식물성 옥수수유, 홍화씨유, 해바라기씨유, 포도씨유 등에 많다. 그리고 오메가-9 지방산은 올리브유에 많다.

오메가-3가 알려지기 시작한 것은 에스키모인을 연구하면서부터다. 주식으로 생선 기름을 먹는 에스키모인은 심장 질환이 없었는데, 그 이유가 생선 기름에 다량 들어있는 오메가-3 성분 때문으로 밝혀졌다.

오메가-3 지방산은 염증을 억제하고 혈관을 확장하며 피가 굳는 것을 방지한다. 혈중 콜레스테롤 농도를 떨어뜨리며 심장 질환을 예방한다. 또 오메가-3는 두뇌에 영양을 공급하는 '브레인 푸드'로 주목받고 있다. 머리가 좋아지는 DHA 혹은 EPA는 모두 오메가-3 지방산이다.

그 외에도 오메가-3는 당뇨병, 고혈압, 이상지질혈증, 자가면역 질환, 류머티즘 관절염, 암, 위궤양, 허혈성 심장 질환 환자 등에게 특히 필요한 영양성분으로 비타민C, E와 함께 먹으면 흡수율이 높아지는데, 항산화제와 함께 먹으면 상승작용이 있기 때문이다. 무엇보다 모든 성인과 성장기 어린이, 청소년, 임산부에게 필요하다. 특히 신생아와 청소년은 정상적으로 성장하고 잠재력을 최대한 발휘할 수 있기 위해서라도 더 많은 양이 필요하다. 오메가-3가 부족하면 우울증, 정신분열증, 시력 저하, 심장 질환 등이 생길 수 있다. 하루에 호두 6알, 고등어 한 토막, 들기름 한 스푼이면 권장량을 채울 수 있다.

오메가-3의 종류 중 하나인 DHA는 뇌 발달과 운동 신경, 시각 발달과 같은 기능을 하는 데 필수적인 요소다. DHA는 특히 모유를 통해 잘 섭취되는데 아이의 머리가 좋아지길 바란다면 모유 수유를 하는 것이 중요하다. 임산부에게 오메가-3가 부족하면 저체중아를 출산하거나 산후우울증이 심해진다. 임신과 모유수유 중에 충분히 오메가-3를 먹으면 아기의 지능지수를 높일 수 있다.

오메가-3는 특유의 생화학적 유연성으로 세포와 세포 사이의 영양소와 신경전달물질의 소통을 더욱 원활하게 한다. 실제로 하루에 오메가-3 지방산을 $400mg$을 섭취한 사람이 $20mg$을 섭취한 사람보다 우울증 발병률이 낮다는 연구 결과도 있다.

자동차에 비유하자면 오메가-3는 가속 페달 역할을 하고 오메가-6는 브레이크 역할을 한다. 그래서 오메가-6 지방산은 반대로 우리 몸속에 염증 반응을 일으키고 혈전을 만들어 피를 굳게 만드는 지혈 작용을 한다. 몸속에 나쁜 균이 들어왔을 때

염증 반응을 일으켜 이를 제거하도록 돕고, 출혈이 발생하면 피를 멈추게 한다.

오메가-6는 지나치게 먹으면 염증 반응이 증가하므로 적절한 양을 먹어야 한다. 오메가-6 지방산의 주된 성분인 리놀레산은 유방암을 포함해 종양 생성을 촉진한다는 연구 결과가 나오기도 했다. 뇌 조직에 염증 반응을 일으켜 혈관을 손상하거나 각종 퇴행성 뇌 질환을 일으킬 수도 있다. 외식을 많이 하거나 가정에서 기름을 많이 쓴다면 오메가-6의 섭취를 줄일 필요가 있다.

오메가-9는 육류를 주로 먹는 사람들에게 좋은데, 콜레스테롤을 감소시키며 위산의 과다 분비를 억제한다. 올리브유와 카놀라유는 오메가-9로 분류되는데, 올리브유 안의 올레산은 혈중 콜레스테롤을 낮추고, 동맥경화 촉진을 억제한다. 이 밖에도 올리브유에는 비타민E와 카로틴 등이 함유되어 있고, 항암 효과가 있는 스쿠알렌이 다른 기름보다 30배나 많으며, 항산화 효과가 있는 폴리페놀은 비타민C보다 20배가 많다.

이러한 기름을 잘 섭취하려면 무엇보다 오메가-3 지방산과 오메가-6 지방산의 균형을 잘 맞춰야 한다. 같은 불포화지방이라도 정반대의 성질을 지녔기 때문이다. 즉, 참기름보다는 들기름을, 포도씨유나 해바라기씨유보다 카놀라유를 사용하는 것이 더욱 좋다.

한국영양학회는 오메가-6와 오메가-3의 적정 섭취 비율을 4대 1로 권장한다. 그런데 현재 서구식 식단이 들어오면서 20대 1로 크게 어긋나 있다. 이 두 지방산을 한 번에 먹는 방법은 강낭콩, 검은콩 등과 같은 콩류 섭취를 늘리는 것이다.

아하 그렇구나! 건강개념사통

심장마비 위협 감소

※ 심장이 건강

※ 혈압개선

※ 협심증 발병률 감소

※ 혈관 플라크 고정

※ 심장 돌연사 위험 감소

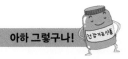

아하 그렇구나!

심장혈관의 건강을 위해 오메가-3 효과를 최적화하는 법

※ 일주일에 기름진 해산물을 최소 340그램 섭취하고 매일 오메가-3 EPA/DHA 생선
유 보충제를 최소 1,000밀리그램 이상 섭취하거나 둘 중 하나만 섭취한다.

※ 해산물을 더 많이 먹고 고기를 적게 먹는다.

※ 오메가-3 지방을 더 많이 섭취해 인체 오일을 교환한다.

20. 이리도이드

타히티 원주민은 노니를 '고통을 치료해 주는 나무'라고 불렀다. 수천 년간 '신이 주신 선물'이라고 찬사를 보낸 타히티에서는 노니 과즙, 꽃, 뿌리, 나무줄기 등으로 말라리아, 천식, 해열, 두통, 변비, 구충, 눈병, 지혈, 외상치료 등에 폭넓게 사용해왔다.

노니의 세포 재생과 항염 기능 등 다양한 인체 정상화 기능을 인정한 미국은 노니를 액체나 분말화하여 캡슐에 넣어 일종의 의약대체품으로 활용해왔다. 《동의보감》에도 노니의 효능이 기술되어 있다. 노니를 '해파극, 파극천'이라 칭하며 기력 증진 및 원기 회복 효능이 있다고 기록되어 있다.

'이리도이드'라는 용어는 일반적으로 육식 개미류를 일컫는 이리도미르멕스에서 따온 것으로, 이 육식 개미가 식물에 접촉해 공격을 시도하면서 발견된 물질이다. 개미에게 상처를 입은 식물이 이에 대항하기 위해 일정 물질을 분비했는데 이것이 바로 이리도이드이다.

식물에 상처를 내면 일종의 액체 물질이 분비되는데, 이 물질은 다친 부위를 회복하고 외부의 공격을 중단하고자 뿜는 일종의 식물화학물질로 잠재적 위험요인을 제거하는 데 활용되는 강력한 약물 효과가 있다. 이런 물질은 대개 쓴맛이 강한데, 외부 동물이나 곤충의 공격을 제지하기 위함이다.

이리도이드가 발견되는 식물에는 블루베리나 올리브잎, 크랜베리, 산수유 등이 있는데 블루베리에서 1종, 올리브잎에서 5종, 크랜베리에서 2종, 산수유에서 8종의 이리도이드가 발견됐지만, 노니에서는 총 15종의 이리도이드가 발견되었다.

플라보노이드, 리그닌, 사포닌 등과 마찬가지로 노니의 이리도이드도 이 식물화학물질에 해당하는데, 놀라운 점은 이 성분이 인체에 투입할 때도 비슷한 방어와 치유 효과를 발휘한다는 점이다.

활성산소는 인체에 질병을 발생하는 원인의 90%로 지목될 만큼, 건강을 위협하는 물질이다. 이리도이드는 이러한 유해 활성산소를 제거하여 세포를 재생시킴으로써 비정상 세포의 생성을 막고 과도한 활성산소가 가져오는 인체 산성화를 방지해 급속한 노화를 막아준다. 또한 인체 균형을 유지하는 정상화 기능을 통해 인체 대사 활동을 활발하게 만들어 불필요한 콜레스테롤의 연소와 배출을 돕고, 심장과 심장 혈관의 건강을 돕는다.

정력은 짧은 시간의 노력으로 갑자기 증진되는 것이 아니라, 꾸준한 건강관리로 얻어지는 결과다. 환경오염, 식습관, 스트레스 등으로 취약해지는데, 이때 이리도이드는 외부의 스트레스에 대항하는 인체 면역력을 강화해 취약해진 정력을 높여준다.

암은 인체 면역 기능의 저하로 임계점을 넘어선 비정상 세포가 돌연변이를 일으켜 발생하는 질병으로 세포 정상화 기능이 있는 이리도이드의 섭취로 큰 개선 효과가 있음이 임상적으로 밝혀졌다. 또한 이리도이드는 높은 혈압과 혈당을 낮추는 등 광범위하게 인체의 깨진 균형을 부작용 없이 회복하도록 돕는 등 다양한 질병 발생을 방지한다.

이리도이드와 같은 식물화학물질은 외부 위협에 대비하는 강력한 물질로 기본적으로 항염 기능을 갖추고 있다. 바이러스나 질병을 막고 손상 부위를 빠르게 재생해 관절이나 장기의 염증에 신속하게 대처한다.

인간의 두뇌는 수많은 뇌세포로 이루어져 있는데 청장년기에 가장 활발히 활동하다가 노화에 따라 서서히 감소한다. 노화 외에 지나친 활성산소의 증가와 스트레스, 음주와 흡연 등으로 파괴되기도 하는데 이리도이드는 활성산소를 억제하고 세포 재생에 탁월한 효과를 보임으로써 집중력과 학습능력 강화에 도움을 준다.

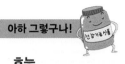

효능

항암 작용, 항염과 진통, 고혈압 예방, 피부개선, 면역력 향상, 활력증강, 당뇨개선과 예방

21. 해양심층수

태양 빛이 닿지 않고 환경오염에 때 묻지 않은 수심 200m 이상의 깊은 바닷물을 채취해서 만든 지구상에서 가장 깨끗한 물이 있다. 바로 해양심층수다. 해양학에서는 심층수를 대양의 깊은 곳에 있는 바닷물로, 일반적으로 그린란드 앞바다와 남극해에서 생성되는 심층수를 가리킨다. 심층수는 바다 속 대류에 의해 이동하며, 지구의 기후에도 막대한 영향을 미친다.

표층수는 8~30℃로 계절에 따라 큰 폭으로 변동하는 데 비해, 해양심층수는 계절에 상관없이 일정하게 2℃ 정도의 저온을 유지한다. 심층수는 햇빛이 도달하지 않기에 광합성이 이루어지지 않아 세균이 번식할 수 없고, 표층수와 같이 육지로 인한 오염에 노출되지 않는다. 또한 높은 수압으로 해수물질이 완전히 분해되어, 인체에 필요한 풍부한 미네랄을 함유하고 있다.

대체로 온도가 낮은 심층수는 영양 염류가 풍부하다. 또한 대기의 영향을 거의 받지 않아서 표층보다 변화가 적다. 햇빛이 충분히 닿지 않으므로 식물성 플랑크톤이 적고, 표면에 있는 물과도 섞이기 어려우므로 용존 산소량 또한 적다.

해양심층수에는 우리 몸에 꼭 필요한 미네랄, 영양 염류 등의 영양분이 들어 있어 피부 재생 기능이 탁월하며, 인체 내의 수분과 유사한 구성 성분이라 흡수가 빠르다. 또한 활성산소의 생성을 억제하는 항산화 효소가 함유되어 노화 방지 효과도 있다.

해양심층수가 좋은 결정적 이유는 천연 미네랄을 있는 그대로 담고 있다는 점이다. 땅윗물보다 마그네슘, 칼슘, 나트륨, 칼륨 등 300배 이상의 미네랄을 보유하고 있다. 또한 체액과 가장 유사한 미네랄 균형을 유지하여 체내 흡수율이 높다.

질산염, 인산염, 규산염 등 생물에 필요한 무기영양소가 표층수보다 수십 배나 많이 포함되어 있어 어패류나 해조류의 양식에 적합하다. 이러한 풍부한 영양물질 때문에 세계적으로 해양심층수의 용승 지역에는 모두 대형 어장이 형성되어 있다.

태평양의 해양심층수는 태평양과 대서양을 순환하는 데 반해, 동해의 해양심층수는 해협의 수심이 깊어 바닷물의 유입과 유출이 적고 다른 해역과는 섞이지 않는 고유수를 형성하고 있다. 따라서 동해의 해양심층수는 해협의 수심이 깊어 어느 지역보다 청정성이 뛰어나다.

태평양의 해양심층수가 평균 2℃ 온도를 유지하는 데 비해, 동해의 해양심층수는 0.2℃로써, 다른 어떤 지역의 해양심층수보다 저온 안정성이 뚜렷하다. 또한 태평양의 해양심층수보다 2배에 달하는 다량의 산소가 녹아있어 수질에서도 우수하다.

물은 아무리 권장량만큼 마셨다 해도 우리 몸에 제대로 흡수되지 않으면 마시지 않은 것이나 마찬가지다. 우리가 마신 물을 온전히 흡수하기 위해 가장 필요한 것이 바로 미네랄이다. 같은 물이라도 급격한 온도 차이 때문에 물과 기름처럼 표층수와 심층수는 서로 섞이지 않는다. 염분은 제거하면서 미네랄의 경도를 높이는 것이 해양심층수 정수 기술에 핵심 요소이다. 일본에서는 아토피 피부염이 개선되고, 고지혈증에도 좋은 효과가 있었다는 연구 결과가 발표되었다.

인체의 체액과 가장 흡사한 미네랄로 구성됐다는 점이 해양심층수가 가진 가장 큰 장점이라 할 수 있다. 세포단위 실험 결과 해양심층수는 암을 예방하는 효과가 있었고, 특히 암 전이를 억제하는 효과도 측정할 수 있었다. 암 전이 억제에서는 해양심층수의 무기염류 성분이 녹차 추출물 중 항암 작용을 하는 성분과 비슷한 효과가 있음이 측정되었다. 그리고 비만의 원인이 되는 지방세포 분해에 관한 실험에서도 해양심층수의 미네랄 함양에 따라 억제 효과가 높아지는 것이 확인되었다.

건강을 지키며 물을 마시는 방법은 다음과 같다. 아침에 일어나서, 공복 시에, 식사 전후 2시간마다 1잔씩 3분에 걸쳐 천천히 씹듯이 마신다. 생수는 4℃ 이하의 온도로 차게 마신다. 갈증이 나면 참지 말고 물을 충분히 마신다.

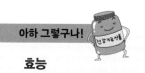

아하 그렇구나!

효능

혈액 순환 원활, 생활습관병 예방과 개선, 암 예방, 아토피 완화와 개선, 피부 미용

22. 피크노제놀

1534년 프랑스 탐험가 자끄 까르띠에는 '황금을 찾으라'는 프랑스 국왕의 명령을 받고 처음으로 퀘벡 땅을 밟게 된다. 그러나 세인트로렌스 만이 결빙되면서 자끄 까르띠에와 100여 명의 선원들은 배에 갇히고 만다. 소금으로 절인 고기와 비스킷만을 먹으면서 겨우 목숨을 이어왔지만, 괴혈병에 걸려 죽음을 눈앞에 두게 된다.

그때 퀘벡의 인디언들이 나타나 소나무의 나무껍질과 잎으로 만든 차를 먹여 이 프랑스 정복자들을 치료했다. 소나무 잎은 적은 양의 비타민C를 함유하고 있었고, 나무껍질에는 괴혈병을 치료하는 데 큰 효과가 있는 플라보놀을 함유하고 있었는데 여기에서 피크노제놀이 탄생하게 된 것이다.

피크노제놀은 캐나다의 퀘벡 해안과 프랑스 남부 해안에서 자라는 소나무 껍질에서 추출한 플라보노이드 복합체다. 소나무 껍질 두께는 5~7cm로 소나무 100kg당 1kg밖에 추출되지 않는 귀한 물질이다. 바이오플라보노이드이라는 성분을 250여 종 함유하고 있으며, 단일물질이 아닌 수백 개의 플라보놀 조합물로 체내에서 다양한 항산화 역할을 한다.

강력한 항산화제로 활성산소를 제거하여 피부 노화를 방지하고, 혈소판 응집을 억제하여 심혈관계 질환을 예방하는 데 효과적인 것으로 알려졌다. 또한 모세혈관이나 피부 아래 작은 혈관들의 미세 순환에 도움을 준다.

피크노제놀은 특히 노화방지제로 매우 효과적이다. 혈관, 피부 손상, 염증, 외부 상처에 대해 저항할 수 있는 힘을 길러준다. 모세관, 동맥, 정맥을 강하게 하며, 혈액 순환을 원활히 하고 세포의 활력을 높여 동맥경화증을 해독하는 효과가 있다. 모세

관 파열과 당뇨성 시력 저하, 정맥 이상과 다리의 부종 현상을 줄인다. 관절의 유연성을 개선하는 효과가 있다.

수많은 질병의 직접적인 원인인 프리래디칼은 노화, 암, 열병, 관절염을 포함하는 거의 50가지 질병으로 몸의 손상을 가져오는 화학 물질이다. 피크노제놀은 프리래디칼을 제거하는 효과가 매우 큰데, 비타민E보다 50배 더 강하며 비타민C보다는 20배 더 강하다. 또한 피크노제놀은 초과산화이온, 하이드로옥시 래디칼기, 과산화물과 같은 활성산소를 제거하는 데 매우 유능한 청소부이기도 하다.

피크노제놀은 말초 순환을 호전하고, 잃어버린 모세관의 활동 능력을 되찾아 주고, 약해진 혈관을 강하게 한다. 약해진 모세관의 기능을 개선하여 타박상을 예방하고, 정맥 이상을 호전시킨다. 피크노제놀은 모세혈관 막에서 비타민C의 활동을 높이고, 모세혈관에서 교원질에 강하게 한다. 이렇게 향상된 순환계는 활기와 원기를 되찾는 데 도움을 주며 세포의 활동성을 높인다.

또한 콜라젠과 쉽게 결합하여 피부 노화를 억제하며, 혈소판 응집을 억제하고 LDL 콜레스테롤을 저해하여 뇌졸중이나 동맥경화 등의 심혈관계 질환을 예방한다. 즉, 혈관을 보호할 뿐 아니라 산화방지제의 하나이므로 뇌 기능에 아주 중요하다. 이외에도 천식이나 알레르기에 효과적이며, 비타민C와 E의 항산화 작용을 증강하고, 당뇨병으로 인한 시력을 개선하며, 주의력결핍과잉행동장애를 개선한다. 히스타민 방출을 억제하여 염증, 궤양, 스트레스, 동맥 손상을 줄이는데, 특히 위와 장의 스트레스성 궤양을 줄이는 것이 입증되었다. 혈압 강하 작용, 항염증 작용, 항암 작용 등을 가지고 있는 것으로 보고되고 있다.

효능

항산화 작용, 뇌 혈액순환 개선, 갱년기 증상 완화, 혈소판 응집을 억제

23. 잔토휴몰

맥주는 예로부터 의학적으로 사용되곤 했다. 일본 메이지 시대 초기에는 맥주를 약국에서 판매했으며, 고대 이집트나 바빌로니아에서는 유행병 예방약이나 치료약으로 사용했다. 맥주 성분 중에서 풍부한 비타민이나 미네랄과 같이 균형 잡힌 영양분은 약한 체력을 보강할 뿐만 아니라, 적정량의 알코올은 혈액순환 촉진에 효과적이라고 보았다.

맥주의 알코올은 체내에 쉽게 흡수되어 혈액 순환을 활발하게 하고 담즙 분비를 촉진해 일종의 정장제로 볼 수 있다. 게다가 위액 분비를 활발하게 하여 식욕을 불러일으키며, 동시에 이뇨작용을 촉진한다. 최근 일본 오카야마 대학의 아리모토 교수를 비롯한 약학부 교수들이 발표한 논문을 보면 맥주에 항암 성분이 있음이 밝혀졌다.

맥주의 원료로 사용되는 홉은 위도 35~55℃ 사이의 서늘한 지역에서 자라는 뽕나무과 식물 중 하나다. 이 식물의 암꽃이 맥주의 원료로 쓰이는데, 맥주의 쓴맛을 내고 맥주의 거품을 만드는 역할을 한다. 홉은 신경안정제, 수면제, 흑사병과 같은 유행병 예방, 심장병 예방, 항생제 등으로 쓰인다.

잔토휴몰은 홉에서 분리 추출한 영양소로 광범위한 생리활성 효과가 있으며, 특히 암 종양의 증식을 촉진하는 효소를 억제하는 항암 효과가 있다. 특히, 유방암과 결장암, 난소암, 전립선암, 골다공증, 심장병을 예방하고 억제한다.

잔토휴몰은 강력한 항산화 물질로 각종 염증을 막고 건강에 해로운 물질을 제거하고 해독하는 효과가 있다. 감귤류 과일의 산화 방지제보다 6배 더 효과적이며, 콩 제품에서 발견되는 산화 방지제보다 4배 더 효과적이라고 밝혀졌다.

신체에 들어온 잔토휴몰은 대장과 신장으로 배설된다. 잔토휴몰은 대변의 수분양을 늘려주며 세균, 바이러스, 곰팡이 등을 억제하고 갱년기 장애를 개선하며, 포도당의 형성을 높이고, 각종 해독물질과 발암물질을 무력화한다.

그러나 잔토휴몰 성분은 체내에서 빨리 대사되어 체내 체류시간이 적기는 하지만 아직은 잔토휴몰의 항암 효과를 기대할 방법은 맥주를 마시는 것이 유일하다. 또한 건강에 필요한 잔토휴몰을 얻으려면 상당한 양의 맥주를 마셔야 하고, 얻을 수 있는 양은 미량이다. 잔토휴몰의 결핍이나 과잉으로 인한 건강상의 문제점이 발견되거나 보고된 것은 없다.

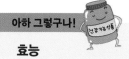

아하 그렇구나!

효능

항암 효과, 항산화 작용, 갱년기 증상 완화, 장 건강

24. 대두 사포닌

인삼과 콩에 들어 있는 사포닌 성분은 강한 약리작용을 한다. 인삼의 대표적인 약효 성분이 바로 사포닌이다. 그런데 성분에 차이는 있지만, 콩에도 사포닌이 풍부하게 함유되어 있다.

사포닌은 물과 친한 친수성기와 기름과 친한 소수성기를 모두 포함한 양친성 분자이므로 비누처럼 유화작용을 일으켜 거품을 형성한다. 콩을 씻을 때 거품이 나는 것은 바로 콩의 사포닌 성분 때문이다. 사포닌은 '비누'를 뜻하는 희랍어에서 유래되었는데, 수용액에서 비누처럼 미세한 거품을 내는 데서 붙여진 이름이다.

콩에 함유된 사포닌 성분은 장의 융모가 커지는 것을 억제한다. 융모가 커지면 음식을 잘 흡수하게 되어 비만을 일으키는데, 사포닌은 이러한 비만을 억제한다. 식독, 수독, 혈독 등 뼛속까지 밴 모든 독을 빼내는 역할을 하여 다이어트에 좋다. 열량은 높지만, 혈당지수가 낮고, 지방은 많으나 콜레스테롤이 전혀 없고 몸에 좋은 불포화지방산이 대부분이며, 다이어트에 필요한 단백질, 식이섬유, 비타민B군, 칼슘, 마그네슘, 사포닌이 풍부하여 건강한 다이어트에 도움을 준다.

변비와 대장암 예방에도 좋다. **콩에는 식이섬유, 파이틱산, 올리고당, 사포닌이 풍부하다. 식이섬유, 파이틱산, 사포닌은 대변을 부드럽고 풍성하게 하여 연동운동을 촉진하므로 변비에 좋고 중금속과 발암물질을 흡착하여 배출시키므로 대장암을**

예방한다. 올리고당은 대장까지 도달하여 인체에 유익한 균은 증식하고 해로운 균은 억제하여 독성물질의 생성을 억제하여 피부 노화와 간암 예방에 도움이 된다.

빈혈에도 좋은데, 헤모글로빈의 원료가 되는 철분을 골수로 운반하는 구리가 풍부하다. 헤모글로빈을 합성하는 데 필요한 비타민B6와 엽산도 풍부하므로 철 결핍성 빈혈에 효능을 보인다.

또한 피부미용에 좋다. 콩은 식이섬유가 독성물질을 흡착하여 배출하고, 불포화 지방산과 레시틴이 지용성 비타민(A, D, E, K)의 흡수를 도우며, 아이소플라본은 콜라겐의 합성을 돕는다. 단백질, 불포화 지방산, 레시틴은 세포막을 튼튼하게 하고, 비타민E, 아연, 사포닌은 활성산소로부터 피부를 보호하므로 노화방지에 효능이 있다. 여성호르몬제인 아이소플라본이 풍부하고 뼈를 튼튼하게 하는 단백질, 마그네슘이 있어 여성의 갱년기 증상과 골다공증 예방에도 좋다.

콩의 사포닌은 혈액의 흐름을 원활하게 하고 혈액을 맑게 한다. 불포화 지방산은 장기간 빛이나 공기에 노출되면 과산화지질로 변하여 체내 활성산소를 높여 몸에 각종 질병을 일으키는 원인이 된다. 콩의 사포닌은 강한 항산화 작용으로 체내에서 지질의 과산화를 억제하고 대사를 촉진하여 고혈압과 동맥경화 예방에 효능이 있다.

고지혈증, 동맥경화, 고혈압 환자의 혈중 지질을 저하하는 작용을 하여 혈액 중의 콜레스테롤 수치를 낮춘다. 알칼리성 식품으로 피를 맑게 하고 혈액순환을 원활하게 하며 혈관벽에 붙어있는 나쁜 콜레스테롤이 산화되는 것을 방지한다.

사포닌은 당뇨병을 예방하여 당 수치를 낮춘다. 혈당의 급격한 상승을 막는 식이섬유, 포도당을 에너지로 바꾸는 데 필요한 비타민B1, B5, B6, 인슐린 저항성을 개선하여 혈당을 일정하게 조절하는 마그네슘, 인슐린 합성에 필요한 구리, 인슐린 분비를 촉진하는 트립신 억제제가 풍부하다.

체내 알코올 흡수를 저하해 숙취 제거에 좋으며 알코올성 간 질환에도 특히 효과가 있다. 콩의 단백질이 상처를 입은 간세포를 재생하고 향상시킨다. 풍부한 사포닌과 비타민E, 아연은 손상된 간세포를 재생하고 활성산소로부터 간세포가 산화되는 것을 막아준다.

사포닌은 세포의 돌연변이를 억제하는 작용이 있어서 항암 작용을 하고 에이즈 바이러스의 증식을 억제한다고 밝혀졌다. 식이섬유와 사포닌은 발암물질을 흡착하여 배출하고, 파이틱산은 중금속을 배출한다. 트립신 억제제가 암세포의 증식을 억제하고, 비타민E와 사포닌은 활성산소로부터 세포막과 세포 속 유전자가 산화되는 것을 방지한다.

또한 노인성 치매 예방과 두뇌 활동 촉진에도 효능을 발휘한다. 뇌 기능을 도와주는 포스파티딜과 레시틴이 풍부하여 뇌세포막을 튼튼하게 하여 파괴되는 것을 막아주고 뇌 기능을 활성화하므로 어린이의 두뇌 발달과 노인의 치매를 예방한다.

이러한 사포닌의 흡수를 높이려면 장내 유익한 균이 많아야 하므로 콩은 발효가 잘된 콩이 좋다. 콩은 트립신 저해제가 단백질 분해를 억제하므로 생콩을 먹으면 미네랄 흡수율이 떨어지며, 소화가 잘되지 않아 설사하게 된다.

매일 많이 먹으면 갑상샘 문제를 일으킬 수 있으므로 삶아서 두유로 먹거나 발효시킨 콩을 먹어야 대사 장애에도 좋다. 콩을 먹으면 체내의 요오드가 배출되므로 요오드가 풍부한 해조류와 같이 먹으면 좋다.

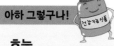

아하 그렇구나!

효능

비만 예방, 독성 배출, 콜레스테롤 수치 저하, 동맥경화 예방, 발암 억제, 면역력 증진, 피부 건강

25. 후코이단

해조류에는 비타민을 포함한 요소, 칼슘, 망간, 철, 아연, 칼륨 등의 미네랄과 각종 영양소가 풍부하여 예로부터 건강식으로 많이 즐겨 먹은 음식이다. 이러한 성분은 인체에 반드시 필요하여 산모가 아이를 낳으면 미역국을 먹게 하는 것도 이런 각종 영양소로 출산 후 빠른 회복을 돕기 위함이다.

해조류는 크게 세 분류로 나뉜다. 색소에 따라 홍조류, 남조류, 갈조류로 나뉘는데, 그중 후코이단을 얻을 수 있는 것은 다시마, 미역, 톳과 같은 갈조류다.

미역이나 다시마와 같은 갈조류의 표면은 끈적끈적한 점액질 성분으로 덮여 있다. 이 성분이 후코이단으로, 험한 바위나 거친 조류, 뜨거운 햇볕으로부터 자신을 보호하기 위해 갈조류가 만들어내는 성분이다. 여기에는 다양한 생리활성 기능과 항암 작용이 있어서 현재 많은 연구가 활발히 진행되고 있다.

우리 몸에 존재하는 정상적인 세포는 기능을 상실하면 일정한 주기마다 자멸하고 새로운 세포를 생성한다. 이것을 '아포토시스'라고 하는데, 암세포는 이러한 자멸 기능이 없고 계속 살면서 결국, 몸을 망가트린다. 그러나 **후코이단은 암세포에 직접 작용하여 암세포가 스스로 자멸할 수 있도록 유도하는 작용을 하여 암세포를 소멸하는 효과가 있다.**

즉, 아포토시스 기능을 암세포에 부여하는 매우 독특한 기능이 있다.

암세포는 새로운 영양 공급원을 위해 신생 혈관을 생성하면서 영역을 확장하며 다른 장기로 전이한다. 후코이단은 암세포를 감싸서 암세포가 주변 장기에 전이되는 것을 막고 직접 암세포를 파괴한다. 암세포의 신생 혈관 성장을 억제하는 것이다. 암으로 인해 흐트러진 면역 시스템을 보강하여 면역력을 증강하는 등 항암치료에 꼭 필요한 기능을 발휘한다.

후코이단은 콜레스테롤의 배설을 도와 혈중 콜레스테롤 수치를 낮추며 혈관 질환을 예방할 수 있고 비만이 성인병으로 연결되는 것을 미리 예방하여 준다.

또한 일본과 미국의 연구에서는 후코이단이 혈액응고 방지 작용, 항종양 작용, 위궤양 치료 촉진 작용, 항균 작용, 혈압상승 억제 작용, 간세포증식인자(HGF) 생산 유도, 혈당상승 억제 작용, 항알레르기 작용, 항바이러스 작용이 있음이 밝혀졌다. 특히 소화기계통 암 종류를 치유하는 데 70~80% 효과가 있는 것으로 보고되었으며, 대부분 암 치유에도 탁월한 효과가 있는 것으로 나타났다.

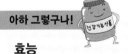

아하 그렇구나!

효능

면역력 향상, 위점막 보호, 암 예방, 암 세포 소멸

26. 빌베리

빌베리가 시력 강화에 도움이 된다고 알려지게 된 계기는 2차 세계대전 때 영국 공군비행사들이 야간공습을 나가기 전 빌베리 잼을 먹고 나가면 어둠 속에서도 목표물이 잘 보였다고 증명한 다음부터였다. 빌베리의 기능성에 관한 연구가 활발히 진행되었고 결국, 빌베리 열매에 풍부하게 함유된 '안토시아닌'이라는 폴리페놀계의 강력한 항산화 물질이 시력 개선과 노화 방지 및 활성산소 제거 능력 등에서 탁월한 기능을 한다는 것이 여러 논문으로 밝혀지게 되었다. 이후 안과영역의 의약품으로 널리 사용되었다.

유럽, 미국, 캐나다 등지에서 재배되는 빌베리는 안토시안이 듬뿍 함유되었는데, 이 성분은 강력한 항산화제로 노화 방지에 효과가 있다. 안토시안은 색이 짙은 보라색 과일에 특히 많이 함유되어 있다. 특히 생물학적 활성이 높은 안토시아노사이드의 함량이 다른 과일은 0.1~0.25% 정도 함유된 데 비해 빌베리에는 무려 25%나 함유되어 있다.

안토시아노사이드는 혈관벽을 튼튼하게 해 주고, 염증 반응을 막아주고, 연골 조직을 튼튼하게 해 준다. 혈관벽을 튼튼하게 하는 효과 때문에 유럽에서 발표한 연구에 의하면 수술 후 출혈을 막는 데 도움이 된다고 한다.

빌베리의 푸른색에 들어 있는 안토시아닌 성분은 로돕신의 재합성을 촉진해 녹내장, 야맹증, 망막변증을 예방할 수 있어 시력 보호와 회복에 도움을 주는 중요한 영양소다. 나이가 들어 눈의 수정체에 영양 공급이 부족하면 눈의 단백질에 문제가 생기면서 수정체가 탁해지면서 뿌옇게 보이는 백내장이 오기 쉽다. 빌베리는 체내에서 생성이 줄어드는 로돕신의 생성을 도와 눈을 보호하고 눈 건강에 도움을 준다.

또 비타민E와 빌베리는 백내장의 진행을 멈추게 한다. 빌베리 추출물은 망막에서 해로운 물질을 제거하는 바이오플라보노이드를 함유하고 있기 때문이다. 이밖에도 빌베리의 열매가 녹내장과 황반퇴화, 야맹증, 망막병증 개선에 이바지한다고 밝혀졌다.

빌베리는 다른 비타민과 함께 먹으면 더 효과적이다. 특히 베타카로틴, 비타민A

전구체인 케로티노이드가 많은 당근이나 루틴이 풍부한 메밀, 비타민C가 많은 식품과 함께 먹으면 더욱 좋다. 다른 비타민이나 미네랄처럼, 빌베리도 식품으로 직접 먹을 때 가장 효과적이다. 그러나 식품으로 꾸준히 섭취하기 어려운 경우 빌베리가 들어간 눈 영양제를 섭취하면 눈의 피로와 눈 관련 질환을 예방하는 데 효과적이다.

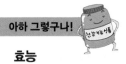

효능

시력 향상, 혈액 순환 문제 개선, 콜레스테롤 개선, 당뇨병 혈당 개선, 암 예방, 설사 치료

27. 핵산

핵산(nucleic acid)은 모든 생명체 세포의 근원 성분으로 유전 정보의 저장과 전달을 담당하는데, C(탄소), H(수소), O(산소), N(질소), P(인)로 구성되어 있다. 두 가지 핵산이 있는데 DNA(디옥시리보핵산)는 생명체의 유전 정보를 저장하고, RNA(리보핵산)는 DNA로부터 정보를 전달받아 단백질의 조립을 담당한다.

우리 몸은 핵산이 만드는 단백질로 구성되므로 핵산 없이는 살 수 없다. 핵산은 세포가 분열할 때 가장 먼저 복제되어 각 딸세포의 핵 내부로 이동한다. DNA는 부모로부터 자식에게 유전되는 일종의 설계도로, 유전을 주도하는 유전 물질이다. 그래서 DNA를 생명의 근원 물질이라고 하는 것이다.

따라서 이런 DNA 설계도에 이상이 생기면 우리 몸에 유전병이나 유전적 체질이 나타난다. **신체를 구성하는 체세포의 DNA 손상은 조직이나 부위에 따라서 암, 당뇨병, 치매, 아토피 피부염 등의 질환을 유발한다.**

우리 몸의 건강에 이만큼 중요한 물질이 핵산이다. 그래서 핵산은 반드시 섭취해야 할 '제7의 영양소'로 불린다.

피부 세포는 약 20일마다 새롭게 교체되는데, 병들고 오래된 세포들이 새로운 건강한 세포들로 교체된다. 이때 세포가 바뀌는 과정에서 충분한 원료가 필요한데, 핵산은 바로 그 원료 역할을 한다. 그래서 핵산은 '젊음의 묘약'이라고 할 수 있다.

핵산의 아데노신 성분은 강력한 혈관 확장제로, 혈액순환을 원활하게 함으로써 뇌경색, 심근경색, 동맥경화를 예방하며 피부 미용, 피로 해소, 두피 건강, 면역력 증진, 뇌 건강, 빈혈 예방, 비만 개선 등에 효과적이다.

그러면 핵산을 어떻게 필요한 만큼 충분히 섭취할 수 있을까?

소고기, 버섯, 견과류, 시금치, 해산물, 과일처럼 핵산이 풍부하게 함유된 식품을 꾸준히 먹는 것도 좋지만, 더 근본적으로는 핵산 영양제품을 섭취하는 것이 좋다.

핵산 영양제품에는 분말과 액상 두 가지가 있는데, 취향에 맞춰 선택하면 된다. 핵산의 분해에는 비타민C가 필요하므로, 핵산 섭취 시 함께 먹으면 효과가 배가된다. 핵산 영양제품을 섭취하는 중에 설사, 복부팽만, 방귀, 졸림 등과 같은 증상이 나타날 수 있지만, 대개는 호전 반응이므로 염려할 것은 없다. 다만, 임신부와 통풍 치료 환자는 섭취 전에 의사의 상담이 필요하다.

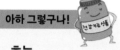

아하 그렇구나!

효능

뇌경색, 심근경색, 동맥경화 예방 및 피부 미용, 피로 해소, 두피 건강, 면역력 증진, 뇌 건강, 빈혈 예방, 비만 개선.

28. 프로바이오틱스

프로바이오틱스는 'pro'(~에 호의적인)와 'Biotics'(생물에 관련된)의 합성어로 '건강에 좋은 효과를 주는 살아있는 균'을 말한다. 유산균 등의 균들이 프로바이오틱스로 인정받으려면 위산과 담즙산에 살아남아 소장까지 도달하여 증식해 정착해야 한다. 또한, 장관 내에서 유용한 효과를 나타내서 장내 환경을 건강하게 만들어야 하고 독성이 없는 비병원성이어야 한다.

유산균의 정의에 적합한 것은 락토바실러스, 락토코코스, 페디오코쿠스, 비피도박테리움 등의 균속으로 종류가 많지만 주요 유산균의 특징은 다음과 같다.

락토바실러스 람노서스(Lactobacillus rhamnosus)는 흔히 마시는 요구르트에 많이 들어 있는 소화 유산균으로 대장균, 포도상구균, 칸디다균 등에 대한 항생 능력이 있다. 특히 알레르기를 완화시키는 효능이 있는데, 피부염, 여드름, 아토피 피부염 등을 개선시킨다.

락토바실러스 루테리(Lactobacillus reuteri)는 락토바실러스 람노서스 유산균과 함께 복용하면 알레르기나 아토피 치료 효과에 매우 효과적이다. 항진균 효능이 있어 미숙아에게 쉽게 발생하는 칸디다증을 예방하고 치료하는 효능이 있다. 백혈병을 예방하고 개선하며 위산에 쉽게 영향을 받지 않는다.

락토바실러스 가세리(Lactobacillus gasseri)는 헬리코박터 파일로리균 감염을 억제하며, 장 내 감염을 줄이고, 여성의 질내 산성도를 낮춘다. 모유를 먹는 신생아들에게는 로타바이러스 감염으로 인한 설사를 예방한다.

락토바실러스 퍼멘툼(Lactobacillus fermentum)은 장내 면역계 조절 능력을 갖는 유산균으로 병원균의 세포 부착을 억제하고 장내 면역계의 항균력을 크게 증강시킨다. 알레르기를 감소시키며 콜레스테롤 수치를 낮춘다.

락토바실러스 카제이(Lactobacillus casei)를 매일 섭취한 흡연자는 그렇지 않은 사람보다 면역력이 높다. 요로 감염을 억제하고, 아토피 피부염을 개선시키며, 혈중 콜레스테롤을 낮춘다.

락토바실러스 애시더필로스(Lactobacillus acidophilus)를 유방암에 걸린 쥐에게 투여하자 종양 억제 효과가 있음이 밝혀졌다. 항암작용이 있으며, 당뇨병 환자의 혈중 콜레스테롤 농도를 개선한다. 항염증, 항산화 효과가 있다.

비피도박테리움 락티스(Bifidobacterium lactis)는 면역세포를 활성화하는 유산균으로 대장염 증상을 완화시키고 식중독으로 유발되는 급성 설사를 억제한다. 이 유산균을 6주간 섭취하자 독감 백신을 맞은 사람보다 항체 형성 능력이 더 높아졌다는 결과가 나왔다.

비피도박테리움 인펀티스(Bifidobacterium infantis)는 음식물 소화를 돕고 과민성 대장증후군을 개선한다. 면역을 강화하며 장 내부 유해균을 억제하는 효과가 높다.

비피도박테리움 롱검(Bifidobacterium longum)은 혈중 콜레스테롤 농도를 감소하며, 장내 유해균을 억제하며, 설사나 장염, 과민성 대장증후군에도 효과가 있다. 대장에 비피도박테리움 롱검이 많은 사람은 알레르기 발병이 적다.

이와 같은 **유산균은 장운동을 촉진해 설사나 변비를 예방하는 것은 물론 천연 항생제 역할을 하여 면역력 증강에 도움을 준다. 그래서 아토피 피부염을 유발하는 면역조절물질의 생성을 억제하고, 염증을 억제하는 면역조절물질의 생성을 촉진해 증상을 완화하는 데 기여한다.**

대체로 프로바이오틱스는 유당불내증을 개선하고 결장암을 예방하며 콜레스테롤 및 혈압을 낮춘다. 그리고 면역 기능을 개선하며, 감염을 예방하고, 무기물의 흡수를 도우며, 스트레스로 말미암은 해로운 세균의 성장을 방지한다. 과민성 대장증후군과 결장염을 개선하는 역할도 한다.

또 면역 시스템을 강화하고, 장 질환 치료에도 쓰인다. 특히 항생제 남용이나 알코올 중독, 스트레스 질환, 질병이나 독성물질에 노출된 우리 몸이 균형을 유지할 수 있도록 한다. 무엇보다 우리의 건강을 저해하는 나쁜 균들이 성장하지 못하도록 활동한다.

프로바이오틱스는 음식물을 분해하고 발효시키며 유해균을 억제하고 장의 면역력을 조절하는 역할을 하는데, 현대 문명에 들어서면서 많은 위협을 받고 있다. "어렸을 적부터 적당히 흙 위를 뒹굴면서 자라야 건강하다"는 옛말이 있다. 일상적으로 자연생활을 하면 유익균을 만나게 된다. 아이들의 면역력에 이상이 생겨 아토피가 생기고 비염이나 천식과 같은 알레르기 질환이 생기는 것도 청결이라는 이유로 이 유익균까지 죽이기 때문이라는 연구 결과가 나왔다.

특히 장은 우리가 열심히 섭취한 좋은 영양소를 잘 흡수하고, 나쁜 것은 잘 배출할 수 있게 도와주는 기관이므로 장이 튼튼해야 결과적으로 몸이 건강해진다고 볼 수 있다. 유산균은 발효 유제품, 요구르트, 김치, 된장이나 청국장 등에 많이 함유되어 있으며, 보충제로 먹을 때는 유산균이 10억 마리 이상, 다양한 종류가 들어간 제품을 선택하여 섭취한다. 또한, 항생제 장기 복용 이후에는 최소한 1주 이상 발효식품 등을 섭취해 장내세균을 정상화하는 것이 필요하다.

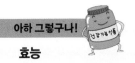
효능

유산균 증식 및 유해균 억제 · 배변 활동 원활, 과민성대장증후군 개선, 소화기 기능, 구
강 건강, 면역력 개선에 도움

29. 마이크로바이옴

**마이크로바이옴(Microbiome)은 우리 몸에 사는 미생물을 일컫는데, 미생물의 유
전정보 전체를 일컫기도 하고, 미생물 자체를 일컫기도 한다.**

마이크로바이옴은 소장, 대장 등의 소화기관에 서식하는 장내 미생물인데, 이는
'제2의 유전체'로 불리며 비만부터 당뇨, 아토피, 관절염, 암에 이르기까지 다양한 질
병 치료의 열쇠로 주목받고 있다.

**마이크로바이옴의 대사산물은 면역 및 내분비 세포는 물론이고 신경세포에까지
작용해 생체 기능 전반에 영향을 미치는데, 특히 그 구성은 각종 질병에 깊이 관여
한다. 마이크로바이옴이 우리 몸에 얼마나 다양하게 분포해 있으며, 어떤 미생물이
얼마나 많고 적은지는 식습관이나 운동 등 생활문화와 밀접하게 연관되어 있다.**

바이오헬스케어 업계에서도 마이크로바이옴이 가장 뜨거운 화제로 떠올랐다. 앞
에서도 예시했듯이 현대인이 알레르기, 아토피, 소화기 질환 등에 취약해진 것은 가
공식품과 항생제 남용, 소독약에 의한 지나치게 위생적인 환경으로 유익한 미생물
과 기생충까지 사라지면서 마이크로바이옴 구성의 다양성이 망가졌기 때문이라는
주장이 설득력을 얻고 있다.

생명과학에 관심이 많은 빌 게이츠는 "영양실조와 장내 감염에 취약한 빈곤국
아이들은 마이크로바이옴이 발달하지 못해 면역체계가 취약할 수밖에 없으며, 이로
인해 질병에 자주 걸리고 뇌 발달도 더뎌진다"고 지적했다. 그러나 충분히 위생적인
환경에서 자라는 부유한 국가 아이들도 마이크로바이옴이 취약하기는 마찬가지다.

가공식품과 항생제에 항시 노출된 탓에 비만, 자가면역 질환, 당뇨, 고혈압 등의 발병률이 높아지고 있기 때문이다.

우리 몸속에는 다양한 미생물 39조여 개가 살고 있고 그중 95퍼센트는 대장을 비롯한 소화기관에 몰려 있다. 전체 미생물 무게는 2kg(체중의 3%내외)에 불과하지만 장 속 마이크로바이옴은 인체 유전자보다 150배나 더 많은 유전자를 갖고 있다. 마이크로바이옴을 제2의 유전자로 부르는 까닭이다.

아하 그렇구나!

효능

아토피 등 피부질환 효과, 대장암 발병 저하, 비만 치료 기대, 항암 효과, 류머티즘 관절염 저하, 당뇨, 장염 등 대사질환 발병 저하

30. 수소수

수소는 대기 중에는 거의 없어서 호흡으로 수소를 섭취하기는 어렵다. 그렇다면 수소는 어떻게 우리 몸속에 존재하면서 중요한 역할을 할까.

지금껏 촉매 없이는 반응성이 약한 수소가 몸속에 수소화 효소를 가진 일부 미생물을 제외하고는 생체에서 수소를 이용할 수 없는 것으로 알아왔다. 그러나 우리 몸속에서도 수소가 발생한다는 사실이 확인되었다. **하루 10리터 이상의 수소 가스가 발생하는데, 혈관에 흡수되는 21% 가운데 3분의 2가 호흡을 통해 배출되는 것으로 알려졌다.** 수소는 몸속을 순환하는 가스 가운데 산소와 이산화탄소 다음으로 많은데, 주로 장에서 발생하여 혈액에 흡수되고 간장을 거쳐 전신을 순환한 다음 가스 상태로 폐에서 호흡기를 통해 빠져나간다. 흔히 메탄가스로 알려진 방귀에도 수소가 포함되어 있다.

수소는 생체를 공격하는 활성산소를 제거하는 강력한 항산화 작용을 수행하는

데, 몸속에 축적된 수소가 줄어 부족하게 되면 만성피로나 각종 성인병에 노출된다. 간이 피로하면 몸도 피로를 느끼므로 우리 몸에서 수소를 가장 많이 간직하고 있는 장기가 바로 간이다. 간은 해독작용을 하는 장기로, 항산화 물질을 가장 많이 소모한다. 간 다음으로 수소가 많은 장기는 장이다. 장내는 이상 발효로 인해 활성산소가 많이 발생하므로 이를 제거하는 데는 왕성한 수소의 활약이 필요하다.

난치병 가운데 가장 흔해진 암은 예전엔 유전적 원인이 가장 큰 것으로 알려졌는데, 최근에는 스트레스가 발병의 가장 큰 원인으로 지목되고 있다. 스트레스는 그만큼 우리 몸에 치명적인 손상을 가한다. 스트레스를 많이 받을수록 우리 몸속에 활성산소도 그만큼 늘어나는데, 그에 따라 동맥경화, 성인병 같은 만성질환이 생긴다. 그러니까 활성산소가 많을수록 수소도 그만큼 많이 소모되는데, 세포 조직의 물에 함유된 수소가 충분하면 그 주변의 환원력이 높아져서 산화의 진행이 그만큼 느려진다.

세포 단위에서도 수소가 발생하여 핵심 작용을 수행한다. 탄수화물, 단백질, 지방과 같은 영양소에는 모두 수소가 함유되어 있는데, 화학적 구조로 결합하여 인체에서 나오는 여러 효소로 분해된다. 그 과정에서 물질로부터 수소가 분리되는 탈수소 작용이 일어나는데, 이때 분리된 수소 전자가 생체 에너지 생산에 핵심 역할을 한다. 결국, 에너지 생성도 수소 작용으로 일어난다.

건강하게 살려면 반드시 우리 몸속의 독성 활성산소를 제거해야 한다. 수소수는 그런 활성산소를 없애는 가장 간편한 방법으로, 노화를 방지하는 핵심 물질이다. 수소에 염증과 산화를 방지하는 항산화 작용 외에 성장호르몬을 자극해 노화를 방지하고 수명 연장 효과까지 있다는 사실은 놀랍다. 항산화 작용 외에 그동안 우리가 몰랐던 수소의 또 다른 작용들이 완벽하게 밝혀진 것은 아니지만, 항산화 작용 외에도 수소가 다른 작용들을 통해 산화 스트레스와 상관없는 질병들에까지 영향을 미친다는 것은 분명해 보인다.

사람들은 흔히 약이 질병을 치료하는 것으로 알고 있지만, 실상은 질병으로 나타난 증상을 일시적으로 완화할 뿐이다. 우리 몸의 병을 고치는 진짜 치료사는 자연 치유력을 지닌 면역력으로, 생명의 문지기라고 할 수 있다.

수소는 우리 몸의 에너지를 증가시켜 면역력을 높인다. 섭취된 영양소는 혈액을 타고 세포로 전달되어 대사 활동과 신체 활동에 필요한 에너지로 바뀐다. 그런데 여러 가지 원인으로 세포의 에너지 생산량이 줄어들면 몸의 활력과 면역력이 떨어진다.

우리 몸의 세포가 에너지 부족을 겪는 가장 큰 원인은 노화로 세포가 줄어드는 것과 활성산소의 공격으로 세포가 줄어드는 것이다. 노화로 인한 감소는 어쩔 수 없다 해도 활성산소의 공격으로 인한 감소는 수소를 섭취하여 막을 수 있으므로 수소수의 중요성이 새삼 주목받게 된 것이다.

수소는 질병을 일으키는 활성산소를 제거하는 데다가 항산화 작용, 항염증 작용, 항알레르기 작용, 혈관과 혈액의 청정화 작용을 수행한다. 이로써 다양한 질환을 예방하고 치유하는 놀라운 역할을 한다. 항산화 작용은 수소의 원천 능력으로 항염증 작용과 항알레르기 작용도 여기서 분화된 것으로 볼 수 있다. 염증이나 알레르기 역시 활성산소가 빚은 산화 스트레스가 원인이기 때문이다.

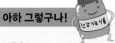

아하 그렇구나!

효능

몸에 나쁜 활성산소 제거, 뇌 군문을 통과하는 유일한 항산화 물질, 강력한 파워에너지 생성, 노화 방지에 도움, 환원 작용, 부작용이 없다. 디톡에 도움, 많이 음용해도 인체에 축적되지 않음

31. 글리코 영양소

우리 몸에는 60~100조 개의 세포가 있는데, 각각의 세포에는 세포 털이 있다. 이것이 당 사슬인데, '촉수' 또는 '섬모'라고도 한다.

8가지 당이 사슬 형태를 띠고 있어서 '당 사슬'이라고 하는데, 글루코즈, 갈락토즈, 만노즈, 퓨코즈, 자일로즈, 앤 아세틸 글루코사민, 앤 아세틸 갈락토사민, 앤 아세틸 뉴라민산이 그 8가지 당이다.

건강한 사람의 세포에는 저마다 10만여 개의 당 사슬이 있지만, 보통 사람은

3~4만 개, 암을 비롯한 중증환자에게는 고작 1만 개 미만의 당 사슬이 있다는 것을 알게 되었다. 바로 그 때문에 암세포는 세포 교신을 위한 아무런 기구를 갖지 못한 상태로 있으며, 세포 사회에서 완전히 고립된 존재로 남는다. 말하자면 당 사슬의 숫자와 질병과는 직접적인 연관이 있다는 사실을 규명한 것이다.

당 사슬의 역할은 첫째, 세포와 세포 사이에 혈액 속에서 각 영양소를 인지한다. 둘째, 바이러스나 박테리아, 독소와 같은 유해물질이 세포 안으로 들어가지 못하도록 막는 면역작용을 한다. 셋째, 세포 간의 의사소통을 해서 문제가 있는 세포는 주변세포에 신고하는 생체정보 교환을 한다.

앞에서 말한 대로 현대인들 대부분은 여러 가지 원인으로 당 사슬이 짧거나 떨어져서 3~4만 개로 반 건강 상태에 있다. 그래서 이 당 사슬을 넣어주는 영양소가 필요한 것인데, 그것이 바로 글리코 영양소다. 현대인의 식습관으로 보면 8가지 당 중에서 글루코즈, 갈락토즈는 설탕과 우유로 충당할 수 있는데, 나머지 6개는 식생활에서 충당하지 못하므로 따로 글리코 영양소를 꾸준히 섭취해야 한다.

오늘날 현대인들은 두 가지 당, 곧 글루코즈와 갈락토즈를 과잉 섭취한다. 그에 반해 다른 6가지 당이 결핍되어 있어서 면역 문제를 일으킨다는 것이 과학적으로 규명되었다. 말하자면 모든 질병은 세포가 고장이 나고 병이 들어 생긴다는 것이다. 역으로 만일 이 세포들을 건강하게 만들어줄 수만 있다면 많은 병은 저절로 사라진다는 것이다.

글리코 영양소는 전혀 독성이 없는 순수천연의 건강 기능 식품으로, 인체의 면역 기능을 활성화하여 몸이 스스로 정상화될 수 있도록 도와주는 천혜의 선물이다.

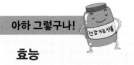

효능
면역 증진, 천식, 류마티스 관절염, 홍반성 루푸스, 관절염, 치매 예방

32. 트랜스퍼 팩터

트랜스퍼 팩터transfer factor)는 인간과 동물의 체내에 처음부터 존재하는 천연 물질로, 기능이 저하된 면역 시스템을 정상화하는 열쇠를 쥐고 있는 물질이다. 면역 분자로서 특정 세포의 면역 기능을 돕는 항원으로, 주로 알레르기 등의 과잉면역반응을 잡아주고 T-세포가 분비하는 화학 물질인 림포카인(lymphokines)을 생성하면서 스스로가 항원으로 작용한다.

1949년 미국의 면역학자 H. 셔우드 로렌스 박사는 환자의 백혈구 추출물을 사용하여 환자로부터 건강한 사람에게 결핵에 대한 면역을 전이할 수 있다는 사실을 발견했다. 그리고 몇 번의 반복으로 이를 증명한 뒤, 추출한 신비로운 구성요소를 트랜스퍼 팩터(면역 전달 인자)로 명명했다.

트랜스퍼 팩터와 항체 모두 표적 메커니즘이다. 항체는 혈액과 림프를 표적으로 하는 바이러스를 표적으로 공격한다. 반면 트랜스퍼 팩터는 건강한 세포의 내부에 숨어 있는 바이러스나 박테리아를 표적으로 삼는다. 트랜스퍼 팩터를 경구로 복용하면 자연 살해 세포, 도우미 T 세포 및 세포 독성 T 세포의 수준을 높이고, 암·HIV·라임·결핵·폐렴 및 기타 은밀한 질병을 치료할 수 있도록 면역체계를 작동시킨다.

트랜스퍼 팩터는 모든 포유 동물의 체내에 존재하며 면역 정보를 전달하는 펩타이드 분자의 일종이다. 백혈구와 초유, 난황에 존재하며, 보유자의 면역반응을 인식, 반응, 기억한다. 트랜스퍼 팩터 자체는 병을 치료할 수 없지만, 다양한 병을 치료하는 데 많은 도움을 줄 수 있어서 트랜스퍼 팩터를 이용한 연구가 활발하게 진행되고 있다.

다른 동물 초유에서 추출한 트랜스퍼 팩터는 모든 종이 공유하며 모든 동물의 면역이 활성화 되어 질병이 나아졌는데, 이로 인해 트랜스퍼 팩터의 의학적 이용 가능성이 제기되었다.

러시아에서는 2000년경부터 트랜스퍼 팩터의 효과와 안전성을 입증하는 연구가 여러 가지 다른 병원에서 진행되었는데 2005년에 트랜스퍼 팩터의 NK세포 활성 실험과 임상시험 등의 결과를 바탕으로, 러시아 보건 당국은 러시아연방의 모든 병원, 보건소, 올림픽 선수단에 트랜스퍼 팩터 제품 사용을 허용했다. 미국에서는 이미 식이 보충제 제품이 상용화되어 있다.

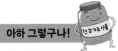

아하 그렇구나!

트랜스퍼 팩터는 우리 몸의 면역 시스템에 어떻게 작용하는가?

인식 : 침입한 세균, 바이러스를 즉각 식별하도록 도와줌

반응 : 식별된 후에 정상적인 면역반응(세균, 바이러스 퇴치)를 하도록 도와줌

기억 : 세균 바이러스 퇴치 후 모든 세균의 특정 구조를 기억함. (면역의 IQ를 올려줌)

작용 1 : 면역 세포들이 언제 작동하고(When to act), 어떻게 작동하며(How to act), 언제 정지해야 하는지(When to rest) 알게 해줌.

작용 2 : NK세포의 활성도를 증가시키고(Increase NK cell Activity) 독성이 없으며(Zero Toxicity) 모든 연령에서 안전하게 사용할 수 있고(Safe for All Ages) 매우 효과적임(Effective)

33. MSM

건강한 노후를 위해 관절과 뼈 건강을 챙겨야 한다. 꾸준한 운동과 함께 무리한 관절 사용을 최대한 줄이는 게 중요하다. 특히, 하루 30분쯤 중간 강도의 운동은 관절 주위 근육 강화에 도움이 된다. 수영이나 스트레칭은 근력 유지와 관절 유연성 강화에 좋다. 다만, 걸레질 같은 반복적 가사노동은 피하는 것이 좋다.

의학자들은 예견했다. "20세기가 비타민의 시대였다면, 21세기는 MSM의 시대가 될 것이다." MSM이 어떤 다른 성분보다 현대인의 건강에 큰 영향을 미치는 영양소라는 것이다. 수많은 오염물질 속에서 작고 큰 통증에 시달리는 현대인에게 MSM은 특별한 지위를 가진다. **MSM이 현대인의 건강을 위협하는 다양한 유해물질, 중금속, 독소를 제거하는 해독작용을 하기 때문이다.**

MSM은 우리 몸의 중요한 구성물로, 몸의 모든 조직에 존재하며, 특히 단백질이 많은 붉은 혈액 세포, 근육, 피부, 머리카락 등의 조직에 많다.

나아가 MSM은 인체를 건축하는 중요한 아미노산들의 주요 요소다. 단백질은 효소, 호르몬, 항체 그리고 인체에서 계속되는 수많은 생화학적 활동의 기본 요소이자 근육, 뼈, 머리카락, 이, 혈액, 피부, 두뇌, 기타 인체 기관의 구조적 원자재를 제공한다. 따라서 충분한 단백질을 얻지 못하면 어릴 때는 성장을 저해하고, 성인일 경우는 만성피로, 정신적 의기소침, 허약, 감염에 대한 저항력 약화, 상처나 질병에 대한 치유 지연 등이 나타날 수 있다.

그런데도 이 MSM은 한동안 잊힌 생체 영양소로 크게 주목받지 못했는데, 세계적인 영양 의학자 칼 파이퍼 박사가 '필수 영양소'로서의 MSM 존재를 크게 부각하면서 주목받기 시작했다.

MSM에는 유황 34.06퍼센트, 산소 34퍼센트, 탄소 25.52퍼센트, 수소 6.42퍼센트가 함유되어 있으며, 특히 사포닌이 산삼의 60배, 인삼의 3만 6,000배가 함유되어 있다. MSM으로 지칭되는 것은 식이 유황으로 발견 당시 '의학계의 혁명'으로 평가받았다. MSM의 효능은 헤아릴 수 없이 많다.

① 인체를 해독하고 혈액의 흐름을 증가시켜 인체의 모든 체세포조직의 탄력과 유연성을 유지시킨다.

② 세포가 영양분을 흡수하고 노폐물을 배출할 수 있도록 도와 세포 조직의 투과성을 유지시킨다.

③ 신경섬유를 통한 통증 자극을 중단시켜 염증과 근육경련을 감소시키고 혈액 공급을 증가시켜 통증을 완화시킨다.

④ 콜레스테롤과 과산화지질을 분해하는 탁월한 효과로 뇌혈전, 고지혈증 등 성인병의 주 원인이 되는 혈전을 녹인다.

⑤ 활성산소로 인해 손상된 DNA를 복구시켜주고, 면역세포 생산을 촉진하고 중금속과 각종 유해물질을 해독한다.

⑥ 케라틴의 기능을 향상하며 피부 진피층의 콜라겐을 강화하여 피부 탄력성 회복과 피부 노화 방지에 도움을 준다.

⑦ 인슐린의 원료가 되거나 인슐린 같은 호르몬의 효과를 증진하므로 당뇨 치료

와 혈당 균형 유지에 도움이 된다.

MSM은 우유, 커피, 토마토 등에 함유되어 있지만, 식품으로만 섭취하기에는 한계가 있다. 40대 이후 중장년은 영양제를 통해 MSM을 섭취하는 것이 좋다. 최근에는 등산이나 자전거 타기와 같은 레저 스포츠를 즐기는 인구가 증가하면서 20~40대에서도 관절·연골 손상이 증가하는 추세다. 따라서 젊을 때부터 MSM과 같은 건강기능식품을 꾸준히 섭취해도 좋다. MSM의 하루 권장 섭취량은 1,500~2,000㎎이다.

뼈 건강을 위해서는 칼슘과 비타민D를 함께 챙기는 것이 좋다. 비타민D를 꾸준히 섭취하면 골다공증으로 인해 발생할 수 있는 낙상 위험을 감소시킬 수 있다는 연구 결과도 있다. 비타민D의 하루 권장량은 400IU(10㎍)다.

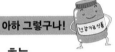

효능

해독작용, 항암, 항염 작용 ,콜라겐의 상호 작용 ,피부 보호 작용 ,정자 활성화 작용, 항콜레스테롤 작용, 뼈, 근육 강화 작용, 염증 제거와 살균 작용, 이뇨 작용 및 변비 억제 작용, 인슐린 조절 작용

34. 산화질소

산화질소(NO)는 질소와 산소로 이루어진 화합물이다. 1998년, 루이스 이그나로 박사 등은 심혈관계의 신호전달 분자인 산화질소를 발견한 공로로 노벨생리의학상을 받았다.

산화질소는 우리 몸에서 중요한 역할을 하는데, 혈관 이완작용(심혈관계에서 혈관을 확장하여 항상성 유지), **산소와 영양 공급, 신경전달물질 역할**(전신의 신경계에서 신경신호 전달), **호흡기관에서 기관지 확장과 폐포에서 산소와 이산화탄소의 교환 촉진, 면역 방어 작용**(면역계에서 스트레스나 감염에 의한 염증 반응이 일어날 때 면역세포에 작용하여 항염작용), **세**

균, 바이러스, 기생충으로 부터 인체 보호, 생식기에서 모세혈관을 확장하여 음경의 발기 촉진 등이 그것이다.

좀 더 쉽게 정리하면, 심혈관 질환 예방, 혈액순환 촉진, 혈전 억제와 혈압의 조절, 콜레스테롤 누적 예방, 치매예방 및 기억력과 학습능력 향상, 모든 관절에 항염작용, 숙면(불면증 해소), 면역력 증진, 성인건강 운동지구력 향상 등의 효과가 있다.

산화질소는 불안전한 무기가스 분자로 내피세포와 혈관주위의 질소 생성 신경세포에서 분비되어 혈관 확장, 국부의 혈액순환에 기여하며 체내에서 신호를 전달하는 기체의 일종이다. 그리고 내피의 산화질소는 항혈소판, 항혈전, 항세포증식, 항동맥경화의 추가 기능을 한다. 그래서 내피세포의 장애와 질소 생성 신경세포의 장애는 안구의 순환장애로 연결되고 특히 산소 박탈에 예민한 조직에 심한 질환을 일으킨다.

산화질소는 심혈관계와 신경계, 면역반응에는 물론 안구에서 세포의 신호전달물질로 중요하게 인식되고 있다. 또 내피세포와 신경세포에서 원천적으로 조직의 구성성분으로 산화질소 생성 효소에 의해 만들어져서 세포의 활성과 혈관 내피세포와 신경세포를 보호하고 또 안구의 혈류를 조절하며 녹내장과 국부빈혈 혹은 당뇨와 연관된 병리적인 인자를 방어해주기도 한다.

안구의 혈류를 조절하는 산화질소는 내피세포와 질소를 생성해서 방출하는 신경세포에서 유래한다. 내피세포가 기능을 못하면 산화질소의 부족으로 혈액 역학적인 지장을 초래하고 활성산소(ROS)의 생성이 증가한다. 반면에 염증의 영향을 받아 발현되는 산화질소 생성 효소에 의해 만들어진 신경세포의 산화질소는 신경 퇴폐와 세포 사멸을 일으켜 심각한 안질환을 초래하기도 한다.

무엇보다 산화질소는 강력한 천연 혈관 확장제다. 나이가 들어서 제대로 건강관리를 하지 않으면 혈관의 내피세포가 산화질소를 분비하는 능력의 85퍼센트를 잃어버려 혈관 질병이 나타난다. 우리 몸은 25세를 정점으로 나이가 들면서 체내 산화질소 합성효소(NOS)의 생성이 서서히 줄어들다가 40세를 분기점으로 가파르게 떨어진다.

이럴 때 산화질소는 심장, 뇌, 신장에 해를 끼치는 고혈압을 예방하고, 동맥을 탄력 있고 생기 있게 유지해 주며, 동맥을 막는 찌꺼기(플러그)의 형성을 예방하고 늦추고 없애주고, 콜레스테롤을 낮춰주며, 심장마비와 심장발작의 위험을 제거해 주고, 종기와 관절염의 고통을 완화시키며 진통제의 효력을 높여준다. 또 무엇보다 발기부전(ED)을 없애주는 데다 천식의 염증을 진정시켜 주고, 항우울증 치료 효과를 높여주며, 박테리아를 퇴치하는 면역기능을 돕는다.

이런 산화질소를 이용하여 만든 물이 산화질소수다. 산화질소수는 순수 물과 공기를 원료로 산소와 질소를 아크 방전으로 초고온 화합한 산화질소 기체를 물에서 증류한 기능성 물이다.

산화질소수는 피부 미용과 피부질환 개선에 효과가 있으며, 면역력 증진(농작물과 가축, 양식 어패류의 병충해 및 유해 박테리아를 억제하여 손실 방지), **고 영양 미네랄 양액**(성장 촉진, 고품질의 생산성 향상), **무 소독 위생적 수질 유지**(스파, 수영장, 사우나 등에 무 소독으로 위생적인 친환경 수질 유지) **등에 활용한다.**

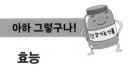

효능

고혈압, 혈전, 노화 예방, 항혈소판, 항혈전, 항세포증식, 항동맥경화 작용

35. 엉경퀴

피를 멈추고 엉기게 하는 풀이라는 엉경퀴는 잎에 가시가 돋아 있어서 '가시나물'이라고도 한다. 줄기는 곧게 서고 가지가 갈라진다. 전체에 흰 털과 더불어 거미줄 같은 털이 나 있다. 관상용·식용·약용으로 이용되는데, 어린순은 나물로 먹고 성숙한 뿌리는 약으로 쓴다. 약으로 쓸 때는 탕으로 하거나 산제로 하여 사용하며, 뿌리로는 술을 담근다. 예로부터 한방차, 장아찌 등의 식품에 활용되어온 토종 허브인 엉경퀴는 그 효능으로 주목받고 있다. 효능은 주로 소화기·운동계 질환과 신진 대사를 다스리며, 혈증 질환에 효험이 있고, 관절염과 알코올성 간 질환에도 효과적이다.

엉경퀴 꽃은 바깥에서 안쪽으로 차례로 피며 흰색, 파란색, 노란색 등 꽃빛깔이 화려하다. 엉경퀴의 새싹은 다른 허브처럼 부드러워 쌈 채소나 나물로도 즐겨먹는

데 우엉 맛이 난다.

엉겅퀴는 지구상에 200여 종이 서식하고 있으며, 우리나라에 자생하는 엉겅퀴는 20여 종에 이른다.

엉겅퀴에는 플라보노이드와 폴리아세틸렌이 많이 함유되어 있고, 실리마린은 한약재의 최고 성분으로 알려진 간, 담낭 치료제의 성분으로 간 기능 개선제로 개발되어 왔다. 또 한의학에서는 일찍이 지방간과 코 막힘 치료제, 실혈, 지혈, 종양 치료제로 사용되어 왔다.

토종 엉겅퀴가 갱년기 증상 완화에 매우 효과적이라는 연구 결과가 나와 엉겅퀴가 갱년기 여성에게 새로운 희망으로 떠오르고 있기도 하다.

엉겅퀴는 천연 성분이어서 우려할 만한 부작용이 거의 없다. 다만, 찬 성질의 식물이므로 손발이 찬 사람은 과식할 경우 구토, 복통, 설사, 식욕부진 등의 위장질환을 겪을 수 있다. 따라서 처음부터 많이 먹는 것보다 조금씩 먹는 양을 늘리는 것이 좋다. 엉겅퀴 잎을 섭취하는 경우 하루에 생잎을 200g 이상 먹지 않는 것이 좋다.

엉겅퀴는 종종 허브나 주스로 먹는다. 엉겅퀴는 때때로 엉겅퀴가 어린잎을 내기 시작하는 4월경에 허브를 섞어서 먹는 데 사용된다.

아하 그렇구나!

효능
항암, 피부염, 숙취, 간, 붓기 혈액순환, 당뇨, 관절염, 위염

36. 발효 녹용

녹용은 매화록에 속하는 어린 뿔로, 동서양을 막론하고 역사가 깊은 약재이다. 현재 녹용의 주요 생산국은 러시아, 뉴질랜드, 중국이다. 그중 러시아나 뉴질랜드의 사슴은 매우 춥고 열악한 환경에서 생육하기 때문에 녹용이 다른 데 것보다 우수한

것으로 알려졌다.

녹용의 약리 활성 성분으로는 강글리오사이드, 판토크린, 당지질, 아미노산, 콜라겐, 탄산칼슘, 인지질, 글루코사민, 히알루론산, 콘드로이틴 등이 알려져 있다. 녹용은 항암제 부작용 경감 효과, 조혈세포 촉진 작용, 면역 증진 작용, 골다공증 치료 작용, 대식세포 증식 작용, 항진균 작용, 항간질 작용에 대한 성분 분석 및 다양한 약리 기전이 연구되고 있다. 그중 녹용의 지표 성분이라고 할 수 있는 강글리오사이드는 신경 기능과 세포막의 여러 가지 기능에 관여하는 것으로 알려져 있다. 또 세포의 성장, 증식, 분화 등에 중요한 역할을 담당하고 있으며 암세포 억제 능력과 면역 능력이 뛰어난 것으로 보고되고 있다.

식품의 발효는 미생물이나 균류와 같은 생물이 생육하면서 발생하는 변화의 과정으로 기존의 물질을 분해하여 대사산물이나 에너지를 얻는 의미를 말한다. 이처럼 녹용도 발효하면 유용 성분의 증가한다. 효과 면에서 발효는 새로운 생리활성을 부여하고 분자량 감소에 따른 흡수율 증가에 도움을 준다. 또 유용한 장내 미생물의 증가, 잔류농약의 제거 등 다양한 이점을 식품에 적용할 수 있다.

녹용 발효 전후의 성분을 비교한 결과 크게 성분 함량 증대와 지질 성분 증대로 나뉘었다. 성분 함량 비교분석 결과 많은 성분이 증가했다. 각 성분에 대하여 생성 및 다양한 효능이 있었다. 또 녹용의 발효를 통하여 지질 성분의 함량이 증가했다. 지질 성분의 함량 증가는 녹용의 대표적인 고분자 지질 성분인 강글리오사이드와 같이 여러 고분자의 지질 화합물이 발효의 대사를 통해 대사물질로의 생성을 보였다.

무엇보다 녹용 발효 후에 무피로신 성분이 생성된 것은 고무적이다. 무피로신은 현대의학에서 많이 다루는 물질로 다양한 효능이 입증되었다. 농가진, 모낭염과 같은 피상, 피부 감염에 효능이 있는 국소 항생제로 활용된다.

녹용을 발효시키면 녹용의 유용 성분이 증가하고 흡수율이 증가할 뿐 아니라 소화 배변을 상쾌하게 해결할 수 있다. 항피로, 운동력, 면역력, 항산화, 조혈작용, 골 성장 활성 등 녹용의 효과를 더욱 높일 수 있는 것으로 보고되었다.

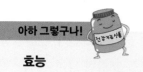

37. 마카

마카는 서기전 1600년경부터 페루의 안데스산맥에서 재배되기 시작했으며, 막강한 잉카의 전사들이 즐겨 먹은 것으로 알려졌다.

마카는 해발 4,000m 고산지대의 척박한 환경에서 자라는 십자화과 식물이다. 안데스산맥은 바람이 매우 강하고 기후 변동이 심해서 어떤 식물도 자랄 수 없는 환경이지만, 마카만 유일하게 자생하고 있는 식물이다. 이러한 토지에서는 해충도 발생하지 않기 때문에, 무농약으로 재배하는 것이 가능하다. 강한 자외선과 심한 일교차 등의 혹독한 환경에서 자라 자체에 보호 성분을 많이 축적하고 있으며, 고영양 성분과 함께 미네랄, 알칼로이드, 필수 아미노산 등이 풍부하게 함유되어 있다.

마카의 영양분 중 아연은 부추의 11배, 칼슘은 마늘의 25배, 철분은 더덕의 10배가 들어 있다. 그 밖에 31가지 이상의 풍부한 미네랄 성분이 함유되어 있으며, 인삼의 주요 성분인 사포닌도 풍부해 '페루의 인삼'으로 불린다.

NASA에서 우주식품으로 사용하고 있으며, 일본과 유럽, 미국 등지에서 중년 건강식품으로 주목받고 있다. 우주비행사는 중력이 부족한 우주 공간에서 생활하기 때문에 생리 기능의 부조화가 잘 일어난다. 마카는 다량의 미네랄과 필수 아미노산이 풍부하게 함유되어 있어 체력을 유지하는 데 도움을 주며, 두뇌와 반사신경을 최적의 상태로 유지해 주는 알카로이드, 안토시아닌, 사포닌 등의 활성 물질이 풍부하여 우주 공간의 인간이 체력을 충전하는 중요한 식량으로 인정받아 우주식품으로 선정된 것이다.

마카는 아미노산뿐 아니라 호르몬 균형을 조절하는 식물성 화합물질 글루코시놀레이트가 다량 함유되어 있다. 남성호르몬(테스토스테론) 분비를 촉진하며, 전립선비대증 치료에도 효과가 있는 것으로 보고되고 있다. 페루를 포함한 남미에서는 오래전부터 스트레스를 받아온 여성의 신체 회복이나 호르몬 균형을 위해 마카를 사용했을 만큼 여성호르몬 증진에도 효과가 있다.

마카에는 호르몬 계의 유기적 조절 작용이 있어, 알카로이드, 스테로이드, 덱스트린 등의 성분이 스트레스성 임포텐츠를 개선하거나 음경동맥의 혈류나 남성의 발기를 촉진하는 작용을 한다는 임상 연구결과가 나왔다.

우리 몸에서 발생하는 활성산소에서 혈액 중 콜레스테롤에 반응하여 과산화지방질이라는 유해물질을 만들어내고, 이 과산화지방질이 우리 인체의 각종 조직에 손상을 주어 노화가 촉진된다. **마카에는 노화와 상관관계가 깊은 과산화 지방질을 억제하는 비타민E와 노화를 억제하고 성장호르몬을 늘리는 아르기닌(아미노산의 하나)이 많이 포함되어 있어 근육이나 피부, 뼈, 혈관 등의 노화를 막아 젊음을 유지해준다.**

스트레스에는 비타민, 미네랄이 매우 유익하다. 과음이나 흡연, 가공식품은 비타민B군을 많이 사용하여 스트레스에 대항할 수 없게 한다. 미네랄에는 신경을 안정시키는 효과가 있는데, 마카에는 피로 해소에 유익한 비타민, 미네랄이 다량 함유되어 있다.

건강한 피부는 콜라겐 층에 의해 수분과 기름 성분, 탄력이 유지된 상태를 말한다. 이 콜라겐의 주원료는 피부재생 아미노산이라 하는 프로인과 아르기닌으로 비타민C와 조합하는 것에 의해 콜라겐 합성을 높이고 피부의 신선함이나 탄력을 유지한다. 또 비타민B군은 피부의 신진대사를 촉진하고 피부에 탄력을 가져오며, 비타민E는 혈색을 좋게 하는 기능이 있다. 마카에는 이러한 피부에 중요한 영양소가 풍부하게 함유되어 있어 멜라닌 색소의 증가를 억제하고 피부의 저항력을 높인다.

면역력은 몸 안에 들어온 병원균에 대항하거나 암의 발생을 막는 등 인체의 건강을 지켜준다. 과도한 스트레스나 폭음, 폭식 등으로 면역력이 저하되면 우리 몸은 금세 병원균의 먹이가 된다. 마카에는 면역력을 높이는 아미노산이 풍부하다.

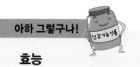

38. 사슴 태반

고등동물로 분류되는 사슴의 태반은 DNA 프로파일이 인간의 태반과 화학적으로 80%가 유사한 것으로 알려졌다. 그에 비해 개는 24%, 소는 12%, 돼지는 64%, 닭은 4%, 양은 70%만이 인간의 DNA와 생체 적합성을 보인다고 한다.

사슴 태반에는 필수 아미노산과 펩타이드, 단백질, 비타민, 핵산, 미네랄 등 다양한 약리 활성 물질이 풍부하게 함유되어 있어 모든 영양의 원천으로 여겨져 왔으며, 그런 데다가 섭취하기에도 매우 안전한 것으로 알려져 왔다.

또 EGF(상피세포 성장 촉진 인자), IGF(인슐린 성장 촉진 인자), FGF(섬유아세포 성장인자) 등과 같은 줄기세포 성장인자를 가지고 있어 성장 촉진과 피로 해소에 유용하며, 특히 여러 종류의 사이토카인을 함유하여 면역력 증강작용에 효과적이다. 인체에 바이러스가 침투하면 면역체계가 가동되는데, 이 과정에서 분비되는 면역물질이 사이토카인이다. **당단백질로 구성된 사이토카인은 면역, 감염병, 조혈 기능, 조직 회복, 세포 발전·성장 등의 중요한 역할을 한다.**

사슴 태반은 인체 DNA와 80%가 유사한 탁월한 적합성으로 신체조절기능 향상, 지구력증진 및 혈관 청소 로봇(보링 효과), 활성 산소 억제, 노화 방지, 정력 강화, 우울증 완화, 항암·항산화 역할을 하는 20여 가지의 복합 영양제다.

특히 피부미용에 효능이 뛰어난 것으로 알려졌는데, 노화로 인해 발생할 수밖에 없는 세포의 산화를 막아주는 항산화 효과가 뛰어난 것과 연관이 있다. 무엇보다 피부의 보습을 담당하고 있는 히알루론산이 다량 함유되어 있어 주름 개선 및 탄력적인 피부를 유지하는 데 도움을 준다. 히알루론산은 자신의 무게보다 300~1,000배에 달하는 수분을 함유하는 다당류의 일종으로, 보습작용이 매우 뛰어나다.

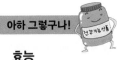

효능

세포 활성화, 독소 배출, 면역력 증진, 피부 미용

39. 영묘 사향

세계 3대 향에는 사향, 침향, 용연향이 있다. 그중에서도 사향은 치매뿐 아니라 코로나 후유증 개선에도 효과적이다. 갈수록 정신건강뿐 아니라 면역 건강 환경이 나빠지는 가운데 사향은 신의 한 수라 할 만큼 뛰어난 약효를 보이는 약재다.

사향이라면, 노루 사향이 대표적이다. 수요는 급증하는데 공급이 턱없이 매우 부족하다. 노루 사향은 향의 기나긴 역사를 통해서 가장 귀하게 여겨온 동물성 향 재료이자 보약의 대명사다. 노루 사향은 사향노루 수컷의 생식선 분비물이 향낭에 모인 것이다. 향낭 껍질 속에 축축한 가루 형태로 사향이 모여 있다.

사향의 주성분은 무스콘이다. 2세 이상의 수컷부터 취향이 가능한데, 10세 정도의 수컷에서는 많이 나올 때 약 50g 정도가 나온다. 향낭 하나에서 나온 양으로 공진단 100~200환을 만든다.

사향은 향이 강력하지만, 쉽게 휘발되지 않는 특징이 있다. 이 특징은 매우 중요한 가치를 지닌다. 향이 아무리 좋아도 공기 중으로 쉽게 날아가 버리면 향료로써 조향 가치가 떨어지는 데다가 아예 조향조차 할 수 없게 된다.

이렇게 좋은 노루 사향에도 결정적인 문제가 있으니, 공급이 절대적으로 부족한 나머지 가짜가 판을 친다는 것이다. 수요를 충족시키기 위해 다양한 합성 사향을 만들어내지만, 여러모로 진품에 크게 미치지 못하는 것으로 알려졌다.

그래서 대체품으로 떠오른 것이 영묘 사향이다. **영묘 사향은 사향고양이과 동물**

인 대영묘의 생식선에 있는 향낭에 분비물이 모인 것이다. 그 분비물이 시벳이고, 주성분은 시베톤이다. 인도네시아산 사향 커피, 즉 루왁 커피의 사향이 바로 시벳이다.

영묘 사향은 맛은 쓰고 성질은 따뜻하며 독이 없다. 향은 노루 사향과 거의 비슷한 천연 생약이 함유된 물질이다. 몸 안의 더러운 것을 없애고 기능 장애를 제거하며, 기를 일으키고 여러 통증을 고치는 것으로 알려졌다.

영묘 사향이 노루 사향의 대체품이라고는 하지만, 그 효능은 같거나 오히려 더 뛰어난 것으로 조사되었다. 그래서 우황청심원에도 영묘 사향이 들어간다. **영묘 사향을 넣은 우황청심원의 혈압 강하 효과가 탁월하고 뇌졸중 환자의 증상 호전이 뚜렷한 것으로 나타났다.**

루왁 커피로 유명한 사향고양이는 중국, 필리핀, 인도네시아, 아프리카 등의 고원지대에 서식한다. 아시아 국가들에 서식하는 아시아산 사향고양이는 몸 크기가 작고 멸종위기종의 제한을 받고 있어 정식 수입이 어렵다. 그래서 최근 아프리카 영묘 사향이 주목받고 있다.

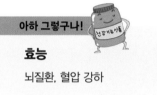

아하 그렇구나!

효능
뇌질환, 혈압 강하

40. 발효 홍삼

면역력 증진 등 건강관리를 위해 홍삼 농축액을 찾는 이들이 갈수록 늘고 있다. 그렇지않아도 홍삼은 국민 건강식품으로 자리 잡아 온 지 오래되었다. 사람마다 체내에 지닌 사포닌 분해 효소량 차이에 따라 홍삼 효능도 다르게 나타나는데 '발효 홍삼'이 대안이 될 수 있다.

한국인의 37%는 사포닌 분해효소가 아예 없거나 일부 결핍되어 있고, 나머지

63%도 몸 안에 지진 효소의 양에 차이가 있는 것으로 나타났다.

홍삼의 약리 성분인 사포닌(진세노사이드)은 고분자 물질로, 우리 몸은 사포닌이 체내에 들어오면 효소로 이를 잘게 분해한 뒤 흡수가 가능한 컴파운드K 형태로 전환하는 과정을 거친다. 같은 홍삼 농축액을 먹고도 사람마다 느끼는 효능에 차이가 발생하는 것은 바로 이 효소의 양 때문이다. 그래서 사포닌 분해효소가 없거나 아주 적은 사람은 발효 홍삼이 맞춤한 대안이 되는 것이다.

발효 홍삼은 장내 환경과 같은 무산소 상태에서 효소와 미생물을 이용해 홍삼을 발효하는데, 이러한 과정에서 사포닌이 잘게 쪼개져 컴파운드K로 변환된다. 이처럼 컴파운드K화한 발효 홍삼을 먹으면 사포닌 분해효소가 없는 사람도 홍삼의 유효성분을 흡수시킬 수 있다.

발효 홍삼은 일반 홍삼에보다 대사율이 260% 더 높은 것으로 나타났다. 아무리 홍삼을 많이 먹어도 체내에 흡수되지 않는다면, 홍삼의 사포닌을 체내에 잘 흡수되는 컴파운드K 형태로 전환한 발효 홍삼 제품을 선택하는 것이 좋다.

일반 홍삼과 발효 홍삼의 차이를 파악하려면 우선 홍삼의 제조 과정을 알아두는 것이 좋다. 고온의 증기에 수삼을 찌고 말리길 반복하면 홍삼이 탄생하는데, 수분함량이 대폭 줄어들어 장기 보관이 가능해진다. 또 사포닌을 포함해 인체에 이로운 성분이 증가해 여러 효과를 발휘한다.

사포닌은 수백 종의 뿌리식물에 함유된 주요 성분인데, 홍삼 사포닌은 특별하다. 장기간 섭취했을 때 용혈작용(적혈구 막이 파괴되어 황달, 빈혈을 일으키는 현상)을 일으키지 않고, 건강 증진에도 뛰어나서 '진세노사이드'로 부르며 구별한다.

진세노사이드의 종류는 Rb2, Rg3, Ro, Ra, Rc, Re, Rf, Rh1, Rg1, Rb1, Rd 등 30여 가지에 이른다. 그중 상당수는 우리 몸속의 세포보다 더 큰 고분자 화합물이라 소화, 흡수시킬 수 없다. 프라보텔라오리스 같은 장내 미생물에 의해 작게 분해되어야 비로소 효과가 나타난다.

한국인 10명 중 4명은 프라보텔라오리스를 보유하지 못한 것으로 밝혀졌다. 이들이 홍삼을 먹으면 진세노사이드는 체외로 곧장 배출되고 만다. 나머지 6명도 장내 환경에 의해 주요 성분 흡수율이 천차만별이다. 그래서 사람들 대부분이 일반 홍삼을 먹으면 효과를 보기 어려운 것이다.

이에 여러 홍삼 브랜드가 문제 해결을 위해 나섰지만, 유의미한 성과를 얻지 못하다가 미생물 발효법으로 발효한 홍삼 만들기가 성공하여 세간의 이목을 집중시켰다.

우리 몸의 장 속과 비슷한 환경에서 홍삼을 발효, 숙성시키면 진세노사이드는 흡수에 적합한 상태가 된다. 이를 섭취하면 프라보텔라오리스 보유 여부, 장내 환경과 상관없이 주요 성분을 우리 몸의 영양소로 받아들일 수 있다.

발효시킨 홍삼은 '효삼(酵蔘)'으로 불린다. 진세노사이드 체내 흡수율 면에서 효삼은 일반 홍삼의 100배 이상이다.

홍삼은 우리나라를 대표하는 건강식품으로, 시중에 갖가지 제형을 선보이고 있다. 홍삼액, 홍삼정, 홍삼엑기스, 홍삼 타블렛 등이다. 그런데 대충 골랐다가는 제대로 된 효과를 누리기 어렵다. 주요 성분 흡수율이 떨어지는 경우가 많기 때문이다. 발효 홍삼은 홍삼을 가장 홍삼답게 만든 홍삼의 혁명이다.

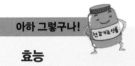

아하 그렇구나!

효능
면역력 증진, 항염, 피로 회복, 간 손상 개선

41. 밀싹

밀싹은 밀 씨앗에서 싹을 내어 기른 채소다. 모판에 흙을 깔고 물에 불린 통밀을 심은 뒤, 콩나물을 키울 때처럼 물을 주면 자란다. 발아 전에는 그늘진 곳에 놓아두며, 발아 후에는 햇볕이 잘 들고 공기가 잘 통하는 곳으로 옮긴다. 1주일 정도 지나 싹이 15cm쯤 자라났을 때 잘라내 먹는다. 수확할 때는 뿌리를 두고 줄기를 자르는데, 자른 뒤에 싹이 다시 자라나므로 여러 차례 먹을 수 있다.

밀싹에는 철, 칼슘, 미네랄, 아미노산, 비타민A, B, C, E, K, 항산화제인 글루타티온 성분이 들어 있다. 밀싹의 다양한 영양분은 면역력을 증진한다.

글루타티온과 비타민C는 강력한 항산화제로 암세포와 염증을 억제하는 효과가 있다. 밀싹은 허준의 《동의보감》에도 기록될 만큼 옛날부터 건강식품으로 식용되었다. 우리는 보통 밀을 먹지만, 밀의 싹에는 놀라울 만큼 영양분이 풍부하다.

밀싹은 나쁜 콜레스테롤 LDL 수치를 개선한다. 인도의 한 대학에서 토끼를 대상으로 밀싹의 효능을 연구했다. 밀싹을 먹은 토끼는 먹지 않은 토끼에 비해 콜레스테롤 수치가 눈에 띄게 내려갔다.

밀싹은 100g당 17kcal로 저칼로리 식품이며, 식이섬유가 풍부해서 소화를 촉진한다. 세계적인 대중 스타들도 밀싹 다이어트를 애용하는 것으로 알려졌다.

농촌진흥청 국립식량과학원이 밀싹 기능성 물질을 연구한 결과 유효성분 중 친수성 물질은 이소오리엔틴과 이소샤프토사이드 등으로 나타났다. 또 우리밀 품종 중 '새금강'으로 국내 최초 밀싹용 우리밀 전용 품종을 선발했다.

국내 건강기능식품 시장은 최근 5년 동안 연간 8.5% 성장세를 보이며 약 5조 원에 육박하고 있다. 이와 함께 코로나바이러스 감염증을 겪으며 '포스트 코로나' 시대를 대비해 새로운 건강기능식품 개발에 관한 관심도 집중되고 있다.

건강기능식품 시장 성장은 매년 꾸준히 상승하고 있지만, 원료 표준화 및 가격경쟁력 등 다양한 원인으로 원료의 국산화 비율이 매우 저조한 실정이다. 그런 가운데 밀싹이 희망으로 떠오르고 있다.

새싹작물 가운데 유일하게 단맛을 보유한 것도 밀싹의 경쟁력 중 하나다. 그냥 먹어도 거부감이 없다. 이 때문에 생즙 활용도에 집중하고 있다. 간 기능 개선도 밀싹 고유의 특징으로 꼽는다.

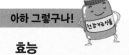

아하 그렇구나! 건강기능식품

효능

골다공증 예방, 식이섬유 풍부, 빈혈 예방, 체중 감량, 피부 미용, 아토피

42. 해마

해마(海馬)는 머리가 말의 머리와 비슷하여 '바다의 말'이라는 뜻의 이름이다.

말린 해마는 몸을 보하고 양기를 북돋는 데 도움을 준다고 알려져 있으며, 항산화, 노화 방지, 신장 및 정력 강화, 분만 촉진, 몸의 통증 해소, 혈액순환 촉진, 몸의 한기 해소의 효능이 있다.

《본초강목》은 신장을 튼튼히 하고 양기를 북돋는 효능이 있고, 여인의 복부 통증을 해소하고 종기와 부스럼의 치료에 좋으며, 난산을 예방하고 피의 기능을 회복시키며 원기를 회복시킨다고 기록하고 있다. 《동의보감》은 신장의 원기를 높이고 남자의 양기를 높이는 데 도움을 준다고 기록하고 있다.

해마의 섭취법은 여러 가지다. 말린 해마를 담금 술로 먹거나 말린 해마를 국을 끓여 복용한다. 아니면 말린 해마를 분말로 갈라 물에 타서 복용한다.

우리나라 해양생물자원관 연구팀이 빅벨리 해마에서 항고혈압 효능을 발견했다. 고혈압 쥐의 수축기 혈압을 3시간 이내에 낮춰주는 효능을 보인 것으로 알려졌다.

국내 양식 해마류인 빅벨리 해마에서 유래한 펩타이드가 혈압 억제 효능이 탁월하다는 연구 결과가 나왔다. 세계적으로 빅벨리 해마의 항산화, 근력 강화, 미백 효과를 보고한 논문은 있었지만, 항고혈압 효과를 밝힌 것은 우리 한국 연구팀이 처음이다.

빅벨리 해마는 최대 35㎝까지 성장하는 가장 큰 해마류로, 아름다운 체형과 색깔을 지녀 국제 해수 관상생물 시장에서도 인기가 높다. 국내에서는 제주도에서 양식에 성공했다.

해마는 혈관 세포 모델 실험을 통해 분자량 914Da(달톤·단백질 등 고분자 물질의 질량 표시 단위)의 고농도에서도 독성이 없음을 증명했다.

이 같은 결과는 해양생물 유래 대사성질환 효능 소재 탐색과 관련된 항고혈압 소재 발굴 등 해양바이오산업에 획기적인 업적으로, 추가 연구를 통해 빅벨리 해마 원료를 활용한 의약품 소재 및 건강기능식품으로 개발이 더욱 활발해질 것으로 전망된다.

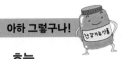
43. 산소수

물에 산소를 24mg/L 이상 충전한 물을 산소수라고 하는데, 일반적인 물에 비해
서 4~10배 이상의 산소를 함유한다. 고농도 산소수의 경우에는 일반 물의 수백 배
에서 수만 배의 산소를 함유하고 있기도 하다.

용존 산소량을 보면 생수는 5ppm, 수돗물은 8~12ppm, 계곡물은 20ppm 정도
인 것으로 조사되었다. 고농도 산소수는 이런 자연수에 비해 산소 용존량이 비교할
수 없을 정도로 높아 고농도 산소수를 음용하면 자연 호흡에 의한 산소포화도 증가
보다 10배 이상 빠른 증가율을 보인다.

산소의 효능은 신진대사 증진, 두뇌활동 촉진, 신체 저항력 향상, 체력 회복, 피부
미용, 숙취 해소 등으로 다양한데, 갈수록 환경 오염 문제가 심각해지면서 맑은 산소
의 필요성도 점점 증가하고 있다. 따라서 산소수가 더욱 주목받고 있다.

운동선수는 경기할 때 평소의 산소 섭취량의 50배 이상을 필요로 한다. 이처럼
격렬한 유산소 운동을 하게 되면 젖산의 축적으로 산소 소비량이 증가하여 체내 산
소 부족을 가져온다. 이때 산소수를 마시면 빠른 젖산분해로 회복시간 개선, 경기력,
지구력 및 체력증진, 체지방 분해, 근육경련 해소 등의 효과를 가져온다.

또 현대인은 과도한 스트레스에 노출되어 사는데, 체내에 산소가 부족해지기 쉬
운 현대인의 일상생활에서 산소효과는 다양하고도 탁월하다. 스트레스 해소는 물론
숙취에도 산소는 영약으로 통한다.

게다가 학생, 수험생을 비롯하여 두뇌를 쓰는 사람에게도 산소효과는 탁월하다.

우리 몸속 산소의 25%는 두뇌에서 소비되는데, 산소포화도가 85% 이하이면 두통, 기억력 감퇴, 치매 등 증상이 생기며 뇌졸중 등 중대 질병의 위험이 커진다.

산소는 두뇌 건강의 샘과도 같아 두뇌발달과 집중력, 기억력을 향상에 탁월한 효과를 보이며 성인 치매 예방에도 좋다.

우리 몸의 건강 척도로 혈중 산소농도, 즉 산소포화도가 중요한데, 산화 헤모글로빈의 비율 즉 산소와 헤모글로빈의 결합비율을 말한다. 산소포화도의 정상수준은 95% 이상인데, 90% 이하로 떨어지면 저산소증으로 호흡곤란이나 기타 문제가 발생할 위험이 크다.

높은 산소포화도는 코로나 예방을 위한 면역력 증진과 감염 시 증상을 완화하고, 후유증을 최소화하는 데 중요한 역할을 한다.

산소수의 효능을 정리하면 다음과 같다.

집중력과 기억력 증진, 백혈구 작용이 활발해지며 면역력 증진, 외과적 감염률 50% 이상 감소, 취기 억제, 두뇌와 신체 운동능력 및 피로 해소 향상에 도움을 준다.

산소의 작용과 제품화 운용			
산소의 작용	원료형태	적용할 제품군	작용기전
숙취해소	고농도 산소수액	숙취음료	아세트알데히드의 분해 촉진
운동 능력 향상	고농도 산소수액	스포츠 음료	지구력 향상, 빠른 피로회복
지능발달 및 집중력 효과	고농도 산소수액	수험생, 학생용 음료	두뇌에 산소 공급 증대
면역력 강화	식품첨가물	대사성 질환개선	신진대사의 균형 유지
소화기능 개선	식품첨가물	위장질환 개선제	위장내 미세순환에 도움
심근계 저산소 상태 개선	식품첨가물	심혈관 질환 상태 개선	심장조직 세포의 대량괴사 예방
세포조직 재생효과	화장품 첨가물	화장품	산소와 수분의 공급을 통해 건강하고 탄력있는 피부유지
암세포 증식환경의 억제	첨가물	항암 도움 제품	암세포는 산소를 싫어한다. 유산소대사를 통해 암세포 억제

면역력과 발효 식품

발효는 미생물이 당질을 사용하여 발효 산물로 유기산, 알코올, 이산화탄소 등을 만드는 것을 뜻한다. 이 분해과정에서 생성된 몸에 좋은 세균이 발효하여 장의 움직임을 촉진하고, 몸에 좋지 않은 세균을 없애 면역력을 증진한다.

면역력을 높이려면 음식을 잘 섭취해야 한다. 국내에서는 면역력 증진 식품 매출이 해마다 큰 폭으로 상승하고 있다. 특히 전통 발효 식품은 영양소가 풍부하고 면역력 증진에 탁월한 효과를 보여 수요가 크게 늘고 있다.

우리 전통주 막걸리는 미네랄, 비타민, 효소, 식이섬유 등 영양소가 풍부한 음식으로 알려져 있다. 예부터 막걸리는 매실액처럼 식사 뒤 원활한 소화를 위해 간혹 사용되기도 했으며, 최근에는 면역력 강화에 도움이 된다는 점이 실제 연구를 통해 확인됐다.

한국의 대표 발효 식품인 김치도 여성과 영유아의 면역력을 높이는 것으로 확인됐다. 락토바실러스 퍼멘툼의 생태적 특성을 확인한 결과, 25℃에서 발효시킨 백김치에서 여성과 영유아의 면역력을 높이는 유산균이 많이 생성되었다. 또 락토바실러스 파라카제이 아종 파라카제이는 15℃에서 발효시킨 백김치에서 2주 후 약 200배 증가하고, 고춧가루 김치에서는 10배 증가했다.

콩을 발효시켜 만든 장류도 미네랄과 식이섬유가 풍부하고 콜레스테롤이나 중성지방이 없어, 체내 유익균을 높이는 음식이다. 대표적인 장류 식품인 된장은 콩으로 만든 메주를 발효시키는 1년여 동안 유익한 물질이 생성되며, 항암, 항비만, 항산화 등의 효능이 있다.

재래식 된장은 백혈구의 양을 늘려 면역력을 높이는 식품이다. 콩을 불릴 때 생기는 하얀 거품 성분인 사포닌은 체내 활성산소를 제거해 주는 항산화 효과로 면역체계를 높여준다. 대두의 리그닌 성분은 직장에서 발암물질을 흡수하고 장내에 머무는 시간을 짧게 해 발암물질에 의한 질병을 예방할 수 있다.

5장

섭취 후 나타나는 명현반응

누구는 명현현상이 심하게 드러나고 누구는 미미하게 지나가지만, 어쨌든 일단 명현현상이 나타나면 당황하게 마련이다. 이상 증상이 나타나면 즉시 병원을 찾아가 그것이 명현현상인지 알레르기 반응인지를 검사해야 한다. 그래서 알레르기 반응이라면 즉각 건강기능식품의 섭취를 중단해야 하고, 명현현상이라면 양을 조절해가면서 꾸준히 섭취하는 방법이 합리적이다.

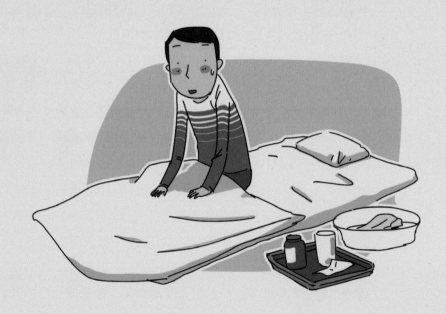

1. 명현이 없으면 병이 낫지 않는다

건강기능식품을 섭취하면서 많은 사람이 경험하는 것이 바로 '명현현상'일 것이다. 한의학에서는 '호전반응'이라고도 하는데, **허약하거나 질병으로 인해 균형을 잃었던 몸이 정상화되는 과정에서 일시적으로 증상이 악화하거나 엉뚱한 반응이 나타나기도 하는 것**을 말한다. 그것은 마치 녹슨 수도관을 뚫을 때 막힌 녹 덩어리를 떼어내는 것 같은, 일종의 진통 과정이다. **동양의학에서는 "명현이 없으면 병이 낫지 않는다"고 할 정도로 오랫동안 앓았던 병이 낫기 위한 과정으로 본다.**

누구는 명현현상이 심하게 드러나고 누구는 미미하게 지나가지만, 어쨌든 일단 명현현상이 나타나면 당황하게 마련이다. 이상 증상이 나타나면 즉시 병원을 찾아가 그것이 명현현상인지 알레르기 반응인지를 검사해야 한다. 그래서 알레르기 반응이라면 즉각 건강기능식품의 섭취를 중단해야 하고, 명현현상이라면 양을 조절해 가면서 꾸준히 섭취하는 방법이 합리적이다.

2. 과학적으로 증명된 명현현상

대부분 명현현상은 좋지 않았던 몸이 새롭게 질서를 잡으면서 몸속의 나쁜 기운이 나올 때 나타난다. 그러나 이것이 과학적으로 증명되지 않았기에 그간은 한방에서만 주장해 오던 학설에 지나지 않는다고 비하해 왔던 것이 사실이다.

그런데 최근 들어 구미의 자연의학계에서는 이러한 명현현상을 '치유의 위기(crisis for healing)'라고 부르며 새로운 시각으로 바라보고 있다. 이 말은 '치유 과정에서 중단하게 될지도 모르는 위기의 순간'을 말하는 것으로, 실제로 이 위기를 잘 견뎌야 질병으로부터 건강을 지켜나갈 수 있다는 뜻이다.

몸에 명현현상이 나타나는 것은 현재의 치료법이 잘 듣고 있다는 뜻으로 받아들

일 수 있다. 반면에 명현현상이 나타나지 않으면 몸이 반응하지 않는 것이므로 치료법을 바꿔야 할 필요가 있다.

독일의 월경학자이자 심리학자인 헤링은 "모든 치료는 안에서 밖으로, 머리에서 아래로, 증상이 일어난 역순으로 일어난다"고 했다. 즉, 몸속의 질병에 대한 반응이 가장 먼저 일어나고, 머리에서 발바닥으로, 그리고 최근에 발생한 병부터 차례차례 명현현상이 일어난다는 말이다.

그리고 증세가 가벼운 사람은 명현현상이 일찍 시작되었다가 빨리 끝나지만, 증세가 심각한 사람의 경우 늦게 시작되었다가 오래간다. 그렇기 때문에 중증인 사람에게 명현현상은 고통스러울 수도 있다. 처음에는 가볍게 나타났다가 조금 지나면 아주 심해지고 그다음에 차츰차츰 없어진다. 몸 안의 독소가 얼마나 심각한가에 따라서 심한 정도가 다르고 기간이 다르다.

그러나 한 가지 분명한 것은, 명현현상이 지나가면 몸이 가벼워지고 정신이 맑아져 스스로 건강해졌음을 느낄 수 있다는 점이다.

3. 명현현상의 증상별 종류

명현현상의 종류는 증상에 따라 크게 네 가지로 나눠 볼 수 있다.

1) 이완반응

명현현상을 호소하는 사람 중 약 35%가 기운이 없고 몸이 늘어지는 증상을 보인다. 이것은 문제가 있었던 장기가 원래의 기능을 회복해 가면서 생기는 증상이다. 왜냐하면, 다른 기관이 문제가 있는 장기를 보완하기 위해 그간 불균형을 이루고 있었는데, 장기의 문제가 해결되자 다시금 원상태로 돌아가기 위한 약간의 혼란 상태라고 할 수 있다. 기운이 없고 어지럽고, 무력감을 느끼곤 하지만 일시적이므로 걱정할 필요는 없다.

2) 과민반응

장기에 문제가 생겼을 때, 급성 증상을 보이다가 어느 정도 안정세에 접어들면서 만성으로 자리를 잡는다. 이때 건강기능식품을 섭취하면서 일시적으로 다시금 급성 상태로 되돌아가 악화 증세를 보인다. 명현현상을 나타내는 환자의 18%가 이러한 증상을 경험하며 변비, 설사, 통증, 부종, 발한 등의 증세를 보인다.

과민반응은 비교적 빠른 시간에 나타났다가 4~5일 만에 가라앉으며 몸이 원상 태로 돌아오는데, 간혹 특정 물질에 대해 알레르기가 있는 사람들은 섭취하는 내내 그러한 증세가 반복될 수 있다. 그럴 때는 제품의 사용량을 반으로 줄였다가 호전되면 다시 양을 늘리거나 아예 섭취를 삼가는 것이 좋다.

3) 배설작용

체내에 쌓여 있던 노폐물과 독소, 중금속 등이 분해되어 땀이나 소변, 피부 등으로 배출되면서 생기는 증상이다. 피부에 울긋불긋한 발진이 돋거나 눈곱이 끼고, 여드름이 심해지고, 습진이 생기며, 온몸이 가렵다. 약 10%에서 이러한 증상이 나타나는데, 간혹 배설 작용의 일환으로 변비가 치료되면서 갑자기 식욕이 왕성해진다.

4) 회복반응

혈액 순환이 좋지 않았던 곳에 다시금 혈액이 왕성하게 돌면서 생길 수 있는 증상이다. 그간 혈관벽에 붙어 있거나 혈액 내 있던 혈전이 일시적으로 체내를 순환할 때 생기는 반응이다. 열이 나거나 구토 증세를 보이고 통증이 나타나며 손발이 저린다. 증상이 갑자기 나타났다가 3~4일 만에 저절로 사라지는 특징이 있다.

위에서 살펴본 것으로 알 수 있듯이, **명현현상은 장기가 정상적인 활동을 하기 시작하면서 생길 수 있는 일시적인 증상으로, 염려할 필요는 없다.** 기간 또한 길어야 1주일이고 대개는 2~3일 이내에 점차 수그러들다가 곧 사라진다. 그러나 드물게는 명현현상이 3~6개월 동안 지속되는 경우도 있다.

명현현상이 있은 후에는 몸이 급격히 호전되므로 오히려 반겨야 할 상태다. 그러나 사람에 따라서는 명현현상을 견디기 힘들어 할 수도 있다. 그럴 때는 건강기능식품 섭취를 잠시 중단한 후 증세가 가라앉은 뒤 다시 조금씩 사용량을 늘리는 것이 바람직하다. 그러다 보면 명현증세가 저절로 사라지면서 제품 사용 전과 후를 비교했을 때 상당히 건강해진 것을 느끼실 수 있다.

건강기능식품을 섭취하고 명현현상을 경험한 많은 사람들은 입을 모아 "명현현상이 없었더라면 건강기능식품의 효능에 대해 믿지 못했을 것"이라고 말한다.

4. 명현현상의 질병별 분류

명현현상은 질병의 종류와 상태에 따라서도 반응이 다르므로 미리 참고해 두는 것이 좋다.

▷ 산성 체질 : 졸리거나 혀끝과 목이 마르면서, 잦은 소변과 방귀가 나올 수 있다.

▷ 고혈압 : 머리가 무겁거나 어지러운 상태가 1~2주간 지속될 수 있으며, 무기력해질 수 있다.

▷ 빈혈 : 쉽게 코피가 날 수 있고(여성에게서 많이 나타남) 갈증을 느끼거나 밤에 꿈을 많이 꾸게 되며 한편으로는 윗배에 불편한 느낌이 올 수도 있다.

▷ 소화기능이 약할 때 : 명치 끝이 갑갑해지고 뜨거워지며 음식을 먹을 때 통증이 오기도 하고 혹은 속이 더부룩하며 구토 증세가 생길 수 있다.

▷ 배변 기능이 약할 때 : 상태에 따라 차이는 있으나 설사가 잦은 경우가 있다.

▷ 만성피로 혹은 눈에 충혈이 자주 생길 때 : 구토 증세가 나타나거나 피부가 간지럽고 또는 물집이 생기는 경우도 있으며 때로는 배변 시에 혈변이 나올 수 있다.

▷ 소변이나 생리기능에 이상이 있을 때 : 얼굴에 물집이나 여드름이 생길 수 있으며 다리가 붓는 증세가 나타날 수 있다.

▷ 혈당 조절이 안 될 때 : 배설하는 당분의 양이 많아지고, 손발이 부어오르거나

무기력한 상태가 될 수 있다.

▷ 치질 : 가끔 혈변을 볼 수 있다.

▷ 여드름 : 초기에는 다소 많아지지만, 곧바로 없어진다.

▷ 기관지가 약할 때 : 갈증을 느끼거나 어지럽고 구토 증세가 생기며, 가래를 쉽게 토해 내지 못하는 현상이 나타날 수 있다.

▷ 호흡기 이상 : 가래가 많이 생기며, 우윳빛 또는 누런 가래가 나올 수 있다.

▷ 정신적 스트레스가 있을 때 : 잠을 쉽게 잘 수가 없고 오히려 흥분되는 듯한 느낌이 나타날 수 있다.

건강기능식품의 경우 인위적이고 화학적으로 만든 것들이 아닌 천연 소재를 이용해 가장 이상적인 형태로 가공한 것이므로 인체에 해가 될 일이 적다. 단, 꽃가루나 복숭아, 꿀, 코코아 등 천연 물질은 누구에게나 알레르기 반응을 일으킬 소지가 있으므로 조심할 필요가 있다.

요즘은 웰빙 바람과 더불어 개인의 행복이 가장 우선되고 있다. 행복을 위한 기초 조건은 바로 건강이다. 그래서 병·의원의 처방은 물론이요, 대체요법도 새롭게 주목받고 있다. 자신에게 맞는 방법을 선택해 적용한다면, 그리고 그것을 통해 건강이 좋아진다면 더는 바랄 게 없을 것이다.

건강을 위해 운동을 하고, 자석을 혈자리에 붙이거나 아로마 에센셜오일로 목욕을 하고, 몸에 좋다는 버섯류를 먹고, 단전호흡을 하는 등 사람마다 건강을 지키는 방법은 다양하다. 왜냐하면, 누구에게나 유익한 것이 다른 사람에게는 해가 될 수도 있기 때문이다.

어쨌든 중요한 것은 자신의 건강을 지키려는 노력이며, 그 노력을 통해 건강한 몸을 평생 유지하는 것이 행복의 비결임을 다시 한 번 되새겨야 할 것이다.

사람들은 아직 '백세 시대'를 체감하지 못한다. 백세 시대는 대충 살다가 아프면 며칠 후에 바로 죽을 수 있는, 내 마음대로 할 수 있는 시대가 아니다. 의학이 발달하면서 이제 병에 걸려도 죽지 못하고 병든 상태로 오랜 시간을 고생해야 하는 시대에 우리는 살고 있다.

고령화 시대에 빠르게 접어들면서 건강에도 작전이 필요하다. 100년이라는 긴 세월을 살면서 60년을 사는 세월과 인생 계획이 같을 수는 없다. 노후 대비를 위한 저축예금처럼 건강도 젊어서부터 알뜰하게 아끼고 관리해나가야 한다.

인체는 놀랍도록 정밀하며 복잡한 구조로 짜여 있다. 몸의 부속품은 절대 백 년이라는 긴 시간을 온전히 버틸 수 없다. 20대를 기점으로, 혹은 30~40대를 기점으로 몸은 노화하기 시작하므로 죽을 때까지 잘 보존하고 견뎌가며 살아가야 한다.

문짝이 하나 떨어져 나갔거나, 타이어가 터졌거나, 백미러가 하나 없거나, 브레이크가 고장 난 자동차로 운전을 한다고 생각해 보라. 상상만 해도 끔찍하다. 내 몸도 마찬가지다. 고장 난 자동차처럼 고속도로를 달리고 싶지 않다면 젊을 때부터 자동차를 세심하게 관리하듯 건강을 관리하고 몸을 아껴서 써야 한다.

인간은 태어나면서부터 먹고, 마시고, 행동하고, 배출하고, 잔다. 이 과정은 모든 인간이 평생을 살면서 반복하는 행위이다. 하지만 정작 중요한 것은 무엇을 먹고 마시고 있으며, 어떻게 배출하고 수면을 취하는가이다.

사람들은 매일 과도하게 술을 마시며 동시에 간장약을 먹는 코미디 같은 일을 반복하기도 한다. 아직도 많은 사람이 내 몸에 해로운 것을 알거나 모른 채 쏟아붓는다. 몸은 들어온 것은 좋은 것이든 나쁜 것이든 소화하고 해독하고 배출하느라 오늘도 쉴 틈 없이 일한다.

단순히 오래 살기만 하는 것은 그리 중요하지 않다. 죽을 때까지 건강하게 사는 것이 더욱 중요하다. 건강에서는 성공적인 노화가 가장 큰 관심사가 되어야 한다. 성공한 노화란 큰 질병이 없고, 늙어서도 여러 활동에 건강하게 참여하며, 신체적 및 정신적인 건강을 오래도록 유지하는 것을 말한다.

현재 나이가 많고 질병이 있다고 해서 건강을 챙기기엔 너무 늦은 것이 아닌지 포기부터 할 필요는 없다. 건강관리는 나이에 따라 다르며, 챙기고 기억해야 할 건강 정보 역시 나이별로, 질환별로 다르기 때문이다.

질병에 걸리기 전에 예방하고, 질병에 걸렸다면 철저하게 공부하고 관리해 가면서 건강한 몸으로 바로 잡는 것이 가장 현명한 마음가짐이다.

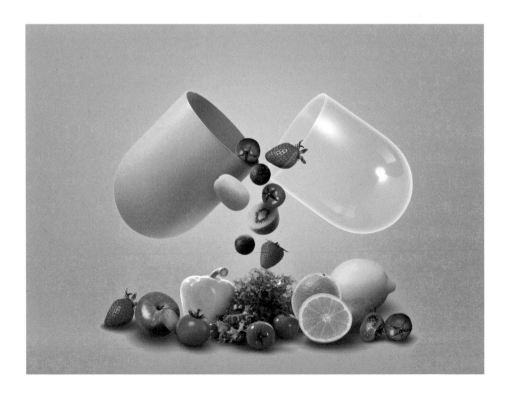

참고도서 및 기타자료

●

건강기능식품학 / 송봉준 외 3인 지음

내 몸을 살린다 시리즈 / 정윤상 외 24인 지음

내 몸을 살리는 시리즈 / 정용준 외 10인 지음

비타민C 박사의 생명 이야기 / 이왕재 지음

비타민C 면역의 비밀 / 하병근 지음

의사들이 말해주지 않는 건강 이야기 / 홍혜걸 지음

한국인 100세 건강의 비밀 / KBS 생로병사의 비밀 제작팀 지음

내 몸을 살리는 면역의 힘 / 아보 도오루 지음

건강기능식품 알고 먹자 / 윤철경 지음

사람이 병에 걸리는 단 2가지 / 아보 도오루 지음

사람의 몸에는 100명의 의사가 산다 / 서재걸 지음

이런 증상, 무슨 병이지? / 안도 미쓰루 지음 · 김정환 옮김

의사가 알려주는 당 영양소 이야기 / 리에번 고엔 M. D. 지음

맥두걸 박사의 자연식물식 / 존 맥두걸 지음

오비소겐 독소의 역습 / 가쿠 레이커 지음

인체를 지배하는 매커니즘 / 뉴턴코리아 지음

반갑다 호전반응 / 정용준 지음 · 정용훈 감수

독소 배출 / 장량듀어 지음 · 김다연 옮김

실크아미노산의 비밀 / 윤철경 지음

환자 주도 치유 전략 / 웨인 조나스 지음 · 추미란 옮김

퓨리톤 / 김광호 지음

DNA헬스케어4.0 / 김희태 · 허성민 지음

마시는 향기 / 김용식 지음

21세기 최고의 사업기회 / 에이스그룹

산소수 / 위맥스바이오

꼼꼼히 따져 먹어야 효과 2배

몸에 좋다는 영양제

1판 1쇄 인쇄	2022년 08월 12일	**3쇄** 발행	2023년 06월 30일
2쇄 발행	2022년 08월 31일		

지은이	송봉준
발행인	이용길
발행처	모아북스 MOABOOKS

관리	양성인
디자인	장원석

출판등록번호	제10-1857호
등록일자	1999.11.15
등록된 곳	경기도 고양시 일산동구 호수로(백석동)358-25 동문타워 2차 519호
대표전화	0505-627-9784
팩스	031-902-5236
홈페이지	http://www.moabooks.com
이메일	moabooks@hanmail.net
ISBN	979-11-5849-188-8 03510

모아북스는 독자 여러분의 다양한 원고를 기다리고 있습니다.
MOABOOKS
(보내실곳 : moabooks@hanmail.net)